Introdução à Sociologia da Saúde

Introdução à Sociologia da Saúde

2023 • 4ª Edição

David Tavares

ALMEDINA

INTRODUÇÃO À SOCIOLOGIA DA SAÚDE

AUTOR
David Tavares

EDITOR
EDIÇÕES ALMEDINA, S.A.
Avenida Emídio Navarro, 81, 3D
3000-151 Coimbra
Tel.: 239 851 904 · Fax: 239 851 901
www.almedina.net · editora@almedina.net

DESIGN DE CAPA
FBA.
CAPA: EDIÇÕES ALMEDINA, S.A.

PRÉ-IMPRESSÃO
EDIÇÕES ALMEDINA, S.A.

IMPRESSÃO E ACABAMENTO
......

Janeiro, 2023

DEPÓSITO LEGAL
......

ALMEDINA | GRUPOALMEDINA

BIBLIOTECA NACIONAL DE PORTUGAL – CATALOGAÇÃO NA PUBLICAÇÃO

TAVARES, David

Introdução à sociologia da saúde. – 4ª ed. – (Olhares sobre a saúde)
ISBN 978-989-40-0962-7

CDU 316

PREFÁCIO

A Sociologia da Saúde tem registado um significativo desenvolvimento nas últimas décadas, o qual não é alheio às mudanças igualmente ocorridas no campo da saúde, expressas, estas últimas, em novas possibilidades científicas e tecnológicas que estão a reconfigurar os limiares da saúde e da doença, bem como a dar lugar a novos entendimentos culturais de bem-estar. A complexidade social e cultural que envolve a experiência individual e coletiva da saúde e da doença, neste quadro de mudanças, veio acentuar a relevância do conhecimento sociológico, quer na decifração e problematização dessa complexidade, quer na produção dos instrumentos de avaliação e diagnóstico sociológico, com vista a uma melhor eficácia social no campo da saúde.

É neste quadro que se tem ampliado a procura da Sociologia da Saúde, enquanto matéria de ensino. A sua inclusão nos curricula dos Cursos Superiores de Saúde começou a ocorrer a partir da década de 1980 em Portugal, seguindo o movimento equivalente registado na europa, e atingindo a sua consolidação com a entrada no século XXI. É neste mesmo quadro temporal que teve início, enquanto área de especialização, a integração da sociologia da saúde nos curricula dos Cursos de Sociologia. Desta convergência de conjunturas, resultou uma geração de sociólogos da saúde e de sociólogos ligados ao campo da saúde, que hoje exercem a sua atividade profissional, tanto no ensino e na investigação académica e/ou aplicada, como em instituições de saúde, ou em organizações públicas ou privadas com intervenção em domínios diversos da saúde.

Apesar do espaço institucional e curricular que a sociologia da saúde tem adquirido, escasseiam, ainda, instrumentos didáticos específicos – dirigidos a estudantes e professores – que, sob a forma de manual, disponibilizem uma abordagem sistematizada sobre o objeto da sociologia da saúde – ou sobre a aplicação do objeto da sociologia ao campo da saúde –, sobre os seus principais focos de análise, os seus modelos teóricos, os seus conceitos e métodos específicos. A necessidade de uma oferta bibliográfica centrada na iniciação ao conhecimento sociológico, e na sua operacionalidade e aplicação no campo da saúde, estende-se para além do estrito âmbito académico e abrange um público mais alargado que pretenda inteirar-se dos contributos específicos desta área de especialização sociológica. É neste âmbito que o presente livro de *Introdução à Sociologia da Saúde*, da autoria de David Tavares, representa um contributo essencial no erário do ensino da sociologia aplicada à saúde.

Organizado em quatro capítulos, o livro sistematiza uma panorâmica das temáticas nucleares da sociologia da saúde, dando conta das teorias e conceitos centrais que organizam a sua leitura e análise. Cada capítulo evolui através de enfoques temáticos específicos, relativamente aos quais são identificadas as suas determinantes sociológicas e problematizadas as suas configurações. Cabem nestes enfoques um conjunto de fenómenos sociais estruturantes do campo da saúde, onde se inscrevem, quer fenómenos próprios da modernidade, como os processos de *medicalização* e de *farmacologização*, os *movimentos sociais* em saúde, ou as novas dinâmicas de *profissionalização* na saúde; quer fenómenos socialmente mais antigos, que perduram e se reatualizam sob diferentes modalidades, como as *desigualdades sociais* em saúde, a *estigmatização social* da doença, ou as *formas de poder* na saúde.

Por sua vez, também o modelo de organização interna dos capítulos se revela particularmente didático e facilitador do respetivo uso. Destacam-se a este propósito: (i) a abertura de cada novo enfoque temático com uma pergunta síntese, que funciona como fio condutor para o leitor; (ii) a sinalização gráfica dos conceitos sociológicos constantes no texto e a sua indexação a um glossário geral presente no final do livro; (iii) a finalização de cada capítulo com um quadro síntese das problemáticas, conceitos e conclusões abordadas. Trata-se de um modelo eficaz para responder a diferentes necessidades de consulta.

Sem desvios ao objetivo central do livro – proporcionar uma introdução à sociologia da saúde, no plano temático, concetual e aplicado – o autor, à medida que vai dando a conhecer a panorâmica internacional das teorias e dos autores de referência no âmbito da sociologia da saúde, faz também uma incursão por diversos trabalhos de investigação nesta área, realizados em Portugal. Recorre a estes últimos para ilustrar a operacionalização prática dos conteúdos teóricos, ao mesmo tempo que, desta forma, possibilita o conhecimento sobre as especificidades sociológicas da realidade portuguesa no campo da saúde. Esta opção reverte, ainda, na produção de um retrato – que tem tardado – sobre vasta parte da produção sociológica no âmbito da saúde desenvolvida em Portugal.

Pela sua clareza, sistematicidade e rigor científico, este livro reveste-se do maior interesse para quem pretenda ter um conhecimento sobre o que é, e para que serve, a sociologia da saúde.

A vasta experiência do autor, David Tavares, em matéria de ensino em Cursos Superiores de Saúde, os seus contributos na investigação sociológica no campo da saúde e, ainda, o seu envolvimento na consolidação associativa e institucional da Sociologia da Saúde em Portugal, garantem e sustentam a qualidade, pertinência e oportunidade do presente livro.

Lisboa, Janeiro de 2016
Noémia Mendes Lopes

Introdução

O presente livro – *Introdução à Sociologia da Saúde* – dirige-se a um universo abrangente de leitores. A apresentação sistematizada dos principais temas, teorias e conceitos provenientes das ciências sociais em geral e da sociologia em particular, abordados em diferentes contextos letivos e de investigação, poderá seguramente consubstanciar-se como um instrumento útil para estudantes que frequentam cursos de saúde ou de sociologia, professores que lecionam nesses cursos e investigadores que produzem conhecimento nessa área. Por outro lado, os temas expostos são passíveis de interessar a pessoas muito diferentes, como sociólogos e outros cientistas sociais, profissionais de saúde ou outros profissionais que estejam direta e indiretamente envolvidos neste setor, decisores e público em geral atraído pela análise deste tipo de fenómenos, relações e processos sociais, ou seja, a todos os que tenham interesse e curiosidade pelos temas focados ou que pretendam aumentar o seu conhecimento acerca da dimensão social da saúde. Tendo em conta a abrangência dos potenciais leitores, procurou-se compatibilizar o rigor científico e concetual que é apanágio do património sociológico com o uso de uma linguagem acessível à generalidade das pessoas.

O livro organiza-se em quatro capítulos: 1. A perspetiva sociológica e a construção social da saúde e da doença; 2. Saúde e desigualdades sociais; 3. Organizações e profissões de saúde; 4. Políticas de saúde. Nos diferentes capítulos, são apresentados os temas, as teorias, os estudos empíricos, os autores e os conceitos mais relevantes da análise e investigação realizada no âmbito da sociologia da saúde, procedendo-se quer à sistematização dos quadros teóricos e dos trabalhos empíricos mais significativos que foram produzidos à escala internacional sobre os temas abordados, quer à exposição dos contributos relevantes para o conhecimento da realidade portuguesa.

No início de cada capítulo, é apresentado o sumário dos temas e conceitos principais a abordar. A introdução de um novo tema é precedida pelas questões centrais em debate, os conceitos são salientados a *negrito* sempre que são mobilizados no texto (exceto quando se tratem de citações pois o seu entendimento por parte dos autores citados não tem necessariamente que corresponder na íntegra ao do autor do livro) e, no final de cada capítulo, apresenta-se uma síntese das principais ideias aí desenvolvidas e uma bibliografia de referência onde os leitores poderão aprofundar o seu conhecimento sobre cada tema. O livro inclui igualmente um glossário onde são definidos os conceitos principais que são utilizados na análise sociológica da saúde.

O primeiro capítulo aborda os aspetos principais que configuram a perspetiva sociológica da saúde e da doença. Com vista a introduzir aspetos fundamentais para a compreensão das características e da forma como é produzido o conhecimento sociológico, especialmente para os leitores menos identificados com este tipo de análise e com a sua aplicação ao campo da saúde, no início são apresentados, em termos gerais, o campo de estudo e investigação da sociologia da saúde, a diversidade do(s) objeto(s) de estudo, os princípios e pressupostos epistemológicos, os métodos e as técnicas utilizadas nos processos de investigação.

Neste capítulo, dá-se igualmente conta da origem e da forma como evoluiu esta área de especialização temática da sociologia em termos internacionais e em Portugal, salientando as diferentes fases e os principais marcos dessa evolução. Ao mesmo tempo, é exposta a forma como a análise sociológica revela que a saúde e a doença são construções sociais e categorias pluridimensionais que se vão reconfigurando consoante os conhecimentos, as representações, as práticas, as experiências, os contextos e os processos sociais. Neste âmbito, enunciam-se diferentes abordagens relacionadas com fatores estruturais de mudança nas sociedades contemporâneas, nomeadamente as complexas relações entre o conhecimento leigo e pericial, a influência das perceções do risco nas práticas de saúde, a experiência das doenças crónicas e da deficiência, bem como os estigmas que lhes estão associados, os processos de medicalização e farmacologização, o pluralismo terapêutico.

O segundo capítulo incide sobre a relação entre as desigualdades em saúde e as desigualdades sociais, quer no plano das classes sociais, quer das etnias, da dimensão territorial, da idade e das diferenças de género. No que concerne à relação entre a saúde e as classes sociais, apresentam-se os resultados e a reflexão proveniente do património sociológico presente em múltiplos estudos realizados sobre o tema a partir da década de 1980, após a publicação do Relatório Black no Reino Unido, considerando as principais questões teóricas que se colocam, os critérios multidimensionais subjacentes à operacionalização empírica das classes sociais e o debate epistemológico e metodológico em torno dos eventuais artefactos e enviesamentos decorrentes da forma como os resultados são produzidos.

A abordagem da relação entre as desigualdades em saúde e o envelhecimento, as questões étnicas ou as questões territoriais, salienta o facto de se tratarem de três dimensões que se cruzam e sobrepõem com a pertença de classe, mas, simultaneamente, remetem para problemáticas específicas, nomeadamente a relação entre o envelhecimento biológico e o envelhecimento social em determinados segmentos da população, os fatores culturais e identitários presentes nas representações e práticas de saúde de diferentes grupos étnicos, bem como a discriminação racial muitas vezes exercida nos serviços de saúde sobre determinadas etnias, a influência que têm para a saúde das populações os fatores ambientais, as infraestruturas e equipamentos coletivos, a organização do espaço e o planeamento urbano. Por fim, são expostas as formas multifacetadas como as identidades de género produzem modos distintos de relação com a saúde, mortalidade prematura, morbilidade e incidência de vários tipos de doença.

O terceiro capítulo reporta-se à análise acerca da especificidade das organizações e das profissões de saúde. A abordagem da especificidade das organizações de saúde, em particular da organização hospitalar, salienta a coexistência de diferentes tipos de autoridade emanados de diferentes poderes, competências e formas de legitimação distribuídas entre a autoridade administrativa que detém o poder formal e a autoridade profissional exercida pelos médicos, sendo que a distribuição de poderes se reconfigura de diferentes modos com as transformações jurídicas e de modelos de gestão ocorridas nos hospitais públicos e nos centros de saúde. A especificidade das organizações de saúde traduz-se igualmente na centralidade assumida pelas relações sociais informais resultantes em grande parte da imprevisibilidade e indeterminação do tipo de trabalho aí realizado, por outro lado a sua especificidade também se prende com o facto de se tratarem de instituições com funções sociais próprias e com características comuns às instituições totais, apesar de não se inserirem nessa categoria.

Na análise das profissões de saúde, dá-se conta dos fenómenos, dos processos, das dinâmicas e das relações que se estabelecem, estruturadas pelo contexto específico da divisão social do trabalho neste campo. Nesse sentido, abordam-se os pressupostos do poder e das estratégias das profissões, sob o impacto das transformações estruturais significativas verificadas nas últimas décadas que estão na origem da reconfiguração da dominância médica e simultaneamente da emergência de processos e projetos de profissionalização de grupos ocupacionais do setor da saúde, em particular da enfermagem, dos grupos que compõem o universo das tecnologias da saúde ou das medicinas complementares e alternativas. Neste capítulo, também é focada a influência resultante da ação das associações profissionais e a influência das diferentes instâncias de socialização na produção e reprodução da cultura e da identidade profissional.

O quarto capítulo centra-se nas políticas de saúde. Após enquadrar o seu contexto no âmbito das políticas sociais, do sistema político, do sistema social, bem como dos processos e relações que envolvem o domínio da ação política, e, por outro lado, expor o quadro económico, político e social da ascensão e crise do Estado-Providência na Europa e em Portugal, onde foi implementado mais tarde e num contexto distinto, apresentam-se os principais pressupostos subjacentes às opções relativas às políticas sociais e, em particular, às políticas de saúde, discutindo-se as questões principais que se colocam atualmente, cujo foco incide em grande parte no debate em torno da conceção do Estado e do seu grau de intervenção, enquadrado pelos princípios subjacentes à centralidade conferida à equidade social e universalidade do acesso ou à eficiência, eficácia e sustentabilidade financeira dos serviços, supostamente garantidas pelo mercado.

Neste âmbito, dá-se conta da evolução das políticas de saúde e das reformas ocorridas em Portugal desde a década de 1970, marcadas primeiro pela especificidade do contexto histórico das alterações estruturais conducentes à implementação do Serviço Nacional de Saúde e pelas particularidades associadas à posição semiperiférica que o país ocupa no sistema político e económico mundial e, posteriormente, a partir da década de 1980, pelas mudanças significativas impulsionadas pelos princípios e agendas políticas neoliberais, concretizados na menor comparticipação do Estado nas despesas dos cidadãos com a saúde, no aumento do peso do setor privado e consequente diminuição relativa do setor público, que, por sua vez, conhece uma acentuada mercadorização, empresarialização, contenção das despesas e gestão managerialista orientada pela lógica do setor privado. Na parte final do capítulo, é abordada a ação dos diversificados movimentos sociais do campo da saúde, que têm assumido uma relevância crescente e influenciado direta e indiretamente as políticas de saúde, num contexto de emergência, nas sociedades contemporâneas, de novas formas de protagonismo leigo e de novos entendimentos relativos à cidadania e à participação dos cidadãos na esfera pública.

1. A perspetiva sociológica e a construção social da saúde e da doença

Sumário dos temas a tratar neste capítulo:

- A multidimensionalidade da saúde e da doença.
- A abordagem sociológica da saúde e da doença.
- Métodos e técnicas de investigação sociológica e a sua aplicação ao campo da saúde.
- Origem e evolução da Sociologia da Saúde.
- A construção social da saúde e da doença.
- Representações e práticas sociais da saúde e da doença.
- Relação entre o conhecimento leigo e o conhecimento pericial no campo da saúde
- A medicina no contexto da medicalização das sociedades
- A experiência das doenças crónicas

Conceitos principais deste capítulo:

Atores sociais; Conhecimento leigo; Conhecimento pericial; Construção social; Discurso (social); Estigma; Estrutura social; Fenómeno social total; Medicalização; Papel(éis) social(is); Poder; Práticas sociais; Relações sociais; Representações sociais; Sistema social; Socialização

Outros conceitos:

Capital cultural; Classes sociais; Conflito (social); Consenso (social); «Embodiment» (Encorporação); Estado; Estratificação social; Estratégia; Etnicidade; Etnocentrismo; Farmacologização; Género; Globalização; Ideal-tipo; Identidade; Instituições; Movimentos sociais, Normas sociais; Organizações; Pluralismo terapêutico; Reflexividade

1.1. As diferentes dimensões da saúde e da doença

Em que medida a compreensão global da saúde e da doença exige uma análise multidimensional?

A ideia de que a saúde e a doença se reportam apenas à condição física do corpo e a fatores intrínsecos a cada indivíduo está largamente disseminada entre uma parte significativa da população e das comunidades científicas e profissionais que intervêm no setor da saúde. Este pressuposto padece de uma contradição essencial que se prende com a impossibilidade de se entender a saúde e a doença, ignorando os contextos sociais em que ocorrem, a influência das condições materiais e culturais em que os indivíduos vivem, as perceções e as **práticas** resultantes das suas experiências sociais, bem como as relações sociais específicas que estabelecem.

A perspetiva que confina o domínio da saúde às dimensões biológica e individual é fortemente influenciada, desde o final do século XIX, pelo modelo médico dominante nas **organizações** de prestação de cuidados de saúde. A ascendência deste modelo coincide com o forte impacto dos avanços da medicina (decorrentes do desenvolvimento das vacinas por Pasteur – que lançou as bases da microbiologia moderna e da imunologia – e, posteriormente, da descoberta da penicilina por Fleming e da identificação e isolamento do «bacilo» causador da tuberculose, por Koch) que criou as condições propícias à emergência da «teoria dos germes», assente no pressuposto da doença poder ser sempre diagnosticada através de uma causa específica, derivada de micro-organismos vivos que se introduzem no corpo humano por via de agentes externos como a alimentação, água ou picadas de insetos.

A visão subjacente a este modelo favoreceu o pressuposto de uma perspetiva dual da saúde e da doença (saúde significaria ausência de doença) e favoreceu igualmente o desenvolvimento de uma perspetiva tecnicista que associa o corpo humano a uma «máquina» que pode ser reparada em caso de doença, nesta aceção, as intervenções médicas decorrem ao nível da «máquina» e das suas peças (membros, órgãos, tecidos) instaladas dentro dos corpos dos doentes ou utentes, seres encarados como objetos passivos dessa intervenção. O especialismo científico presente nesta e, aliás, noutras teorias inscritas em diversas ciências (não apenas do campo das «ciências naturais» mas também do domínio das «ciências sociais»), tende a distinguir dicotomicamente e a separar de forma dualista os fenómenos naturais e os fenómenos sociais, dividindo a realidade em partes e, em consequência disso, tende a perder de vista a perspetiva global da realidade.

Ao invés, os fenómenos naturais e os fenómenos sociais fazem parte da mesma realidade que é só uma e «una» (Nunes, 1971), não existindo uma separação efetiva entre o natural e o social. De facto, trata-se de uma fronteira que só tem algum sentido quando se interpreta e analisa a realidade a partir de diferentes ângulos pelos diversos campos disciplinares, ou seja, quando se dirigem «olhares» sobre as suas múltiplas dimensões. Contudo, a realidade não deixa, por isso, de continuar a ser apenas uma. Com efeito, estamos perante dois âmbitos distintos: o conhecimento sobre a realidade não se confunde com a própria realidade e o conhecimento, bem como a racionalidade que lhe está subjacente, tem um caráter limitado, pois capta a realidade a partir de um ângulo de observação inevitavelmente parcial. José Machado Pais ilustra muito bem esta ideia quando aponta aos seus alunos, no contexto das aulas de Sociologia da Vida Quotidiana, «a janela da sala de aula para lhes mostrar que a janela nos enquadra (e limita) o ângulo de visão daquilo que podemos observar no exterior» (2002: 154).

Uma perspetiva global da realidade impõe a superação da dicotomia atrás referida, através da integração do conhecimento científico-natural no conhecimento científico-social e vice-versa. A necessidade de superação das dicotomias através de uma regulação feita a partir de mediações fortes constitui, aliás, um imperativo da análise sociológica com vista a compreender melhor a realidade social. Boaventura de Sousa Santos (1981; 1987) salienta o facto de cada um dos polos dicotómicos não se poder converter no espelho invertido do outro e de estes não serem rigidamente delimitáveis, até porque em todas as dicotomias existem fronteiras indefiníveis. Este princípio é válido, não apenas em relação à dicotomia entre o natural e o social mas também em relação a outras dicotomias que serão objeto de análise e referência ao longo deste livro (saúde/doença; natureza/cultura; investigação qualitativa/quantitativa; **conhecimento leigo/pericial**; **movimentos sociais** tradicionais/novos movimentos sociais).

Uma proposta para ultrapassar a dicotomia entre o natural e o social e também a dicotomia entre o corpo e a mente é a que está presente no conceito de **embodiment** (em português tem-se adotado progressivamente o termo «encorporação»), desenvolvido no âmbito da área de especialização temática da sociologia do corpo. Este conceito reporta-se à experiência humana quotidiana da vivência de ser e de ter um corpo, o que pressupõe a perceção do mundo como «encorporado», integrando simultaneamente os membros, os órgãos, o conhecimento e a experiência social dos corpos ou, se quisermos, a ideia de pessoa totalmente encorporada no contexto sociocultural, integrando simultaneamente o corpo, a mente e a sociedade, o «inner body» e o «outer body», categorias definidas por Mike Featherstone para distinguir o corpo interior (físico) e o corpo exterior que se relaciona com a sua aparência e com o seu controlo, inserido na cultura de consumo (Featherstone, 1991; Lupton, 2000; Carapinheiro, 2004; Gabe, Bury e Elston, 2004). Por se constituir como uma área de especialização consolidada da sociologia que se distingue da sociologia da saúde, não serão aprofundadas no âmbito deste livro as problemáticas que se inscrevem no domínio da sociologia do corpo, a não ser pontualmente, considerando as formas de articulação existentes entre estas duas áreas temáticas, cujos objetos de estudo (saúde e corpo, nas suas dimensões sociais) são propícios ao estabelecimento de relações.

Na língua inglesa, existem três termos para designar a doença – «sickness», «disease» e illness». A distinção entre «disease» e illness» ilustra bem as diferentes dimensões que assumem a componente biológica e a componente social da saúde e da doença: «disease» reporta-se à doença no sentido biológico ou anatómico, ou seja, à existência de uma patologia ou disfunção, por sua vez «illness» refere-se às respostas aos sintomas vivenciados pelo(s) doente(s) que derivam da experiência da doença e do contexto social. No primeiro caso, existe uma patologia que foi identificada e no segundo existe um mal-estar relacionado com os sintomas. Neste sentido, é possível alguém sentir-se «doente» («ill») sem lhe ter sido diagnosticada uma doença («disease») e vice-versa. Ao mesmo tempo, alguém pode padecer de um cancro embora se «sinta bem». O termo «sickness», por sua vez, remete para o reconhecimento social da doença (Taylor *et al.*, 2003; Carapinheiro, 2004).

A saúde e a doença englobam simultaneamente as dimensões biológica, psicológica, social e cultural, envolvem agentes e processos biológicos mas estes são inseparáveis dos contextos sociais. Desta forma, abrangem uma pluralidade de componentes, só passíveis de serem entendidas, na sua amplitude, globalidade e multidimensionalidade, de forma multicausal, em toda a sua complexidade e não apenas através de uma das suas dimensões. Numa perspetiva não reducionista, trata-se, pois, de um campo alargado, cujo conhecimento, em termos globais, impõe o contributo de diferentes ciências, «naturais» e/ou «sociais». O contributo da sociologia reside na análise e investigação acerca da dimensão social da saúde e da doença.

A pandemia da Covid-19 constitui um bom exemplo de um fenómeno multidimensional, de cariz biológico em primeira instância, mas que só pode ser compreendido em toda a sua globalidade através do conhecimento aprofundado das múltiplas dimensões que o envolvem. A dimensão social da pandemia está presente no modo como, à escala global, transformou a vida quotidiana e as **relações sociais** aos mais diversos níveis, gerou efeitos novos mas sobretudo conferiu maior visibilidade e intensificou processos de mudança social que já se vinham a observar (independentemente de se reportarem a uma conjuntura específica e excecional ou de se virem a consolidar em termos estruturais), nomeadamente o confinamento de uma parte muito significativa da população ao espaço doméstico, a redefinição da perceção de espaço e de tempo, as transformações nas relações de sociabilidade, a alteração temporária mas profunda das vivências dos rituais da morte e do luto que reforça (entre outras) a tendência de simplificação das condutas fúnebres, a redução drástica da atividade económica, cultural, educacional, a maior exposição ao vírus das populações socialmente mais vulneráveis, as consequências da pandemia no agravamento das desigualdades sociais em diferentes dimensões (**classes sociais**, étnico-raciais, territoriais, **género** e outras), as mudanças nos modos de organização do trabalho de que se salienta particularmente a expansão do teletrabalho (a incidência anterior era reduzida), a maior indefinição das fronteiras entre as esferas pessoal e profissional, a maior valorização do **conhecimento pericial** na resposta aos problemas sociais, a maior consciência acerca da incerteza e da falta de controlo sobre o risco, o recrudescimento da salutocracia expressa no primado das orientações médicas, a vigilância e autoridade sanitárias sobre os diferentes domínios da vida social, o desafio colocado às políticas sociais e em particular às políticas de saúde que suscita a rediscussão acerca do papel do **Estado** e do setor privado, a forte intervenção do Estado na gestão da crise e no controlo social, expressa simbolicamente na declaração do «estado de emergência», o(s) **poder**(es) do Estado, o recurso crescente a sistemas de tecnovigilância cada vez mais sofisticados, o fecho das fronteiras nacionais, o eventual impacto nas alterações geoestratégicas internacionais (Carmo, Tavares e Cândido, 2020; Grossi e Toniol, 2020; Santos, 2020; Silva *et al.*, 2020). Neste sentido, a pandemia constitui, indubitavelmente, um fenómeno social.

1.2. Objeto e métodos da Sociologia da Saúde

Em termos gerais, em que consiste a abordagem sociológica da saúde e da doença? Quais são as ruturas epistemológicas que estão subjacentes ao conhecimento sociológico?

A sociologia da saúde é uma área de especialização temática da sociologia que estuda a relação existente entre a saúde e a sociedade ou, mais especificamente, analisa e investiga os fenómenos e os processos sociais referentes à saúde e à doença. Em termos gerais, a exemplo do que sucede com outras áreas de especialização temática da sociologia, debruça-se sobre as dinâmicas sociais construídas pela ação humana (que não constituem por definição realidades permanentes ou estáticas) e sobre as **relações sociais** complexas estabelecidas entre indivíduos, grupos e **instituições** de uma sociedade, em diferentes dimensões (económica, política, cultural, organizacional, consumo, lazer, sociabilidade, etc.) e contextos sociais, mediadas e reguladas de diversas formas.

Trata-se de uma área de estudo relativamente vasta que integra diversas problemáticas. Neste livro, introduzem-se e abordam-se temas estruturais como as **representações**/perceções, as **práticas** e as experiências de saúde e de doença; a relação entre as desigualdades em saúde e as desigualdades sociais; a especificidade das **organizações** e das profissões de saúde; e as políticas de saúde. Estes grupos temáticos abrangentes são passíveis de se desdobrar noutros mais específicos, igualmente focados ao longo do livro como, por exemplo, a complexa relação entre os **conhecimentos leigos** e os **conhecimentos periciais**; a experiência das doenças crónicas; as formas de **estigma**tização; a **medicalização** das sociedades contemporâneas; a **farmacologização** da vida quotidiana; a relação entre saúde, risco e incerteza; o **pluralismo terapêutico**; as fontes de informação em saúde e a diversidade das suas apropriações sociais; a relação entre saúde e multiculturalidade; os efeitos da identidade de **género** na saúde e na doença; a relação entre saúde e envelhecimento; o associativismo e as formas diversificadas de participação dos cidadãos na definição de práticas e de políticas de saúde.

A sociologia da saúde tem dado um forte contributo para o conhecimento destes e de outros temas, através da extensa produção científica traduzida num acervo significativo de trabalhos de reflexão teórica e de investigação empírica que constituem um património rico em termos epistemológicos, teóricos e concetuais, consubstanciado num conhecimento acumulado e num saber sistemático acerca da realidade do campo da saúde, empiricamente validado à luz de protocolos científicos assentes na utilização de métodos (estratégias mais adequadas para responder às questões de investigação e aos objetivos de cada estudo) e de técnicas de investigação específicas (instrumentos de recolha de informação mais apropriados), sejam as técnicas documentais (recolha e análise bibliográfica; recolha e análise documental) ou, sobretudo, as técnicas não documentais (inquérito, entrevista, análise de conteúdo, observação direta, entre outros).

Para dar uma ideia acerca do modo como é produzido o conhecimento sociológico, vale a pena começar por enunciar os principais pressupostos epistemológicos e metodológicos que lhe estão subjacentes. Ao procurar obter informação e conhecimento sobre a realidade social, a análise sociológica começa por se confrontar com as dificuldades inerentes ao(s) seu(s) objeto(s) de estudo, constituído(s), em última instância, por seres humanos que assumem vida própria, interagem e estabelecem uma **relação social** com os investigadores, podendo, neste contexto, interferir diretamente nos resultados da investigação e enviesá-los.

Devido à particularidade do(s) objeto(s) de estudo, a garantia de rigor, validade e fiabilidade científica dos resultados e conclusões dos trabalhos de investigação sociológica pressupõe a necessidade acrescida de proceder à vigilância e ao máximo controlo possível sobre as condições e a forma como a informação é obtida. Neste contexto, a reflexão epistemológica é inerente ao trabalho sociológico, realizado, na área da saúde e em outras áreas de especialização temática, onde é imprescindível analisar a forma como se obtém o conhecimento, bem como proceder a diferentes formas de rutura e desconstrução, relativamente ao conhecimento espontâneo (ou, utilizando um termo mais clássico, ao senso comum) e às abordagens naturalistas, individualistas e etnocêntricas.

A primeira supõe um distanciamento face a pretensas «evidências» e formas de conhecimento espontâneo potenciadas pela familiaridade dos sociólogos, tal como da população em geral, com a realidade social de que fazem parte, nas suas várias dimensões, incluindo obviamente a dimensão da saúde, presente nas suas experiências quotidianas. A familiaridade com aspetos que, embora não sendo óbvios, aparentam sê-lo, constitui muitas vezes uma fonte de erro, quando os fenómenos em análise não são submetidos à problematização, à prova da análise crítica e a protocolos de cientificidade que permitem testar as teorias em confronto com os métodos e os resultados obtidos na pesquisa empírica.

Como afirma António Firmino da Costa, a análise sociológica tem «de explicitar os implícitos sociais, de questionar o pretensamente óbvio, de procurar ver para além das evidências imediatas. Um dos procedimentos básicos da sociologia é a rutura com as convicções preconceituosas e com as explicações simplistas que circulam na sociedade a propósito dos fenómenos sociais» (1992: 18). Com base nesta postura, a investigação sociológica realizada na área da saúde, tal como aliás sucede com a investigação científica em geral, tem desmistificado e desconstruído diversas «evidências» tomadas como certas por uma grande parte da população, muitas vezes assentes em posturas acríticas de variada ordem, em ideias feitas, pré-noções, crenças, preconceitos, dogmas.

Um tema suscetível de múltiplas mistificações e generalizações simplistas, que circulam na sociedade e também em diversos meios científicos, é a automedicação, vista frequentemente como mera expressão de crenças irracionais que resultam da ignorância das pessoas. Ao invés, a análise sociológica tem evidenciado as racionalidades subjacentes às **práticas** de automedicação bem como as complexidades sociológicas em que se inscrevem. Por outro lado, tem salientado tratar-se de um «fenómeno produzido no interior do mesmo **sistema social** e técnico que lhe confere o estatuto desviante» (Lopes, 2001a: 143), estando associado a outros fenómenos como, por exemplo, a **medicalização** da sociedade, a **farmacologização** do quotidiano e a banalização do estatuto do medicamento.

Telmo Clamote desconstrói igualmente uma ideia generalizada pelo senso comum, com algum eco na comunidade científica, relacionada com a sobrevalorização do peso da pesquisa na internet enquanto fonte de informação privilegiada nas questões de saúde. O autor afirma que «a perceção e problematização dessa eventual transformação ficou largamente anexada à exploração dos modos de relação dos indivíduos com um canal de informação em particular, que se tornou um meio fetiche e supostamente metonímico da forma como se processam hoje as questões da informação: a internet. Sucede que, precisamente, num quadro de expansão das possibilidades de relação dos indivíduos com a informação, o recorrente fechamento da questão da informação a esse nicho de análise vem produzindo, ironicamente, efeitos reducionistas na sua apreensão analítica» (2010: 90).

Com efeito, os dados do trabalho de investigação que realizou, tendo por base uma amostra nacional, revela que a internet constitui, de facto, uma das fontes de informação em saúde a que os inquiridos atribuem menor importância comparativamente a outras (14) fontes, formais e informais (Clamote, 2010). Do mesmo modo, Rita Espanha salienta que «não há nenhum dado que aponte para que a Internet esteja a substituir os tradicionais canais (...) a sua utilização deve ser entendida como mais um recurso existente mas com um espaço ainda pouco relevante em relação a outras aprendizagens em saúde» (2013: 18), apesar de começar a surgir «ainda que de modo discreto, como uma alternativa a métodos mais tradicionais de obtenção de informação sobre saúde» (Espanha, 2015: 106), conforme indica a estimativa obtida no âmbito do projeto «Saúde em Rede», de que «a percentagem total de pessoas que já procurou ou pediu para procurar informações sobre saúde, estética e bem-estar, em Portugal é na ordem dos 25,7%» (idem).

A rutura com as abordagens naturalistas relaciona-se com um aspeto já focado – a relação entre a natureza e a sociedade bem como a relação entre a natureza e cultura, no contexto da saúde – e prende-se com a impossibilidade de reduzir a análise sobre os fenómenos sociais a explicações exclusivamente naturais, traduzidas em imputar os motivos da ocorrência de determinadas **práticas sociais** às características biológicas dos indivíduos ou ao primado do «inato». Muitos dos preconceitos de **género** e raciais, em geral ou reportados à área da saúde, devem-se a explicações naturalistas acerca de aspetos sociais, consistindo um dos exemplos clássicos a atribuição à natureza das mulheres de características que foram construídas socialmente no quadro das identidades de género, como a pretensa «vocação natural» para cuidar da sua saúde e da saúde dos seus familiares.

A rutura com o individualismo assenta no princípio de que as explicações sobre os fenómenos sociais não são redutíveis à dimensão individual, da mesma forma que a realidade social não é composta pela simples soma das disposições individuais. Ao enfatizar a experiência e a afirmação da individualidade, a visão individualista da realidade social, centrada no indivíduo tomado isoladamente, tende a representar o pensamento e a ação humana como exclusivamente resultantes das opções individuais, ignorando ou contestando o facto de os indivíduos serem condicionados socialmente (Almeida, 1994).

Esta perspetiva está presente com alguma frequência em programas de promoção da saúde pouco eficazes que fazem depender os resultados da sua intervenção de ações de «educação para a saúde» das populações, com vista a alterar as escolhas individuais no sentido da adoção de «hábitos saudáveis», ignorando que a probabilidade de adquirir esses hábitos não é a mesma para todos os indivíduos, pois depende quer da sua vontade e das suas **representações**, quer de um conjunto complexo de fatores económicos, culturais, étnicos, geográficos, etc. As escolhas individuais não são independentes dos fatores estruturais. Caso contrário, e uma vez que os estilos de vida variam significativamente em função desses grupos, como demonstram, de forma geral, os diferentes estudos realizados em diferentes países, conforme será exposto no capítulo 3 («Saúde e desigualdades sociais»), como seria possível sustentar a ideia das «más escolhas» e dos «maus hábitos» relacionados com a saúde serem uma «marca» de determinados grupos sociais? A rutura com o individualismo supõe o enquadramento das perceções e das ações individuais no contexto social em que estas se inserem, focando fatores supraindividuais, como, por exemplo, a pertença a grupos sociais, as experiências sociais, o enquadramento cultural ou as condições materiais de existência.

O **etnocentrismo** consiste em encarar, de forma descontextualizada, sociedades, culturas e grupos diferentes daqueles em que determinado indivíduo, neste caso investigador, está inserido, tomando como padrão a lógica da sua sociedade e cultura, não enquadrando, portanto, o contexto que está a estudar. A rutura com o etnocentrismo implica o estudo dos fenómenos que ocorrem numa determinada sociedade, território ou no interior de um grupo social com base na cultura dessa sociedade ou grupo e não nos padrões culturais do investigador. Trata-se de um procedimento que assume uma relevância particular na análise e investigação sociológica realizada na área da saúde, em que os fatores culturais têm um peso significativo. Por outro lado, o etnocentrismo também se tem constituído em objeto de estudo da sociologia quando está presente nas **instituições** do setor da saúde e/ou nas práticas profissionais que aí ocorrem.

Em Portugal, por exemplo, foi realizado um estudo coordenado por Luísa Ferreira da Silva (2000) em que se revelam as formas como se manifesta o **etnocentrismo** relativamente à comunidade cigana, numa instituição de saúde comunitária, expresso na «distância cultural que separa a população cigana da instituição de saúde que acusa os ciganos de falta de higiene, de comportamentos de risco, de ausência de prevenção, de alarmismo face a sintomas visíveis e de não colaboração com a terapêutica médica. Ignorando ou esquecendo que está face a uma população com valores – e não apenas trajos – diferentes; com simbologias ancestrais de perigo no que respeita ao ato médico» (Silva *et al.*, 2000: 8). Por sua vez, Alejandra Ortiz (2016) também identifica, nas **organizações** de saúde, posturas etnocêntricas resultantes da reprodução de **representações sociais** estereotipadas relativamente às mulheres emigrantes, conducentes à desvalorização das suas culturas.

Que métodos e técnicas de investigação estão na origem da produção do conhecimento sociológico, aplicado ao campo da saúde?

Os processos de investigação em sociologia desenvolvem-se, tal como em todas as áreas científicas, em função da especificidade do tipo de informação que se pretende obter, definida pelos objetivos e pelas linhas orientadoras traçadas pelas problemáticas teóricas de referência que são operacionalizadas através do recurso a metodologias e a técnicas de investigação. No sentido de enquadrar a forma como é produzido empiricamente o conhecimento sociológico, vale a pena expor as principais opções com que se confrontam os processos de investigação nesta área, bem como os métodos e as técnicas utilizadas mais frequentemente, ainda que, tendo em conta as características deste livro (introdução à sociologia da saúde), não se aprofundem as complexas questões e procedimentos que lhes são inerentes.

No que concerne aos métodos, as opções são diversificadas, podendo incluir, entre outros, no quadro de abordagens de teor mais qualitativo ou quantitativo, o método intensivo, extensivo, comparativo, sociográfico, biográfico, etnográfico. Sem abordar a especificidade de cada um destes ou de outros métodos adotados na investigação sociológica, passam-se a expor, ainda que de forma sintética, algumas das opções com que se deparam mais frequentemente os trabalhos de investigação sociológica.

Uma das opções mais comuns, que decorre obviamente dos objetivos de cada projeto de investigação, é a que se refere à adoção do método intensivo ou extensivo, o primeiro reporta-se a um universo de referência de menor dimensão e o segundo a universos de maior dimensão. A principal vantagem do uso do método intensivo reside na possibilidade de se obter um conhecimento mais detalhado e aprofundado acerca da problemática em estudo, por sua vez a principal vantagem do uso do método extensivo prende-se com a possibilidade de se generalizar os resultados e conclusões obtidas que, assim, podem adquirir maior alcance.

Por exemplo, num hipotético estudo de caso (intensivo) sobre a experiência de uma determinada doença entre a população residente numa pequena freguesia de Portugal, o investigador pode aprofundar o conhecimento sobre o tema, explorando pormenorizadamente a forma como essa doença é experienciada no contexto da realidade empírica local, já num estudo extensivo aplicado a toda a população portuguesa, não é possível abordar o mesmo tema de forma tão exaustiva mas, em contrapartida, pode-se obter uma compreensão mais global do fenómeno, a partir de resultados generalizáveis à realidade do país. Por sua vez, os dados relativos a uma freguesia podem contribuir para, de modo intensivo e aprofundado, construir um puzzle com vista a «chegar à realidade por partes» (Pais, 2002: 72), mas também podem constituir um caso particular e mesmo excecional que se «esgota» em si próprio ao produzir um conhecimento confinado a um universo restrito e, portanto, passível de ser pouco adequado quando é aplicado a um universo mais amplo.

Outra opção que assume uma relevância particular nos estudos sociológicos sobre o campo da saúde, remete para a distinção entre a pesquisa qualitativa e quantitativa. Trata-se de uma distinção que muitas vezes ultrapassa o âmbito da opção metodológica para se inscrever num debate mais alargado acerca das posturas e modos de encarar a investigação no seu conjunto, conforme ilustra, por exemplo, a organização periódica de um congresso de grande dimensão, considerando o número de inscritos e a diversidade de proveniências geográficas dos participantes – o Congresso Ibero-Americano de Pesquisa Qualitativa em Saúde que, como o próprio nome deixa antever, se realiza com o propósito de promover a reflexão em torno das potencialidades e das questões que se colocam à aplicação dos métodos qualitativos.

Embora a fronteira que separa as pesquisas qualitativa e quantitativa nem sempre seja rigorosamente delimitável e por vezes até é artificial, a diferença entre elas reside essencialmente na natureza da informação a obter no processo de investigação. Assim, enquanto as primeiras visam a exploração e o aprofundamento da informação, as segundas apontam geralmente para a verificação de hipóteses de investigação, feita a partir de dados quantificáveis e mensuráveis. Assim, em função dos quadros teóricos e dos objetivos da investigação, os estudos sociológicos de natureza empírica podem ser predominantemente qualitativos, quantitativos, ou mistos (quando combinam as duas abordagens, incorporando simultaneamente elementos e técnicas qualitativas e quantitativas).

De facto, as opções em torno da estratégia de pesquisa não têm que ser mutuamente exclusivas, podendo movimentar-se no cruzamento de diferentes métodos e prever a complementaridade entre as abordagens qualitativa e quantitativa. O trabalho de investigação realizado por uma equipa coordenada por Noémia Lopes acerca da pluralidade dos consumos terapêuticos constitui um bom exemplo de uma estratégia de triangulação metodológica em que se combinam e cruzam métodos e técnicas quantitativas e qualitativas, em função dos objetivos articuláveis de «traçar um retrato sociográfico dos consumos terapêuticos em Portugal, através da aplicação de um inquérito por questionário» (Rodrigues, 2010: 267) e do recurso, numa segunda fase, «a uma metodologia qualitativa, onde foram realizadas entrevistas semi-diretivas, de forma a descodificar e a reconstituir as lógicas e racionalidades dos consumos terapêuticos identificados no questionário» (idem).

No que concerne às técnicas de investigação sociológica, excetuando as técnicas documentais (recolha e análise bibliográfica; recolha e análise documental), as mais utilizadas são o inquérito, a entrevista, a análise de conteúdo e a observação direta que remetem para três tipos de fontes de informação distintas – a documentação (predominante na análise de conteúdo e obviamente nas técnicas documentais), a visão (observação direta) e o recurso à pergunta (inquérito e entrevista) – e têm diferentes características e funções face aos processos de investigação e aos objetivos a atingir. A sua utilização está diretamente relacionada com as abordagens teórico-metodológicas adotadas que poderão ter um pendor mais qualitativo, quantitativo ou misto.

O inquérito é uma técnica de investigação de caráter quantitativo que recorre a informação numérica e (geralmente) a processos estatísticos, com vista a obter dados mensuráveis, geralmente com o objetivo de proceder à verificação empírica de hipóteses de pesquisa, através da operacionalização de um conjunto de variáveis e de indicadores agrupados em diferentes dimensões analíticas. Os resultados dos inquéritos permitem conhecer as regularidades sociais e as tendências predominantes em relação às características, **representações** e (de forma menos evidente e direta) **práticas** de uma população. A sua aplicação supõe geralmente a definição clara do universo de estudo, isto é, da população-alvo em análise, e normalmente, por não ser possível inquirir toda a população, é selecionada uma amostra, representativa ou não, desse universo, adotando-se, nestes casos, um método de amostragem específico (estratificada, aleatória simples, aleatória sistemática, painel, barómetro, típica, etc.).

Um exemplo ilustrativo da aplicação da técnica de inquérito em trabalhos de investigação sociológica do campo da saúde realizados em Portugal é dado pelo estudo efetuado por uma equipa do Instituto de Ciências Sociais da Universidade de Lisboa coordenada por Manuel Villaverde Cabral, com vista a identificar e analisar «um conjunto muito vasto de atitudes e comportamentos ante a saúde e a doença» (Cabral e Silva, 2009: 19) da população portuguesa, a diferentes níveis, nomeadamente a caracterização do estado e dos hábitos de saúde, a acessibilidade e recurso efetivo aos cuidados de saúde, a avaliação do funcionamento dos diferentes serviços que integram o sistema de saúde e da qualidade dos cuidados prestados, as atitudes ante as políticas de saúde e o Serviço Nacional de Saúde em geral. Trata-se de um tipo de informação mensurável que só se pode obter através da aplicação de um inquérito, neste caso dirigido a uma amostra representativa da população adulta de Portugal continental e de cada uma das regiões correspondentes à Nomenclatura das Unidades Territoriais (NUT) II (Norte, Centro, Lisboa, Alentejo e Algarve), constituída por 3039 indivíduos.

A entrevista é uma técnica de investigação de caráter qualitativo, utilizada com vista a explorar e aprofundar informação que permita compreender, interpretar, sistematizar, analisar e contextualizar as razões e os significados subjacentes às **representações** e às **práticas** dos **atores sociais**, independentemente da sua expressão e representatividade em termos quantitativos. A entrevista potencia fortemente a análise das conceções explícitas e implícitas nas narrativas e nos **discursos** produzidos pelos protagonistas dos fenómenos em estudo e também proporciona a emergência de novas vias de reflexão, sobretudo no caso dos estudos exploratórios ou quando se dá o efeito de serendipidade («serendipity») derivado da descoberta de resultados inesperados que não eram perspetivados inicialmente, no quadro do processo de investigação (Merton, 1970 [1ª ed.:1957], Costa, 1985). Com a entrevista, não se pretendem detetar as principais tendências e regularidades sociais mas sim aprofundar detalhadamente os motivos subjacentes a essas tendências.

A entrevista foi a técnica principal aplicada num trabalho de investigação desenvolvido por Fátima Alves sobre as racionalidades leigas relativas à doença e ao sofrimento mental, em diferentes vertentes que integram as classificações, as conceções, as causas e as formas de lidar com este tipo de doença. A autora realizou 68 entrevistas semi-diretivas em territórios urbanos e rurais de 16 concelhos situados no norte de Portugal, mais especificamente na Área Metropolitana do Porto e nos distritos de Viana do Castelo, Bragança e Aveiro, com vista a «detetar o essencial da variedade das representações, explicações, atitudes e comportamentos e compreender os processos sociais e culturais que neles se jogam – os sentidos e os significados sobre o objeto» (Alves, 2011: 117), frisando que «é precisamente essa riqueza e variedade que nos permite compreender os significados que numa pesquisa de caráter quantitativo ficariam por explicar» (idem).

A observação direta reporta-se a um tipo de informação predominantemente visual que exige geralmente a presença prolongada do investigador nos locais definidos para a sua aplicação e supõe um planeamento prévio ao «trabalho de campo». Embora se consubstancie como uma técnica (instrumento de pesquisa) e não como um método em que assenta a estratégia e todo o processo de investigação, os procedimentos que lhe são subjacentes não deixam de constituir, de certa forma, uma aproximação aos estudos etnográficos (particularmente desenvolvidos no quadro da antropologia), sobretudo quando é realizada de forma mais «aberta» e portanto menos estruturada.

Em função dos objetivos e da estratégia de investigação definidos, a observação pode ser mais ou menos estruturada. Deste modo, pode obedecer a grelhas e tipologias que definem os dados a observar e registar ou partir de uma ideia geral do que se pretende saber, através de um tipo de observação mais aberta, geralmente registada num «diário de campo», podendo ainda assumir formas intermédias entre estes dois polos (estruturada e não estruturada). Por outro lado, a observação pode ser participante quando o observador está diretamente envolvido na ação que observa ou não participante quando observa determinada realidade sem nela intervir. De uma forma ou de outra, o ato de observar implica uma interferência na ação que está a ser observada e a presença do observador pode provocar, por si só, alterações na realidade e nas **relações sociais** quotidianas, sobretudo quando estas decorrem em espaços de pequena dimensão. Por esse motivo, a aplicação da técnica de observação direta exige uma reflexão por parte do investigador acerca do contexto da realidade observada e acerca da forma como a sua presença pode influenciar e alterar as relações sociais que observa.

A observação, aplicada ao longo de três anos, entre 1985 e 1988, em dois serviços de medicina interna de dois hospitais diferentes (um hospital universitário e um hospital não universitário), constituiu a técnica de investigação principal utilizada no primeiro trabalho de investigação aprofundado que foi realizado em Portugal no âmbito da sociologia da saúde, por Graça Carapinheiro, sobre a organização, os saberes, referentes simbólicos, **práticas** e **relações sociais** (formais e informais) que se estabelecem entre os diferentes **atores** (profissionais e doentes) no hospital. O conhecimento, em profundidade, destes fatores exige uma observação direta intensiva de um conjunto de aspetos, conforme assinala a investigadora: «observaram-se os locais, os objetos, e os símbolos que os distinguem uns dos outros; observaram-se as atividades que particularizam cada modo de ação profissional; observou-se a diversidade de situações e o ritmo dos acontecimentos que ocorrem num mesmo lugar; observaram-se as interações e a diversidade de sentido das mensagens nela trocadas; observaram-se as posturas, os gestos, os fazeres, os silêncios e os dizeres que acompanham os movimentos dos corpos doentes e dos corpos profissionais» (Carapinheiro, 1993: 91).

A análise de conteúdo é uma técnica de descodificação de significados explícitos e sobretudo implícitos, manifestos e latentes, dos **discursos** sociais, presentes em documentos, entrevistas ou na análise das perguntas abertas dos inquéritos (as que não são formuladas em função de hipóteses de resposta prévias – múltipla escolha, escala, dicotómicas). Trata-se de uma técnica vocacionada para a desmontagem dos discursos, das narrativas e das mensagens, através da elaboração de categorias e/ou unidades de registo, podendo assumir diversas formas, de índole qualitativa e/ou quantitativa – estrutural, temática, proposicional, avaliativa, conotacional, entre outras – consoante os objetivos, os referentes teóricos e as linhas orientadoras dos diferentes trabalhos de investigação em que se enquadram (Bardin, 1979; Vala, 1986), tal como sucede, aliás, com outras técnicas de investigação que têm vindo a ser aqui apresentadas de forma sucinta.

Para além dos métodos e das técnicas atrás expostas, utilizadas com maior frequência, existe um leque diversificado de abordagens metodológicas e técnicas mobilizadas no quadro da investigação sociológica. Sem as pretender identificar exaustivamente, vale a pena, contudo, referir aquelas cuja aplicação e potencialidades no campo da sociologia da saúde são particularmente fortes, é o caso da investigação-ação que se aplica quando a estratégia de pesquisa se insere num projeto de intervenção social e «o seu ponto de partida não é uma teoria e um quadro de hipóteses, mas uma situação, um problema, uma prática real e concreta» (Guerra, 2000: 55); é também o caso dos estudos sociográficos que se realizam quando o objetivo principal se centra na caracterização social, seja de um grupo profissional (como o estudo sociográfico de incidência nacional que foi realizado por Graça Carapinheiro e Noémia Lopes

– 1996 – acerca dos recursos e condições de trabalho dos enfermeiros portugueses), seja, por exemplo, acerca do perfil social dos portadores de determinada doença ou deficiência.

Poderiam ainda ser focados métodos e técnicas autónomos mas que não deixam de se constituir, de certa forma, como variantes da entrevista, como são os casos do método biográfico e dos grupos focais («focus group»). O método biográfico, também conhecido por «histórias de vida», centra-se em entrevistas de tipo biográfico, aplicadas em estudos com uma vertente histórica acentuada ou onde seja particularmente relevante a continuidade entre as dimensões do passado e do presente. No campo da saúde, este método pode ser aplicado no estudo das doenças crónicas em que se torna importante conhecer a trajetória de evolução das formas de experienciar as doenças ou, por exemplo, na abordagem da psicofarmacologização da velhice, como sucedeu no âmbito do projeto de investigação coordenado recentemente por Noémia Lopes, intitulado «Consumo de psicofármacos, estilos de vida e perceções de bem-estar», em que foram realizadas 30 entrevistas de histórias de vida a residentes no concelho de Almada com idades compreendidas entre 65 e 90 anos, a viver sós no seu domicílio, em Lares e em Centros de Dia.

As autoras salientam que a aplicação desta técnica a este tipo de população decorre em «terreno privilegiado» para refletir sobre os dilemas éticos que se colocam aos entrevistadores, relativamente à participação e consentimento informado, ao papel dos entrevistadores, à gestão das expetativas dos entrevistados e à vulnerabilidade característica da situação em que estes se encontram (Pegado, Zózimo e Lopes, 2016). Por sua vez, as entrevistas a grupos focais («focus group») consubstanciam-se como entrevistas coletivas que, em função de um guião, são aplicadas a um pequeno grupo, visam promover a discussão e o confronto de ideias em torno de determinados tópicos, em contexto de interação dinâmica entre os entrevistados, orientada por um moderador.

Um bom exemplo da diversidade de métodos e técnicas de investigação passíveis de utilizar no âmbito da sociologia da saúde é dado pelo trabalho inovador de Telmo Clamote (2021), intitulado *A saúde no cinema: Imagens em movimento na estruturação de um campo de práticas*, em que o autor estuda um conjunto alargado de temas e problemáticas sociológicas do domínio da saúde, estruturados em três dimensões analíticas – instituições e políticas de saúde; profissões de saúde; ciência e saúde pública

– explorando metodologicamente o cinema como fonte documental que incorpora simultaneamente registos visuais, sonoros e escritos, através do recurso à análise de 153 filmes (selecionados de entre 373 visionados integralmente) de diferentes tipologias (entre o documentário e a ficção) e dimensões (curta e média metragem), produzidos em Portugal, ao longo do século XX.

A investigação sociológica não dispensa, obviamente, o recurso à recolha e análise bibliográfica, quer no sentido de contextualizar, compreender e problematizar os fenómenos estudados, quer no aprofundamento do quadro teórico e das questões metodológicas. Nas várias áreas temáticas em que decorre a investigação sociológica e em particular na área da saúde, é também muito frequente o recurso à recolha e análise documental que compreende a consulta e a análise de diversos tipos de documentos, escritos ou de outra natureza, incluindo, entre outros, relatórios, dados estatísticos, legislação, artigos publicados na imprensa e elementos audiovisuais, orientando-se predominantemente para a obtenção de uma informação essencialmente empírica. Os documentos podem ter características muito distintas, variando entre documentos «utilitários» de carácter meramente informativo, textos que revelam preocupações e reflexões aprofundadas e textos redigidos com objetivos instrumentais ou meramente ideológicos. Em qualquer dos casos, a sua análise é determinada pela necessidade de identificar e interpretar o contexto que lhe está subjacente e, simultaneamente, pela necessidade de considerar o contexto dos **discursos** aí produzidos para avaliar os significados presentes no seu conteúdo e eventualmente a sua credibilidade.

1.3. Origem e evolução da Sociologia da Saúde

De que modo tem evoluído a sociologia da saúde ao longo do tempo?

Apesar dos fenómenos sociais ligados à saúde e à doença já se terem constituído antes como objeto de análise da sociologia, é comumente reconhecido que a origem da sociologia da saúde, enquanto área que sistematiza conhecimentos em torno de um projeto científico, remonta à década de 1950. Na sequência dos trabalhos desenvolvidos nessa década, sobretudo nos Estados Unidos da América e no Reino Unido, a criação, em 1960, da Secção de Sociologia Médica da Associação Americana de Sociologia é geralmente apontada como o marco mais relevante da institucionalização e da formalização da sociologia da medicina e, posteriormente, da sociologia da saúde (Annandale, 1998; Cabral, Silva e Mendes, 2002; Carapinheiro, 2004).

Durante este período (década de 1950), a postura de grande parte dos sociólogos que trabalhavam na área da saúde também não era alheia às tendências dominantes da produção teórica da sociologia marcada pela corrente estrutural-funcionalista e em particular por Talcott Parsons, um dos primeiros sociólogos a debruçar-se de forma mais sistemática e aprofundada sobre o campo da saúde e, em termos mais específicos, sobre as implicações da saúde e da doença na sociedade ou, adotando uma linguagem concetualmente mais precisa, no funcionamento do **sistema social** (Parsons, 1951). Parsons utiliza uma analogia entre o sistema social e o corpo humano, equiparando os subsistemas sociais (saúde, educativo, económico, político, etc.) aos aparelhos e órgãos que compõem o corpo (membros, coração, pulmões, etc.), para defender que os subsistemas cumprem determinadas funções no conjunto do sistema social, do mesmo modo que cada aparelho e cada órgão cumpre funções específicas no corpo humano e que a estabilidade e a sobrevivência do sistema exigem uma boa articulação entre os subsistemas. Neste contexto, o autor atribui à medicina e à profissão médica um papel central na sociedade, pois, na sua perspetiva, cabe-lhe zelar pelo bom estado de saúde da população, que, assim, poderia desempenhar normalmente as suas funções (económicas e sociais) e, deste modo, contribuir para o funcionamento harmonioso do sistema social e simultaneamente evitar as disfuncionalidades sociais inerentes à presença significativa de doenças.

Nesta lógica, o papel do doente é encarado como subordinado às diretivas médicas, à obrigação de cooperar com os médicos e à vontade de melhorar o seu estado de saúde, em contrapartida, pelo facto de não ter culpa do seu estado (de doença), teria o direito de estar dispensado das suas responsabilidades quotidianas e em particular de trabalhar, bem como de poder beneficiar de cuidados com vista a restabelecer o seu estado de saúde «normal», para exercer «normalmente» as suas funções sociais, particularmente as que estão relacionadas com a esfera do trabalho. Neste quadro, a doença é perspetivada como um «desvio» por constituir uma ameaça ao normal desempenho de **papéis** e tarefas na sociedade, ainda que se trate de um desvio legitimado socialmente, e ao doente é atribuído um estatuto específico e uma condição com contornos definidos socialmente, consubstanciando-se como um personagem social (Hart, 1985; Carapinheiro, 1986; Nettleton, 1995; Annandale, 1998; White, 2002; Gabe, Bury e Elston, 2004).

Esta perspetiva foi objeto de variadas críticas, sendo as mais relevantes as que se prendem com a consideração do doente e do seu **papel** na sociedade enquanto agente passivo, a desvalorização das experiências da doença, da subjetividade das interpretações, do facto da incerteza e da indeterminação estarem subjacentes a uma parte dos atos médicos, da não neutralidade científica da medicina cuja racionalidade não está isenta de juízos de valor. Efetivamente, os doentes têm perceções próprias, vontade própria e desenvolvem **estratégias** para fazer face às questões da doença e da prevenção da saúde que não têm obrigatoriamente que coincidir com as dos médicos.

Apesar de se tratar de uma crítica que sempre foi pertinente, ganha maior relevo com a evolução das relações entre médicos e doentes no sentido de serem menos assimétricas e com o aumento do grau de informação dos doentes relativamente às questões relacionadas com a saúde. Por outro lado, ao fazer a analogia entre o **sistema social** e um corpo humano, Parsons concebe o funcionamento da sociedade assente exclusivamente sobre o **consenso**, ignorando na sua análise a inevitabilidade da presença do **conflito** (latente ou manifesto), gerado pelos interesses antagónicos presentes em todas as sociedades e pela distribuição desigual de **poder**, de facto, ao contrário do que sucede com os órgãos de um corpo humano, o conflito faz parte da sociedade e está muitas vezes incorporado na sua própria funcionalidade.

Em termos internacionais, na primeira fase, a produção sociológica sobre a saúde reportava-se de modo exclusivo à sociologia da medicina, ou seja, ao estudo dos fenómenos, processos e **relações sociais** que envolvem a medicina e, de forma mais ou menos direta, incidem sobre o universo médico e sobre o exercício da profissão médica. Neste contexto, os temas privilegiados eram as causas sociais da doença, a doença enquanto desvio social, o papel da medicina na sociedade, as relações entre médicos e doentes e os respetivos **papéis sociais**, a análise acerca dos serviços de saúde e particularmente da organização hospitalar, os atributos da profissão médica (encarada como um **ideal-tipo**) ou as políticas de saúde. Nesta fase, o trabalho sociológico denotava uma dependência evidente face à agenda, aos interesses e aos pressupostos científicos da medicina, caracterizando-se, de forma geral, pela vertente aplicada e instrumental, sendo os conceitos e os métodos da sociologia utilizados para analisar e resolver problemas definidos essencialmente no interior do campo médico.

A crítica e, posteriormente, a rutura com o posicionamento de dependência face à medicina marca um ponto de viragem na fase inicial da história da sociologia da saúde, no sentido da sua autonomização. Em 1957, Robert Strauss identifica duas posturas dominantes desta fase (que então se concentrava na «sociologia médica» ou «sociologia da medicina») e estabelece a distinção clássica entre a «sociologia na medicina» e a «sociologia da medicina». A primeira («sociologia na medicina») assenta na investigação dos fenómenos sociais relacionados com a medicina, segundo a perspetiva médica, desenvolve-se dentro dos estabelecimentos de saúde formais, na dependência e simultaneamente em complementaridade com a medicina. A segunda («sociologia da medicina») assenta na investigação dos fenómenos sociais relacionados com a medicina, segundo a perspetiva sociológica, desenvolve-se nas universidades e nos centros de investigação, com uma orientação epistemológica, teórica e concetual própria, que estaria na base da autonomia científica da disciplina e, consequentemente, da sua capacidade crítica, que constitui uma característica central do conhecimento científico em sociologia e, aliás, em qualquer área do saber (Strauss, R., 1957; Carapinheiro, 1986; 2004; Taylor *et al.*, 2003).

Durante a década de 1970, na sequência do «corte» progressivo com a «sociologia na medicina», a análise e a investigação sociológica começa a desenvolver-se em torno de uma agenda própria, investindo, de forma mais evidente e sistemática, em objetos de estudo e em problemáticas diversificadas que podem ser agrupadas em temáticas alargadas, como as **representações sociais** da saúde e da doença, as **práticas sociais** neste domínio, a experiência da doença e, em particular, das doenças crónicas, a relação entre as desigualdades em saúde e as desigualdades sociais (a partir da década de 1980, na senda do Relatório Black, conforme será exposto no capítulo 2), o aprofundamento do estudo sobre as políticas de saúde numa perspetiva crítica (conforme será exposto no capítulo 4), as **organizações** e profissões de saúde, já sob forte influência crítica das correntes interacionista e, como diria Champy (2009), pós-interacionistas, depois de uma primeira fase marcada pela corrente funcionalista (conforme será exposto no capítulo 3).

A partir daqui, a evolução da sociologia da saúde tem consagrado o reforço da tendência para o alargamento temático, deixando os seus domínios de se circunscrever exclusivamente ao universo médico e às **instituições** formais onde se exerce a medicina (em particular os hospitais) para expandir as fronteiras do seu entendimento e da sua intervenção a um leque diversificado de dimensões sociais mais abrangentes que se cruzam com diferentes aspetos da vida social contemporânea como os estilos de vida, a higiene, a alimentação, o ambiente, o exercício físico nas suas diferentes vertentes, o hábito de fumar, as condições de habitação, o rendimento, o desemprego, a pobreza, a relação com o corpo, a relação com a morte, o impacto das novas tecnologias nos cuidados de saúde, etc. Nas últimas décadas, a sociologia da saúde tem mobilizado progressivamente os saberes resultantes de outras áreas de especialização temática, com que se tem cruzado e articulado de diversas formas, nomeadamente com a sociologia das profissões, a sociologia das organizações, a sociologia da ciência e tecnologia, a sociologia do corpo e a sociologia das emoções (Hart, 1985; Nettleton, 1995; Taylor *et al.*, 2003; Carapinheiro, 2004; Silva, 2004).

Esta abrangência temática aumenta à medida que se flexibilizam as formas de entender a saúde e a doença, associadas de forma crescente aos fatores e variáveis sociais. Neste contexto, emergem as condições para a distinção entre as noções de saúde e de medicina, a saúde passa a reportar-se a um campo mais alargado, deixando de se restringir aos domínios da medicina e de se confundir com a própria medicina, verificando-se uma «distância acrescida com a identificação socialmente construída entre saúde e sistema médico de cuidados» (Silva, 2013: 17). Neste quadro, enfatizam-se mais, quer os fatores (alguns autores designam por determinantes) sociais subjacentes à saúde e à doença, quer as perspetivas dos doentes e da população em geral.

Esta tendência não é alheia ao processo de **medicalização** da sociedade, que será exposto um pouco mais à frente, pois, paradoxalmente, foi a própria evolução da medicina que enfatizou os fatores sociais ao orientar progressivamente a sua ação para os aspetos comportamentais e para os estilos de vida, por outro lado, o alargamento da abrangência do campo da saúde também está relacionado com a consciência crescente de que o aumento muito significativo da esperança média de vida à nascença (em Portugal, aumentou 17 anos, desde 1960 – Fonte: INE, 2021) não se deve apenas ao avanço do conhecimento médico e à disponibilidade dos recursos médicos, à melhoria dos serviços de saúde, ao maior acesso a esses serviços e, em geral, aos processos médicos e medicalizantes, mas também resulta em grande parte de diversos fatores sociais como a melhoria da alimentação, higiene, saneamento básico, infraestruturas públicas, planeamento urbano, condições de habitação, condições de segurança no trabalho, informação sobre a saúde e a doença e condições de vida em geral.

Mais recentemente, os efeitos das inovações científicas e tecnológicas da biomedicina colocam novos desafios à análise sociológica, ao introduzirem novos contornos nos processos e relações sociais que ocorrem no domínio da saúde e ao originarem novas formas de entender e experienciar a saúde e a doença. Entre essas inovações estão a descodificação do código genético, o desenvolvimento das nanociências e nanotecnologias, da farmacogenómica (produção de medicamentos sob medida em função do perfil genómico dos destinatários), dos transplantes a partir da doação de órgãos, da monitorização à distância do estado dos doentes, das biotecnologias alimentares (Nunes, 2006).

Este conjunto de mudanças tem alterado significativamente as conceções e a relação com a saúde, a doença, a prevenção, o tratamento e a cura. Reportando-se a uma das várias dimensões em que ocorrem estas transformações, relacionada com o risco genético, Felismina Mendes salienta que os indivíduos «ainda não têm a doença, nem sabem quando é que ela se irá manifestar, no entanto, desde o anúncio do diagnóstico pede-se-lhes (recomenda-se-lhes, exige-se-lhes) que, quotidianamente, se comportem como doentes, que cumpram as prescrições médicas, que sejam vigiados e controlados medicamente com regularidade e que se mantenham atentos ao seu corpo. Não sendo doentes, eles têm, no entanto, que desempenhar todos os papéis inerentes ao estatuto de doente» (2007: 17/18).

A sociologia em Portugal teve um desenvolvimento tardio relativamente aos outros países europeus (assumem particular destaque a

França, Alemanha e Reino Unido) e aos Estados Unidos da América, onde surge nas últimas décadas do século XIX. De facto, a sociologia em Portugal emerge, de modo institucionalizado, na década de 1970, não obstante as suas raízes «modernas» remontarem à década de 1960 (1962), com a fundação do Grupo de Investigações Sociais (GIS), liderado por Adérito Sedas Nunes e as mais remotas reportarem à fase final do século XIX, fazendo eco das correntes positivistas europeias, com destaque para a publicação do ensaio de Teófilo Braga em 1884, intitulado «Systema de Sociologia» (Pinto, 2004). Contudo, a sua existência plena, ou seja, com as condições científicas necessárias que incluem a liberdade de expressão e o livre acesso às referências bibliográficas, só se viria a verificar depois da instauração da democracia em 1974 (25 de Abril), após um longo período de ditadura que vigorava há cerca de meio século, mais precisamente há 48 anos (1926-1974) (Nunes, 1988; Pinto 2004; Machado, 2020).

Por sua vez, a sociologia da saúde dá os primeiros passos durante a segunda metade da década de 1980, constituindo os marcos mais significativos o I Encontro Nacional de Sociologia da Saúde realizado na Escola Nacional de Saúde Publica (1985), a publicação dos artigos de Graça Carapinheiro nos primeiros números da Sociologia, Problemas e Práticas (Carapinheiro, 1986; Carapinheiro e Pinto, 1987) e o número temático da Revista Crítica de Ciências Sociais (publicada pelo Centro de Estudos Sociais da Universidade de Coimbra), subordinado ao tema «Sociedade, medicina e saúde» (1987). Nessa década, conforme já foi referido, também se realizou o primeiro trabalho de investigação aprofundada no domínio da sociologia da saúde, iniciado por Graça Carapinheiro em 1985, concluído em 1989 e publicado já na década de 1990 (Carapinheiro, 1993).

A partir da década de 1990, começou a verificar-se um crescimento da sociologia da saúde em Portugal. Ao longo deste livro, em função das áreas temáticas em que está estruturado, serão feitas referências e apresentados extratos das obras de autores que têm contribuído, em termos teóricos e empíricos, para o conhecimento dos fenómenos sociais na área da saúde que se reportam à especificidade do contexto da realidade portuguesa, revelando uma produção científica (já) com algum significado. Estes trabalhos caracterizam-se pela diversidade temática e comportam temas clássicos (políticas de saúde; **representações** e **práticas** de saúde e de doença; desigualdades sociais e desigualdades em saúde), ainda que abordados sob prismas diferenciados temas emergentes que se começam a consolidar no panorama português (associativismo e formas diversificadas da participação dos cidadãos na definição de práticas e de políticas de saúde; saúde mental; fontes de informação em saúde e diversidade das suas apropriações sociais; a vivência das doenças crónicas; medicamentos, consumos e ideologias terapêuticas; multiculturalidade) e temas transversais a outras áreas temáticas, em particular à sociologia das profissões (Tavares, Lopes e Carapinheiro, 2012).

1.4. A construção social da saúde e da doença: representações, práticas e experiências

Em que medida a saúde e a doença são construções sociais?

A perspetiva sociológica tem salientado que os fenómenos sociais ligados à saúde e à doença resultam de construções sociais. O conceito de **construção social**, exposto por Peter Berger e Thomas Luckmann (1985 [1ª ed.:1966]) numa obra de referência da sociologia em termos mundiais, designada «A construção social da realidade», tem uma aplicação muito abrangente, extensível à própria realidade considerada globalmente e não apenas especificada ao campo da saúde, embora a sua aplicação neste domínio seja particularmente significativa. A «realidade» em geral e a saúde/doença em particular são construções sociais na medida em que são produzidas, reproduzidas e transformadas quotidianamente pela ação dos indivíduos, pelas suas vivências em sociedade, ao longo do tempo, através de **relações sociais** que decorrem em determinados contextos, sob a influência de interações, mediadas por **normas** e **papéis** sociais, enquadrados pela organização social assente em **sistemas sociais**.

As diversas maneiras como se traduzem a perceção e a ação acerca da saúde e da doença são construídas socialmente, em primeira instância através do(s) processo(s) de **socialização**, ou seja, do(s) processo(s) de transmissão de cultura em que os indivíduos aprendem e interiorizam valores, **normas**, **papéis**, **práticas** e comportamentos sociais. Trata-se de um processo de reprodução social e cultural de valores que ocorre simultaneamente a dois níveis: um mais organizado e formal realizado por diferentes instâncias de socialização (família, escola, meios de comunicação social, contextos de trabalho, entre outras) que têm entre si relações complementares e contraditórias; outro mais «espontâneo» resultante da interação informal, como sucede nas relações entre os grupos de pares, onde geralmente não se verifica a presença de papéis (pré)definidos nem de objetivos iniciais de transmissão.

O processo de **socialização** não se resume, contudo, à transmissão e à reprodução de valores sociais, pois é um processo interativo que decorre entre «socializados» e «socializadores» e, portanto, traduz-se numa experiência social assente em processos bilaterais e não unilaterais. É precisamente pelo facto dos processos de socialização não se resumirem à simples reprodução de valores que estes se transformam ao longo do tempo e da evolução das sociedades, num processo contínuo cuja duração não pode ser delimitada temporalmente, pois acompanha todo o período correspondente à vida dos indivíduos.

Neste quadro, os indivíduos não se limitam a «receber» passivamente o que lhes é transmitido pelas instâncias de **socialização** mas, pelo contrário, tendem a gerir e a fazer determinadas opções dentro de determinados condicionalismos sociais. Como nota João Ferreira de Almeida, os indivíduos são «simultaneamente livres e condicionados» (1994: 23), pois «produzem realidade e são produzidos por ela» (idem). Através da sua ação, produzem e reproduzem os **sistemas** e as **estruturas sociais** e estas, por sua vez, condicionam a sua ação, através de uma série de constrangimentos em que se incluem as **normas** e os **papéis sociais**. Por um lado, as estruturas sociais regulam as ações dos indivíduos; por outro, elas próprias (estruturas) são produtos da ação humana.

O sociólogo britânico Anthony Giddens sintetiza esta relação entre **estrutura** e agência, propondo o entendimento das «sociedades humanas como se fossem edifícios que estão constantemente a ser reconstruídos pelos próprios tijolos de que são feitos. As nossas ações são influenciadas pelas características estruturais das sociedades em que somos criados e em que vivemos, características essas que ao mesmo tempo recriamos (e até certo ponto alteramos) com as nossas próprias ações» (1997 [1ª ed.:1982]). Na mesma linha de ideias, João Ferreira de Almeida (1994) estabelece uma analogia entre a vida em sociedade e a Commedia dell' Arte, uma forma de expressão teatral baseada na improvisação que, ao contrário do teatro convencional, não tem autor, os **atores** não têm papéis previamente definidos nem existe um final concebido à partida. Contudo, a ação decorre dentro de determinados condicionalismos e limites impostos, por exemplo, pelo tema ou pelo espaço cénico.

Neste contexto de «**construção social** da realidade», a saúde e a doença não são realidades estáveis. Pelo contrário, são categorias variáveis no tempo e no espaço que se têm transformado à medida que se alteram as maneiras de pensar e de agir, sob a influência da ação dos diferentes **atores** sociais. Por isso, em diferentes períodos, culturas, sociedades e contextos, os mesmos sintomas podem, em determinadas situações, ser considerados anormais e avaliados como expressão da presença de uma doença e, noutras, ser considerados como normais. (Scambler, 1991; Nettleton, 1995). Assim, a doença é produto de condições sócio-históricas específicas (White, 2002), e «a História Social das doenças nas sociedades europeias tem revelado que, em cada época, uma doença "domina a realidade da experiência e a estrutura das representações"» (Carapinheiro, 1986: 10).

Por sua vez, como consequência da **medicalização** da sociedade, também se têm verificado constantes alterações nas classificações de doença e de deficiência consagradas pelas **organizações** internacionais (por exemplo, a Organização Mundial de Saúde) e pelos sistemas jurídicos nacionais. De facto, determinadas situações, paradigmáticas da **construção social** da saúde e da doença, passaram a ser consideradas doenças e objeto de intervenção médica, como são os casos da obesidade, do alcoolismo, de um conjunto alargado de «doenças raras», da infertilidade, da perturbação de hiperatividade e défice de atenção, e da maioria das doenças mentais atuais que só recentemente foram definidas e classificadas institucionalmente dessa forma, sob a influência de fatores sociais e culturais. Por outro lado, outras situações deixaram de ser classificadas na categoria das doenças, como, por exemplo, a masturbação, que era considerada no século XIX e até meados do século XX, uma doença passível de intervenção médica, e a homossexualidade, que, até ao início dos anos 1970, era encarada enquanto suscetível de ser tratada, devido ao preconceito dominante de que resultaria de disfunções psicológicas e não de uma opção/orientação sexual (Taylor *et al.*, 2003; Augusto, 2006; Nunes, 2006; Alves, 2011; Sardinha, 2015).

Que relação existe entre as representações e as práticas relativas à saúde e à doença?

Um dos principais contributos da sociologia para o conhecimento da dimensão social da saúde é dado através dos múltiplos trabalhos teóricos e empíricos realizados acerca das experiências, **práticas** e **representações sociais** da saúde e da doença. Em termos gerais, esses trabalhos procuram dar resposta a diversas questões, como por exemplo: Quais são as diferentes formas como as pessoas agem perante os sintomas que possam indiciar a presença de uma eventual doença? O que fazem no sentido de preservar ou melhorar a sua saúde? Em ambos os casos, a sua ação depende, em grande parte, da perceção e da avaliação que fazem do seu estado de saúde ou dos sintomas de doença, influenciadas pelas suas experiências anteriores ou atuais e pelas condições e contextos sociais em que ocorrem ou ocorreram. Dito de outro modo, as respostas face à saúde e à doença inserem-se, em primeira instância, num conjunto de práticas sociais orientadas, na maioria das vezes, por perceções e representações sociais expressas pelos indivíduos através da forma como avaliam globalmente a sua saúde e os sinais/sintomas de doença e pelo modo como os interpretam, reconhecem e atribuem ou não importância, gravidade e visibilidade.

A análise da **problemática** das representações e das práticas relativas à saúde e à doença impõe que se comece por definir e clarificar estes dois conceitos. As **representações sociais** são imagens do real, construídas em função de sistemas de valores e de categorias de conhecimento produzidos num determinado contexto social (Moscovici, 1969). Por sua vez, as **práticas sociais** reportam-se a um conjunto de ações ou atividades protagonizadas pelos indivíduos e pelos grupos. Sendo conceitos claramente distintos, pois as representações situam-se na esfera do pensamento e as práticas na esfera da ação, articulam-se na medida em que, na maioria das vezes, as representações conferem sentido, organizam e induzem as práticas, ou seja, estabelecem modelos tendenciais de inscrição das ações, neste sentido, as práticas dependem das representações (Herzlich, 1969; Vala, 1993).

Contudo, isto não impede que se verifiquem frequentemente desfasamentos e contradições entre as **representações** expressas nos **discursos** dos **atores sociais** e as suas **práticas**. Um excelente exemplo do que acaba de ser afirmado é dado pelos resultados de um trabalho de investigação coordenado por Luísa Ferreira da Silva, realizado no norte de Portugal, sobre os processos e as lógicas que suportam as práticas alimentares, onde está patente a relação complexa que se estabelece entre a alimentação e a saúde. No contexto das (81) entrevistas, de tipo semi-diretivo, que constituiu a técnica de investigação principal deste estudo, detetam-se contradições, a vários níveis, entre os discursos dos entrevistados e as suas práticas alimentares, entre, por exemplo, a retórica de que se devem evitar os alimentos fritos e a referência às vantagens do consumo deste tipo de alimentos que teriam uma confeção «mais prática» e seriam «mais saborosos». Esta contradição relaciona-se também com as diferenças entre as representações enquadradas pela autora através da designação de «discurso público» (que não é alheio ao facto de ser legitimado social e moralmente por via de valorizações positivas), e as práticas, associadas ao «discurso privado» que incorpora formas mais espontâneas de expressão das experiências:

> «A narrativa é pontuada, aqui e ali, por expressões que se referem às normas da alimentação saudável, nomeadamente no que respeita à variedade de alimentos e ao evitamento de gorduras, açúcar e sal. Neste sentido, são frequentes as afirmações de que "como poucos fritos", "é mais à base de cozidos e grelhados" e "corto nos doces", afirmações que expressam a presença de preocupação com o saudável no quotidiano. Pode considerar-se que este é um "discursos público" (...) É nos "discursos privados" que se percebem os sentidos do que foi antes afirmado e se detetam contradições que por vezes fazem a própria pessoa refletir. Com efeito, por exemplo, há alimentos que a este nível do discurso ficam "invisíveis", como sejam as refeições pré-confecionadas congeladas, os condimentos pré-preparados (molhos tipo maionese e *ketchup*) e os refrigerantes, que só vêm a aparecer quando se averigua o conteúdo do frigorífico e congelador. Mesmo assim, alguns alimentos que se vêm a descobrir habituais (gelados e doces, por exemplo) são "escondidos" pelo discurso que mais adiante como que se "trai" a si próprio, fazendo referência à regularidade do seu consumo no quotidiano».

Silva, Luísa Ferreira (2008), *Saber prático de saúde – as lógicas do saudável no quotidiano*, Porto: Afrontamento, pág. 70.

O conceito de **representações sociais** é bastante abrangente, pois incorpora simultaneamente perceções, opiniões, valores, imagens, visões do mundo, ideologias, crenças, mitos, utopias. Deste modo, as representações englobam as perceções que as pessoas têm da realidade. Contudo, tratam-se de dois domínios distintos e com um alcance analítico diferente, pois enquanto as representações sociais remetem para um domínio mais organizado das formas de pensar, associado aos sistemas de valores, a referência às perceções, por sua vez, apela à presença de modos de pensar e de sentir que não estão forçosamente sistematizados nem articulados entre si e podem não estar ancorados a um sistema de valores interiorizado na consciência dos indivíduos.

Este conceito é mobilizado por um dos clássicos fundadores da sociologia (a par de Karl Marx – 1818-1883 – e de Max Weber – 1864-1920) – Émile Durkheim (1858-1917), que distinguiu as **representações sociais** (o autor designa por «representações coletivas») das individuais (1974 [1ª ed.:1924]). Conforme já foi referido a propósito da relação entre natureza e sociedade, a «realidade» é só uma, una e indivisível (Nunes, 1971), onde também as dimensões do «individual» e do «social» não existem de modo separado, essa separação resulta exclusivamente das formas de «olhar» e interpretar a realidade. Deste modo, no domínio da realidade, as representações individuais e as representações sociais são uma e a mesma coisa, o que varia são as formas como são observadas e analisadas, a partir de diferentes ângulos, pelas diferentes ciências.

Por exemplo, o conhecimento dos processos psicológicos que estão subjacentes às formas de pensar e agir de determinado indivíduo pode constituir objeto de estudo no âmbito da psicologia e no quadro da sociologia é passível o desenvolvimento de investigação acerca das **representações**/perceções e/ou das **práticas** e experiências de determinados grupos sociais. Contudo, a realidade que está a ser estudada é só uma, não existe uma realidade para o indivíduo e outra para o grupo social em que este se possa eventualmente inserir. Do mesmo modo, também não existe uma realidade para a sociologia e outra para a psicologia, existem sim interesses científicos e intelectuais distintos bem como diferentes maneiras de observar, interpretar, analisar e investigar a realidade.

Este aspeto é particularmente relevante quando os objetos de estudo incidem sobre a saúde que se inscreve na categoria de fenómenos designados por Marcel Mauss como **fenómeno social total**, por abrangerem a totalidade da realidade social e terem múltiplas implicações em vários níveis e em diferentes dimensões sociais ao mesmo tempo, pois, conforme já foi atrás referido, a saúde abrange uma pluralidade e diversidade de aspetos relacionados com a heterogeneidade das sociedades, cuja complexidade é irredutível a uma dimensão ou a dimensões parciais de uma realidade que sendo só uma, é, de facto, pluridimensional (Mauss, 2001 [1ª ed.:1950]; Nunes, 1971).

Neste contexto, as representações individuais remetem para a essência individual e as **representações sociais** são, como designou Durkheim (1974 [1ª ed.:1924]), representações coletivas, pois não derivam dos indivíduos tomados isoladamente mas são comuns a um conjunto de indivíduos. A sociologia em geral e a sociologia da saúde em particular dedicam uma parte importante da sua análise e investigação ao estudo das perceções e das representações sociais. Por sua vez, as representações individuais não constituem objeto de estudo da sociologia, porque se reportam ao indivíduo tomado isoladamente. O mesmo é válido para as práticas: a sociologia estuda as **práticas sociais** e não as práticas individuais.

Uma das características do conceito de **representações sociais** prende-se com o entendimento de que estas não resultam apenas da subjetividade de cada indivíduo mas formam-se em determinados contextos sociais, assumindo um nível explicativo diferenciado consoante a interpretação desses contextos, podendo adquirir uma grande variabilidade em função das **relações sociais** e das características dos diferentes grupos sociais. As representações, bem como as **práticas sociais**, têm uma forte associação com as **classes sociais**, o **género**, a **etnicidade**, os espaços territoriais, os grupos etários, etc., como será desenvolvido no capítulo 3, a propósito da abordagem da relação entre as desigualdades em saúde e as desigualdades sociais.

As **representações sociais** relacionam-se também com as categorias de conhecimento que, particularmente no campo da saúde, resultam das experiências anteriores e do tipo de informação disponível, distribuída de forma desigual pelos vários grupos sociais, em função dos diferentes recursos culturais e cognitivos. O conhecimento acerca da saúde e da doença não é de forma alguma independente das representações traduzidas na forma como se identificam os sintomas que poderão ou não indiciar a presença de uma doença, da capacidade de distinção entre doenças que envolvem maior ou menor risco ou da informação acerca das diferentes possibilidades de tratamento.

O conhecimento acerca da saúde e da doença também não é independente das **práticas** que originam as respostas aos sintomas, como por exemplo, a decisão de recorrer ou não aos serviços de saúde, a este propósito refira-se que apenas uma pequena parte das situações de ocorrência desses sintomas resultam na consulta a um médico ou no recurso a um serviço de saúde (Scambler, 1991; Seale, 1994). As **representações** e as práticas de saúde e de doença estão, pois, associadas a recursos cognitivos fortemente variáveis em função dos diferentes capitais culturais, fator que assume uma importância particular nas questões de saúde, conforme também será exposto no capítulo 2 («saúde e desigualdades sociais»).

A avaliação dos sintomas e da sua gravidade surge frequentemente associada às **representações** e perceções da saúde e da doença que variam consoante os diversos grupos, quadros culturais de referência e contextos sociais. A relação com os sintomas reflete-se nas decisões das pessoas de (e quando) recorrer aos serviços de saúde, o que muitas vezes, tem consequências relativamente à prevenção, ao agravamento das doenças e à sobrevivência (por exemplo, na ocorrência de um enfarte do miocárdio). O mesmo sucede com a maior ou menor tolerância face à dor que não é independente das condições sociais de existência, por exemplo, a dor tende a ser mais facilmente suportada e simultaneamente desvalorizada por indivíduos que exercem profissões «manuais» mais «pesadas» e mantêm uma relação mais instrumental com o corpo.

No contexto da realidade portuguesa, o trabalho de Noémia Lopes consubstancia-se como um contributo relevante para o conhecimento das **práticas** de saúde e da forma como se articulam com as perceções. Numa primeira fase, a investigadora estudou as complexidades sociológicas e as racionalidades que se inscrevem nas práticas de automedicação (Lopes, 2001a, 2007) e, numa segunda fase, focou a sua análise nas práticas de **pluralismo terapêutico**, definidas como «o consumo conjugado ou alternado de recursos medicamentosos de natureza diversa» e, por vezes, de «sinal contrário», que não se restringem aos medicamentos químicos mas abrangem igualmente os medicamentos naturais e os alimentos terapêuticos, categorias onde se incluem, por exemplo, a gama variada de medicamentos naturais tradicionais e os nutracêuticos ou alimentos funcionais (Lopes, 2010b).

Neste estudo de dimensão nacional, revelam-se as diferentes lógicas, tendências e padrões do consumo terapêutico da população portuguesa, em diferentes dimensões, nomeadamente o **pluralismo terapêutico**, as fontes de informação e investimentos informacionais, a perceção e gestão do risco e os investimentos de saúde. Neste âmbito, caracterizam-se os diferentes consumos terapêuticos através da criação de um conjunto minucioso e exaustivo de categorias que incluem diferentes configurações, como o pluralismo terapêutico (consumo alternado e/ou simultâneo de medicamentos químicos e medicamentos naturais e/ou alimentos terapêuticos), o farmacologismo terapêutico (consumos terapêuticos que se circunscrevem aos medicamentos químicos), o alternativismo terapêutico (consumo exclusivo de medicamentos naturais e/ou alimentos terapêuticos) e a abstinência terapêutica (ausência de qualquer dos consumos definidos anteriormente).

Os resultados deste trabalho de investigação salientam a coexistência de tendências (só) aparentemente contraditórias e paradoxais, como o aumento do **pluralismo terapêutico** e simultaneamente o aumento da circulação e do consumo de medicamentos químicos, num quadro de «**farmacologização** do quotidiano»; a articulação entre critérios tradicionais e novas possibilidades de apropriação, comparação e validação da informação pericial; a relação que os indivíduos estabelecem com as diversas fontes de informação; «as formas complexas e contraditórias de perceção e de resposta face ao risco que os indivíduos assumem no dia-a-dia dos seus contextos circunstancialmente situados»; o carácter contingencial e processual de orientações e de investimentos de saúde (Lopes, 2010b).

Como evidenciaram os resultados explanados ao longo deste capítulo, verifica-se a par de uma tendência para o progressivo crescimento da pluralização dos consumos, o lugar e a função que cada um dos tipos de recursos assume nas trajetórias terapêuticas concretas é também diferenciado, facto que se revela associado a diferentes conceções sobre as fronteiras entre saúde e doença, entre estas e o bem-estar, dando lugar a um intrincado mosaico de usos e modos de consumo terapêutico. Efetivamente, mais do que tendências sociais hegemónicas em matéria de pluralismo terapêutico, o que se constata são práticas e lógicas de sinal diverso; e delas se deu conta ao reconstituir-lhes os respetivos traços estruturais, sob a designação de pluralismo restrito, mimético e estruturado.

O manifesto aumento de consumos de pluralismo terapêutico não significa, contudo, uma redução dos consumos farmacológicos, como os entendimentos mais correntes tendem a difundir. Ao contrário, o efeito é de um crescimento nos dois sentidos que se exponenciam mutuamente. Poderá mesmo afirmar-se que o moderno fenómeno da expansão da farmacologização se constituiu, na sua reactualização pós-moderna, no esteio social da disseminação do pluralismo terapêutico.

Lopes, Noémia (2010b), *Consumos terapêuticos e pluralismo terapêutico*, in Lopes, Noémia (org.), *Medicamentos e pluralismo terapêutico. Práticas e lógicas sociais em mudança*, Porto: Afrontamento, pp. 82-83.

A investigação sociológica tem salientado que as **representações** e racionalidades subjacentes às **práticas**, gestão e regulação da saúde são fortemente influenciadas, de modo distinto, pelas perceções acerca da presença do risco formadas em contextos socioculturais específicos e pelo entendimento ou estimativa acerca das probabilidades da ocorrência do risco, fatores que assumem contornos próprios e diversificados no campo da saúde relativamente, por exemplo, às opções e aos consumos terapêuticos (conforme foi abordado nos parágrafos anteriores), às práticas preventivas, aos efeitos dos estilos de vida na saúde e na doença ou à forma como a **construção social** do risco condiciona as decisões e as políticas de saúde (Gabe, 1995; Gabe, Bury e Elston, 2004; Lupton, 2006; Mendes, 2006; 2007; Raposo, 2010).

Contudo, a relação com o risco não é, de modo algum, um pressuposto exclusivo do campo da saúde, pois trata-se de uma dimensão presente nos diversos domínios da atividade humana, como consequência da «sociedade de risco», classificação utilizada por Ulrich Beck (1992 [1ª ed.:1986]) para designar como elemento central das sociedades contemporâneas a racionalização, prevenção, gestão e produção do risco, salientando que, na modernidade, os riscos não resultam apenas de fatores naturais mas também são produzidos pela ação humana traduzida no desenvolvimento tecnológico, social, económico e na dificuldade de controlo dos seus efeitos nos processos de industrialização, urbanização e **globalização**. Entre esses múltiplos riscos estão a possibilidade de utilização de «armas» de destruição massiva, os acidentes nucleares, os danos no ecossistema provenientes da industrialização e da poluição ambiental que incluem as consequências do aquecimento global e a «produção» de desastres ecológicos, as múltiplas consequências da redução da biodiversidade e da crescente apropriação humana de territórios antes destinados exclusivamente à vida selvagem, a contaminação dos alimentos ou os efeitos das radiações.

Simultaneamente à produção de riscos e aos mecanismos para o seu eventual controlo, as sociedades contemporâneas conferem uma particular visibilidade ao risco, presente nas racionalidades periciais e leigas em diversos domínios (saúde, economia, segurança pública, etc.). A perceção e gestão do risco por parte dos **atores** e das **instituições sociais** face à pandemia da Covid-19 consubstancia-se como um exemplo paradigmático que confere uma visibilidade particular à centralidade do risco nas sociedades de «modernidade reflexiva».

Que relações se estabelecem entre o conhecimento leigo e o conhecimento pericial, no contexto da saúde?

A sociologia da saúde tem produzido um conhecimento assinalável, em termos internacionais e, em menor escala, também em Portugal, onde, sobretudo a partir da década de 1990, se têm realizado diversos trabalhos de investigação empírica sobre o modo como as pessoas experienciam a saúde e a doença, como a representam e percecionam, quais são as suas **práticas** para fazer face à eventual presença de uma doença ou para preservar um «bom estado de saúde». O desenvolvimento acentuado da investigação sobre este campo alargado das experiências, saberes, **representações** e práticas de saúde está relacionado com a crescente valorização e interesse pelo conhecimento acerca das perspetivas leigas.

O **conhecimento leigo** refere-se às ideias e perspetivas das pessoas que, não tendo formação académica específica nem desenvolvendo atividade profissional especializada no domínio da saúde, mobilizam saberes, perceções e noções para interpretar as suas experiências quotidianas de saúde e doença, bem como as das suas famílias e da comunidade alargada em que vivem, atribuindo-lhes um significado (Gabe, Bury e Elston, 2004). Por oposição, o **conhecimento pericial** reporta-se aos pressupostos de um saber profissional especializado, assente no conhecimento científico. A relação estabelecida entre o conhecimento leigo presente nas opiniões pessoais e o conhecimento pericial expresso pela racionalidade científica é complexa e as suas fronteiras são cada vez mais «turvas» e mais aproximadas (Gabe, Bury e Elston, 2004), verificando-se a tendência para a «pericialização dos saberes leigos» que são cada vez mais informados e incorporam parte dos conhecimentos científicos, ao que não são alheias a crescente disseminação dos conhecimentos provenientes dos sistemas periciais, a proliferação da informação sobre saúde, o aumento geral da escolaridade da população e as alterações verificadas nas relações entre «experts» e leigos.

De facto, observa-se uma recomposição da relação entre saberes leigos e saberes periciais, verificando-se uma acentuada adesão cultural ao consumo das soluções generalizadas pelos sistemas periciais e, simultaneamente, uma crescente apropriação leiga dos critérios de decisão médica. Contudo, as perceções leigas têm uma lógica própria e contingente que não se reduz à influência do conhecimento médico nem se constituem meramente como destinatárias passivas das instâncias periciais, antes resultam do cruzamento entre essa influência, as diversas influências sociais e culturais e a **reflexividade** dos **atores sociais** expressa na sua própria interpretação e na gestão da informação que vai sendo adquirida através de múltiplos canais e de diversas fontes em que, para além das informações dadas pelos médicos e por outros profissionais de saúde também se incluem, por exemplo, os folhetos informativos, os meios de comunicação social especializados em saúde e generalistas, a pesquisa na internet, etc. (Lopes, 2010a; Clamote, 2010; 2015).

Deste modo, a incorporação dos conhecimentos médicos por parte da população leiga não é feita de forma automática nem acrítica, assumindo antes racionalidades próprias que não se resumem a meras crenças e muito menos à ignorância. Neste sentido, é necessário fazer uma leitura dos universos leigos diferente daquela que frequentemente os representa enquanto objetos culturais exóticos ou como simples reflexo da dominância profissional (Lopes, 2010b) ou «recetáculos dóceis de virtualmente qualquer informação» (Clamote, 2010: 88). Por outro lado, os universos leigos não são universalizáveis nem homogéneos. Pelo contrário, caracterizam-se por serem heterogéneos, constituídos por indivíduos com diferentes capitais culturais e recursos cognitivos, integrando um leque bastante alargado que abrange tanto aqueles que não têm escolaridade como os detentores dos graus de escolaridade mais elevados.

A recomposição da relação entre saberes leigos e saberes periciais gera consequências na alteração das relações entre médicos e doentes/ /utentes. A aquisição progressiva de maior conhecimento acerca da saúde e da doença por parte destes últimos tem tido efeitos na sua maior participação em todo o processo de gestão e das tomadas de decisão relacionadas com a saúde e, deste modo, tem contribuído para estabelecer uma maior paridade no relacionamento com os médicos, «já não definido por um hiato de competências absoluto entre uma autoridade técnica e cognitiva e um leigo recetivo e aquiescente, para um quadro de gestão explicitamente negociada de fluxos informacionais com vista à constituição de regimes médicos consensualizados» (Clamote, 2010: 91).

A tendência de maior paridade na interação entre leigos e «experts», variável em função dos diferentes recursos cognitivos dos diferentes estratos da população, tem-se verificado nas consultas médicas onde os doentes e utentes «pressionam» mais frequentemente os médicos no sentido de uma maior descodificação dos **discursos** profissionais e da reivindicação de uma participação mais ativa no processo terapêutico, por outro lado, «nas próprias diretrizes profissionais ou politicamente induzidas, de boas práticas na relação entre profissionais de saúde e seus pacientes vem assomando, mesmo que mais a nível formal e no sentido da própria auto-preservação profissional, o compromisso com o direito dos indivíduos ao conhecimento pericial produzido sobre eles, materializado, em diferentes instâncias, em protocolos jurídicos, como o consentimento informado» (Clamote, 2010: 90/91).

De que modo a medicina exerce formas de regulação e de controlo social? Como se configuram os processos de medicalização da sociedade e farmacologização da vida quotidiana?

O conhecimento e a prática médica, ou de outros profissionais de saúde, são influenciados simultaneamente por pressupostos científicos e por valores sociais, consubstanciando-se como **construções sociais**, a exemplo do que sucede com as perceções e práticas leigas relativas à saúde e à doença. Com efeito, o conhecimento médico não resulta apenas de imperativos tecnológicos e «cientificamente objetivos» mas incorpora igualmente interpretações e juízos de valor subjacentes aos raciocínios sociais, às diferentes experiências e quadros culturais de referência, às **práticas** e aos contextos sociais em que as doenças se formam, constituindo assim um modo de problematizar e de representar a realidade que não é de forma alguma independente do espaço, do tempo e dos valores sociais incorporados nas diferentes culturas.

Por isso, as classificações e a categorização das doenças são variáveis em diferentes períodos e, conforme já foi referido, a mesma situação pode ser avaliada, em determinadas ocasiões, como normal/saudável e noutras como doença. O diagnóstico não depende apenas dos resultados da investigação científica e, em particular, da investigação médica ou do produto de debates de cariz profissional mas também depende de fatores políticos, sociais e da disputa de **poder**es profissionais. De facto, o conhecimento médico, como aliás sucede com todas as formas de conhecimento, científico ou leigo, é reversível, não é universal, neutro nem fixo e varia em função de interpretações (subjetivas, por definição) e de **relações sociais** (Gabe, Bury e Elston, 2004). Se este princípio é válido na análise de diferentes tipos de doenças, é particularmente visível no caso das doenças mentais, cujo diagnóstico é contingente e é muitas vezes influenciado pelos valores sociais e pelos estereótipos culturais de quem o produz, que, geralmente, tende a reproduzir os valores dominantes numa determinada sociedade.

Considerando a forte influência que o conhecimento médico e o **discurso** científico da medicina exercem nas sociedades contemporâneas relativamente às perceções e ao entendimento da saúde e da doença, vários autores têm analisado, na senda do contributo de Michel Foucault (1977 [1ª ed.:1963]), a saúde e a doença como **construções sociais** da medicina na medida em que compete a esta ciência e ao grupo profissional que a protagoniza determinar os limites e contornos da doença e, simultaneamente, definir as **práticas sociais** e os estilos de vida que são ou não saudáveis. De facto, conforme já foi referido, no que concerne à classificação das doenças, a definição do que é ou não doença e as terapêuticas adotadas, desenvolveram-se e alteraram-se significativamente com o tempo, não apenas em função dos novos conhecimentos científicos, do desenvolvimento da tecnologia e dos recursos disponíveis mas também em função de novos modos de pensar e de novas ideologias sociais.

Um importante fator de mudança contemporânea traduz-se na **medicalização** das sociedades (Zola, 1972), isto é, no «processo pelo qual problemas não médicos passaram a ser definidos e tratados como problemas médicos, geralmente em termos de doenças e distúrbios» (Conrad, 1992: 209), como resultado da «crescente intervenção médica na gestão da existência humana, incluindo a intervenção sobre condições corporais e comportamentais tradicionalmente aceites como exteriores ao quadro estrito da patologia e que passam a ser geridas como doenças» (Lopes *et al.*, 2012: 6).

O peso crescente da promoção da saúde e da prevenção da doença, associados aos comportamentos e aos estilos de vida dos indivíduos, têm proporcionado as condições necessárias para o aumento do número de situações que passam a ser consideradas doenças e para o alargamento da atividade e dos diagnósticos médicos a um número cada vez maior de áreas que antes eram do domínio exclusivo das **práticas sociais** quotidianas, como a alimentação, obesidade, dislexia, perturbação de hiperatividade e défice de atenção, depressão, perturbações do sono, estilos de vida, consumos, alcoolismo, relação com o corpo, sexualidade ou envelhecimento. A menopausa, a gravidez, o parto e a infância passam também a ser medicalizadas. O processo de medicalização da sociedade alarga-se com o desenvolvimento científico e tecnológico da biomedicina, da genética e da biologia molecular para novos domínios de intervenção médica (Augusto, 2006; Sardinha, 2015; Pegado, Lopes e Zózimo, 2018).

O trabalho de investigação realizado por Amélia Augusto sobre a infertilidade e reprodução medicamente assistida (RMA), suportado empiricamente pela análise de **discursos** médicos obtidos através de entrevistas a médicos especialistas em medicina da reprodução e em ginecologia (bem como a casais em tratamento de infertilidade), constitui um excelente exemplo de **medicalização** e dos seus efeitos no controlo social e na legitimação da cultura dominante:

«Ao medicalizar a infertilidade – classificando-a como doença que exige diagnóstico e tratamento – a medicina abriu um campo inovador e atrativo para o conhecimento, poder e atuação médicos. E ao colocar a infertilidade, enquanto doença, no *locus* do casal heterossexual estável, os especialistas abrem caminho para emitir uma série de juízos, que embora se revistam da autoridade de juízos clínicos, são de facto juízos sociais e morais, cujas consequências vão para além do encontro médico ou da relação terapêutica, penetrando em áreas para as quais o julgamento médico e a pericialidade médica são inapropriados. Existe aqui uma clara função de controlo social, legitimada pelo apoio que recebem da cultura e, no caso do nosso país, da ausência de um enquadramento legal que regule as várias situações. As restrições colocadas pelos especialistas são determinadas pelo seu próprio sentido pessoal e profissional sobre o que é "bom" ou "mau" para as crianças e para a sociedade, e decorrem de critérios morais e subjetivos, ainda que se revistam da autoridade de juízos clínicos. Esta tomada de decisão por parte da comunidade médica relativamente ao acesso às tecnologias de RMA pode ilustrar a seguinte afirmação de Graça Carapinheiro: "as profissões médicas exercem uma autoridade científica que assume inúmeras vezes a forma patriarcal, no apoio implícito à família e ao direito doméstico, na regulação da sexualidade e fecundidade dos casais e de todos os fenómenos da vida que se lhe articulam, na definição da condição de doentes das mulheres, dos homens e das crianças e na produção da etiquetagem de normal e anormal nas relações sociais familiares" (1993: 75). A orientação sexual da mulher e o seu estado civil fazem uma grande diferença para os médicos.»

Augusto, Amélia (2006), *Infertilidade e reprodução medicamente assistida: definição de contextos e produção de significados* in Carapinheiro, Graça (org.), «Sociologia da saúde – Estudos e perspetivas», Coimbra: Pé de Página, pág. 62.

A medicina exerce, a diferentes níveis, uma função de regulação e de controlo social, não apenas através do controlo da difusão das doenças que poderiam constituir eventualmente um fator de instabilidade e de disfuncionalidade social mas também através da legitimação da condição de doente e através da sua influência na normalização dos comportamentos.

Relativamente à legitimação da condição de doente, por via da classificação, definição e delimitação dos contornos da saúde e da doença, as instituições médicas constituem-se como «instâncias de consagração social do poder de definir o normal e o patológico» (Carapinheiro, 1986: 11), através da certificação de doenças e capacidades que, por exemplo, tornam os indivíduos elegíveis ou não para serem dispensados do trabalho ou da execução de determinadas tarefas profissionais por motivos de doença ou incapacidade física, para obterem subsídios e indeminizações do **Estado** e para acederem a programas públicos de apoio à doença ou à deficiência.

No entanto, essas decisões não deixam de ser ambivalentes, pois a mesma situação pode ser classificada como doença ou como «normal» por médicos diferentes em função das margens de subjetividade presentes inevitavelmente nas avaliações médicas, já que a distinção entre saúde e doença (tanto no sentido de «disease» como de «illness») não é inequívoca e a sua fronteira não é evidente, variando consoante os médicos, as sociedades, culturas e grupos sociais. O **poder** de definir o âmbito da saúde e da doença é acrescido em determinadas áreas de especialização da medicina, sobretudo no caso do exercício da psiquiatria em que o diagnóstico de determinadas doenças mentais, como por exemplo a esquizofrenia, pode dar azo à hospitalização e, consequentemente, à determinação do impedimento de participação dos indivíduos na vida social (Nettleton, 1995; Taylor *et al.*, 2003).

O controlo social exercido pela medicina, no contexto da **medicalização** das sociedades em que a vida humana é cada vez mais condicionada pelas orientações médicas, também reside na influência que opera sobre as **representações** e **práticas** da população em geral relativamente à saúde e à doença e na forma como contribui para a normalização e normativização dos comportamentos humanos, definindo o que se deve e não deve fazer, o que se deve e não deve comer ou os estilos de vida mais «apropriados». Neste sentido, a medicina participa no processo que Michel Foucault designou por biopoder (1976), caracterizado pelo controlo social e submissão dos corpos, como resultado da disciplina normalizadora de toda a vida social.

A associação da promoção da saúde aos «estilos de vida saudáveis» tem constituído uma pressão para a normalização dos comportamentos e simultaneamente tem acentuado a tendência para o desenvolvimento crescente de um processo de culpabilização e de auto-culpabilização dos doentes (vários autores utilizam a designação sugestiva de culpabilização da vítima) pelo seu estado de saúde, num quadro de vigilância e autovigilância, disciplina e autodisciplina para impor controlo sobre os corpos que são cada vez mais autocontrolados e autorregulados, segundo determinadas **normas** culturais, apresentadas como «normais» e «civilizadas», no sentido em que Norbert Elias caracterizou «o processo civilizacional» das sociedades europeias (1989 [1ª ed.:1939]), constituindo precisamente uma das suas principais vertentes, o controlo dos instintos por parte das sociedades e dos indivíduos. Neste quadro, a culpa da ocorrência de um enfarte do miocárdio pode ser atribuída aos doentes porque têm excesso de peso, fumam, não fazem exercício físico ou, em termos gerais, não têm uma «vida regrada».

Esta tendência, assente num **discurso** moralista e individualista, centrado na responsabilidade individual pelos «comportamentos saudáveis», tem tido eco nos debates públicos ocorridos em diferentes países, sobre a comparticipação do **Estado** nos cuidados de saúde, verificando-se uma crescente culpabilização dos doentes pelo seu comportamento e, simultaneamente, uma desresponsabilização do Estado em relação às suas obrigações, ao nível das políticas de saúde e do investimento na saúde. Sarah Nettleton (1995) refere, por exemplo, a controvérsia pública gerada, durante a década de 1990 no Reino Unido, pela recusa de alguns médicos em colocar «bypass» coronários a fumadores, com o argumento de que os recursos públicos disponíveis para os cuidados de saúde eram escassos e não podiam ser gastos com pessoas que ao fumar diminuiriam as suas possibilidades de recuperação.

Paralelamente à **medicalização** da sociedade, assiste-se à **farmacologização** da vida quotidiana expressa na «transformação de condições humanas em questões farmacológicas passíveis de tratamento ou melhoria» (Williams *et al.*, 2008: 851) que estabelece «o primado dos medicamentos nas opções terapêuticas e na gestão do corpo e da saúde» (Lopes, 2004: 63). A farmacologização não constitui apenas uma extensão da medicalização mas comporta especificidades resultantes «de um duplo processo: i) a generalização do uso de medicamentos na gestão da doença e de um espectro cada vez mais amplo de aspetos distantes do campo da patologia; ii) o surgir de novas categorias de necessidade de consumo médico e medicamentoso por efeito da própria inovação farmacológica» (Lopes *et al.*, 2012: 6/7).

A **farmacologização** da vida quotidiana consubstancia-se como expressão de dinâmicas de transformações sociais mais profundas que cruzam o campo da saúde, como é o caso da mudança do estatuto do medicamento que de recurso raro, esotérico e circunscrito, passa a ser um produto exotérico e comum, cuja disseminação no espaço público, acessibilidade e banalização criam as condições propícias à familiaridade dos indivíduos com estes recursos terapêuticos, adquirida progressivamente num contexto mais vasto de (bio)**socialização**. Neste quadro de mudança, inserem-se igualmente a crescente padronização das opções médicas de prescrição, a **reflexividade** e pericialização dos saberes leigos resultante do crescente acesso leigo a fontes de informação do conhecimento especializado cada vez mais difundido e da adesão ao consumo das soluções generalizadas pelos sistemas periciais, bem como do próprio aumento do grau de escolaridade da população verificado nas últimas décadas (Lopes, 2001a, 2010b, 2012).

É neste contexto que se opera a reconfiguração dos consumos terapêuticos que se confinam cada vez menos ao quadro estrito da doença e da cura para se situarem numa primeira fase na prevenção da doença e posteriormente para além da tradicional linha de fronteira entre a saúde e a doença, é o caso dos consumos de *performance* mobilizados para a melhoria do desempenho pessoal, em termos físicos, intelectuais e sociais. Os consumos de *performance* que comportam o uso de fármacos e de produtos naturais indiciam uma mudança significativa nas culturas terapêuticas e nas lógicas de relação com os recursos terapêuticos, sendo usados para diferentes efeitos que ultrapassam, portanto, o domínio exclusivo da saúde e da doença, emergindo também noutros campos que não se relacionam necessariamente com finalidades terapêuticas, como por exemplo o desempenho profissional, o desempenho sexual e o combate ao envelhecimento (Lopes e Rodrigues, 2015; Lopes *et al.*, 2015; Lopes, Pegado e Zózimo, 2017, Rodrigues, Lopes e Harden, 2019).

Como se enquadra a experiência das doenças crónicas nas sociedades contemporâneas? De que modo determinadas doenças crónicas geram diferentes formas de estigmatização?

O aumento da esperança média de vida à nascença registado nas últimas décadas em diversos países, incluindo Portugal, resultante da diminuição da mortalidade prematura, a par da diminuição da taxa de natalidade, tem originado um acentuado envelhecimento da população e, portanto, um aumento substancial do peso da população idosa que é mais vulnerável às doenças crónicas e às doenças degenerativas. Por outro lado, também tem contribuído para o crescimento das doenças crónicas o maior controle das doenças agudas e das doenças infeciosas, a que não são estranhos os progressos terapêuticos que têm alterado as «paisagens patológicas», «transformando as doenças outrora rapidamente mortais como a diabetes, a hipertensão arterial, a insuficiência renal ou a hemofilia em doenças (...) com as quais se pode viver muitos anos» (Carricaburu e Menoret, 2004: 98).

Devido a estes fatores, uma parte muito significativa da experiência da doença nas sociedades contemporâneas de modernidade avançada ou intermédia reporta-se às diferentes doenças crónicas que têm em comum uma especificidade e características particulares relacionadas com a sua duração, ocorrida por um período de tempo mais longo, pois acompanha os doentes desde que é diagnosticada até ao fim das suas vidas e com o facto de não serem curáveis (ao contrário das doenças agudas que são temporárias, têm um princípio e um fim delimitado), embora o seu desfecho possa, obviamente, variar em função da gravidade da doença. Com o crescimento das doenças crónicas, o enfoque da experiência social da doença desloca-se da cura para o controlo e gestão da sua evolução, com o objetivo das pessoas continuarem a viver o mais normalmente possível, num quadro em que a doença não pode ser curada.

O significado assumido, em termos quantitativos e qualitativos, pelas doenças crónicas nas sociedades contemporâneas, sobretudo nos países que ocupam lugares centrais e semiperiféricos face ao sistema mundial, recoloca, de um modo completamente diferente, a questão do estado «normal» correspondente à saúde e do «desvio» correspondente à doença, não obstante estes conceitos («normal» e «desvio») serem contraditórios em si mesmos, pelo facto do «normal» (definido com base naquilo que é mais comum e, portanto, correspondente à tendência dominante e/ou maioritária) ser variável e transformável no espaço (em diferentes sociedades e culturas) e no tempo (ao longo da história e na atualidade muitas tendências tidas por «normais» começaram por ser «desviantes»). De facto, perante as doenças crónicas que afetam uma percentagem significativa da população, a presença da doença passa a constituir uma situação «normal» que acompanha os doentes ao longo do seu percurso de vida e as **estratégias** terapêuticas para a combater orientam-se precisamente para a «normalização» que já não significa o desaparecimento da doença mas sim o controlo e a gestão da sua continuidade.

As consequências sociais das doenças crónicas são consideráveis, em termos práticos e simbólicos, por se consubstanciarem como processos de rutura biográfica nas trajetórias individuais, pelo modo como podem transformar as **identidade**s dos doentes, afetar a sua vida quotidiana e a das suas famílias e gerar diferentes tipos de **estigmas**. Por outro lado, a presença significativa de doenças crónicas entre a população em geral e entre a população idosa em particular, também produz novas formas de entender a saúde e a doença, sustentadas no maior conhecimento por parte dos doentes relativamente às doenças que experienciam continuadamente durante um longo período de tempo e novos modos de relacionamento com os médicos e com outros profissionais de saúde, potenciando mais facilmente as tendências atrás referidas, nomeadamente a aceitação dos regimes de tratamento ser sujeita à avaliação pelos doentes e, portanto, não ser automática, a reivindicação da maior descodificação dos **discurso**s médicos e a participação mais ativa no processo de gestão da doença (Bury, 1982; Locker, 1991; Nettleton, 1995; Silva, 2002; Field e Kelly, 2003; Taylor *et al.*, 2003; Carricaburu e Menoret, 2004; Cabral e Silva, 2009).

A experiência das doenças crónicas é muito variável, em função da própria diversidade inerente ao seu universo, composto por um leque alargado de doenças (artrites, asma, bronquites, doenças cardíacas, diabetes, epilepsias, esclerose múltipla, cancro, etc.) que têm diferentes características, gravidade, podem ser mais ou menos fatais, mais ou menos estáveis, com maiores ou menores implicações na vida quotidiana dos doentes e na sua situação profissional e familiar, podem manifestar-se através de sintomas e situações diversas («as pessoas com artrite reumática lidam com a dor crónica, as pessoas com doenças respiratórias lidam com falta de ar e insuficiência de oxigénio, enquanto as pessoas com insuficiência renal em estado terminal lidam com a procura de máquinas [machines] de diálise» – Locker, 1991: 83).

A variabilidade das doenças crónicas é tão grande que em alguns casos supõe a presença próxima da morte e noutros casos não é sequer percecionada como tal pelos seus portadores, como sucede com algumas doenças do foro cardíaco em que, por exemplo, os indivíduos tomam medicação diária devido à hipertensão arterial e não consideram que têm uma doença, conforme salientamos num estudo realizado no concelho de Loures ao constatarmos a dificuldade de «identificar a prevalência de doenças crónicas em muitos dos inquiridos que sofriam efetivamente de doenças crónicas porque essas doenças não eram percecionadas enquanto tal» (Tavares *et al.*, 2013: 32), o que só foi possível com o recurso a várias questões, mais precisamente «quando, numa fase mais avançada do questionário, se perguntava aos inquiridos quando tinham tomado o último medicamento (...) e na questão seguinte, relacionada com o motivo pelo qual tinham tomado esse medicamento, respondiam que tinham a «tensão alta», o que se confirmaria através da identificação pelo inquirido do nome do último medicamento tomado» (idem).

Uma forma particular de experiência de doenças que se prolongam no tempo é a experiência da deficiência. A deficiência tem uma dimensão significativa à escala global, estimando a Organização das Nações Unidas que atualmente cerca de 15% da população mundial, correspondente a mais de um bilião de pessoas, seja constituída por deficientes (Fonte: World Bank, 2022). Não obstante a dificuldade de definir e operacionalizar o conceito de deficiência que varia em função dos contextos, culturas, ideologias, sociedades, necessidades e também o facto de ser difícil delimitar a fronteira entre a doença crónica e a deficiência, esta temática tem um enquadramento sociológico próprio e tem sido objeto de estudo de diversos trabalhos de investigação.

Trata-se de um fenómeno em crescimento e com uma visibilidade significativa nas sociedades contemporâneas, onde se tem alargado a lista de situações classificadas e legitimadas juridicamente como deficiência. O tipo de deficiência predominante varia significativamente consoante os diferentes países e regiões do mundo, constituindo a sua incidência mais um indicador das assimetrias observadas à escala global. Assim, nos países industrializados, as deficiências mais comuns reportam-se a lesões na coluna vertebral, paralisia cerebral, esclerose múltipla, insuficiência cardíaca, cegueira, surdez, esquizofrenia ou depressão aguda, enquanto na África subsariana, Índia e Médio Oriente, as condições mais frequentes de deficiência são a subnutrição, diarreia, malária ou tuberculose (Albrecht e Verbrugge, 2003).

Uma doença crónica que assume uma especificidade própria é o cancro, objeto de estudo de múltiplos trabalhos de investigação sociológica em diversos países. As **representações** e a experiência do cancro são muito variáveis em função do tipo de cancro e do estado de evolução se configurar ou não como uma doença terminal. De qualquer modo, em termos gerais, um fator que confere particularidade à experiência do cancro é a sua relação com a degradação corporal e com a morte. Desde o início do século XX, «a imagem do cancro adquire a dimensão social de um mal absoluto que o torna um verdadeiro flagelo aos olhos daqueles que ocupam os lugares de decisão na sociedade (...) o cancro é apropriado por um **discurso** público que vai começando a moldar as suas representações em torno da ideia perturbadora da morte coletiva» (Raposo, 2004: 181). Deste modo, as representações e os significados culturais atribuídos ao cancro variam em função dos diferentes tipos de cancro e das diferentes experiências da doença mas, de modo geral, favorecem a conceção de fatalidade, expressa em metáforas que o representam como um «mal», «predador imoral», «bicho», «inimigo invisível», que em qualquer dos casos o associam a «desespero, medo e morte» (Sontag, 1998; Clarke e Robinson, 1999; Hilário, 2016; Silva, 2018).

As doenças crónicas e a deficiência suscitam frequentemente a criação e a reprodução de diferentes tipos de **estigma**, ou seja, de características, condições, atributos, traços ou comportamentos distintivos que são definidos e conotados socialmente como negativos por se afastarem da «norma» e/ou do estereótipo (físico, comportamental ou identitário), gerando formas de desvalorização social e simbólica de determinados indivíduos e grupos sociais. Apesar do termo existir desde a Antiga Grécia para designar negativamente pessoas que apresentavam determinados sinais corporais, o conceito sociológico de estigma foi definido por Erving Goffman (1988 [1ª ed.:1963]) que alargou o seu entendimento, distinguindo três tipos de estigma, relacionados com deformidades físicas, com «culpas de caráter individual» devido a comportamentos considerados «anormais» ou «desviantes» e com características ligadas a **identidade**s de pertença que o autor designa por «tribais, de raça, nação e religião».

Em qualquer dos casos, o que está em causa é o desfasamento entre as expetativas sociais sobre as características e os comportamentos tidos por «normais», construídos com base em estereótipos (Goffman designa por «identidade social virtual») e os atributos reais que os indivíduos apresentam (Goffman designa por «identidade social atual»). Deste modo, conforme refere Goffman, o **estigma** está diretamente relacionado com a questão do «desvio». As formas de estigmatização social criadas em torno das diferentes doenças variam em função da própria natureza dessas doenças e dos estereótipos sociais que são cultural e historicamente variáveis. A probabilidade de se associar um estigma a determinada doença também depende da sua visibilidade, do reconhecimento da sua presença e da perceção existente acerca das incapacidades funcionais daí resultantes (Goffman, 1988 [1ª ed.:1963]; Scambler, 1991; Nettleton, 1995; Gabe, Bury e Elston, 2004).

O estudo realizado em Portugal por Daniela Soares (2008) sobre a experiência da doença de Machado-Joseph, localizada nos Açores (principalmente na ilha das Flores e também na ilha de S. Miguel) e noutros territórios onde vivem emigrantes açorianos ou os seus descendentes (EUA, Canadá, Brasil), exemplifica bem a produção de estigmas associados a uma doença crónica, neste caso uma doença neuro-degenerativa hereditária que provoca alterações no corpo dos doentes ao afetar a coordenação motora, o controlo do equilíbrio, a articulação verbal e o sistema visual, deformando o olhar e tornando-o mais aberto, brilhante e fixo «em direção do infinito». Estas características, a par da origem social dos doentes provenientes de classes sociais com menos recursos e de populações emigrantes, está na génese dos processos de estigmatização, ao serem relacionados com um comportamento «estranho» e «anormal», associado geralmente ao alcoolismo ou a uma deficiência mental, apesar da doença não afetar, de facto, o controlo mental dos indivíduos. (Soares, 2008; Soares e Serpa, 2004).

Um dos tipos de deficiência física **estigma**tizada é a cegueira. Num trabalho de investigação sobre a experiência da cegueira e as **representações sociais** que lhe estão associadas, Bruno Sena Martins refere-se ao estigma provocado pela bengala branca, enquanto símbolo identitário dos cegos, realçando que «quando uma pessoa caminha autonomamente e é identificada como cega pela bengala que segura, fica sujeita a comentários paternalistas e inferiorizantes, a "ofertas" compulsivas de ajuda, a expressões de curiosidade invasivas e que exotizam a vivência da cegueira» (2006: 157). O autor salienta os obstáculos provocados pelo impacto das **representaçõ**es da cegueira conotadas com tragédia, infortúnio, dependência e incapacidade, relativamente ao potencial de realização das pessoas cegas que, a exemplo do que sucede com os doentes em geral, tende a fazer, de uma forma mais ou menos constante, julgamentos acerca da forma como os outros representam a sua doença ou deficiência.

Verifica-se um contraste entre as representações sociais ligadas à cegueira e a forma como parte dos cegos tende a encarar a cegueira, pois ao contrário das representações fatalistas e trágicas associadas à cegueira, «na investigação que venho realizando entre as pessoas cegas, desde cedo emergiram evidentes, como referentes capitais, as suas capacidades, potencialidades, leituras positivas da cegueira, vontade de viver e resistência para superar os muitos obstáculos à realização pessoal» (2005: 4). «O que resulta irónico é perceber como o encontrado alento para viver em novos termos frequentemente se tem de confrontar com os valores fatalistas que visitam a experiência social das pessoas cegas. Nessa ironia o que assoma como trágico é alguém ter de viver refém de valores que ousou superar» (idem: 8).

A SIDA constitui um exemplo paradigmático da relação que se estabelece entre determinadas doenças e a formação de **estigmas**. Trata-se de uma doença fortemente estigmatizada, associada, desde o início dos anos 1980 quando surgiu nos Estados Unidos da América, em primeiro lugar a grupos, nomeadamente aos homossexuais, aos toxicodependentes e a emigrantes (mais especificamente aos haitianos) – «categorias de risco» – e, numa fase posterior, a comportamentos sexuais – «atividades de risco» (Scambler, 1991). Em ambos os casos, estabelece-se uma conotação da doença com valores morais e «comportamentos desviantes» relacionados com as orientações sexuais (homossexualidade), promiscuidade sexual, consumo de drogas ilegais e comportamento criminal.

Susan Sontag caracteriza as formas de **estigma**tização da SIDA comparativamente ao que sucede em relação ao cancro, afirmando que «devido ao incontido florilégio que tornou o cancro em sinónimo do mal, muitas das pessoas que sofrem de cancro viveram a sua experiência como vergonhosa, e portanto como uma coisa a esconder, e também injusta, uma traição do próprio corpo (...) com a SIDA, a vergonha está associada a uma imputação de culpabilidade (...) contrair a SIDA traduz-se precisamente, na maior parte dos casos, até agora, na revelação da pertença a um determinado "grupo de risco", uma comunidade de párias» (1998: 118). Embora, por exemplo, determinados tipos de cancros sejam associados a «comportamentos de risco» (o alcoolismo em relação ao cancro do esófago ou o hábito de fumar em relação ao cancro do pulmão), a SIDA é vista como «mais que uma fraqueza. É visto como do domínio do vício, da delinquência – dependência de substâncias químicas ilegais e hábitos sexuais pervertidos» (Sontag, 1998: 119).

Estas formas de **estigma**tização da SIDA perduram no tempo, não obstante a doença ter passado a atingir a generalidade da população e, como tal, ser contraída através de variadas formas, incluindo obviamente as relações heterossexuais (modo de transmissão dominante – Fonte: INSA, 2018) e as transfusões de sangue. De facto, a SIDA atingiu uma grande dimensão, alargada à escala global (a causa de morte de 35,4 milhões de pessoas desde 1981), com particular incidência no continente africano, o mais atingido pela doença. A partir de meados da década de 1990, verifica-se uma redução do número estimado de novas infeções, de 3.400.000 em 1996 para 1.700.000 em 2019 (Fonte: UNAIDS, 2020).

A antropóloga Cristiana Bastos que investigou as respostas à SIDA no contexto da **globalização**, fornece um excelente retrato acerca da **estigma**tização da SIDA:

> «Estava criado um *cocktail* fatal para o imaginário coletivo: morte e sexualidade e, dentro desta, uma subcategoria investida de preconceitos e medos, a interagir sinergisticamente com os já pesados preconceitos relativos a doença e a morte, aparentemente tão distantes de uma sociedade moderna e feliz como a destes núcleos urbanos norte-americanos nos anos 80. Aos preconceitos sobre as doenças fatais que Sontag tão bem mapeou somaram-se temores atávicos de contaminação e contágio; e isto, por sua vez, foi amplificado por medos e preconceitos sobre sexualidades divergentes da norma. Na figura do doente de SIDA, ou do potencial doente, sobrepunham-se os estereótipos de perverso, culpado, castigado, moribundo. Muitas vezes rejeitados e negligenciados pelos serviços de saúde e pelas famílias no trabalho e na habitação, os portadores da doença eram levados a fazer segredo do seu estado de saúde e seropositividade. Situações houve em que até o termo *de risco* era estigmatizante. Tal negação individual e coletiva só retardou as medidas preventivas relativamente à epidemia.
>
> Quando a epidemiologia da SIDA se alargou a outros grupos, já o estigma estava instalado, e as novas categorias ampliaram-no, embora de diferentes modos. De alguma forma, recortou-se o que de mais estigmatizante havia em cada um desses novos grupos de risco: os utilizadores de drogas injetáveis já eram percebidos como uma espécie de párias urbanos, donde tão merecedores da sua doença como o eram

os "pervertidos" dos homossexuais; os haitianos eram o escalão mais baixo da pobreza; os hemofílicos já tinham o estigma vitalício da própria doença. Os juízos morais estavam omnipresentes, por vezes de forma bastante aberta, na expressão da opinião pública e dos meios de comunicação. E a atitude prolongou-se numa obsessão entre distinguir inocentes e culpados por entre novas concetualizações da epidemia e das categorias de risco, que ao longo dos anos 80 foram sendo modificadas: os haitianos deixaram de ser considerados grupo de risco, as mulheres e crianças passaram a sê-lo, outros grupos recetores de sangue tornaram-se visíveis.»

Bastos, Cristiana (2002), *Ciência, poder, ação: as respostas à SIDA*, Lisboa: Imprensa de Ciências Sociais, pp. 42/43.

SÍNTESE

1. A saúde e a doença abrangem uma pluralidade de componentes, só passíveis de ser entendidas na sua amplitude, globalidade e multidimensionalidade, de forma multicausal, em toda a sua complexidade e não apenas através de uma das suas dimensões.
2. A sociologia da saúde é uma área de especialização temática da sociologia que analisa e investiga os fatores, os fenómenos, os contextos, os processos e as relações sociais referentes à saúde e à doença, segundo protocolos científicos assentes em determinados pressupostos epistemológicos e metodológicos.
3. A produção do conhecimento sociológico, aplicado ao campo da saúde, sustenta-se empiricamente em processos de investigação onde são aplicados um conjunto diversificado de métodos (qualitativo/quantitativo, intensivo/extensivo, comparativo, sociográfico, biográfico, etnográfico, investigação-ação) e de técnicas de investigação (inquérito, entrevista. observação direta, análise de conteúdo).
4. A evolução da sociologia da saúde consagra a tendência para o alargamento temático das fronteiras do seu entendimento e da sua intervenção, a um leque diversificado de dimensões sociais mais abrangentes.
5. A saúde e a doença são construções sociais na medida em que o entendimento e a intervenção neste domínio são produzidos, reproduzidos e transformados ao longo do tempo em função dos processos sociais e das alterações nas maneiras de pensar e de agir nas diferentes sociedades.
6. As representações conferem sentido, organizam e induzem as práticas dos indivíduos relativamente à saúde e à doença, embora ocorram frequentemente contradições entre as representações expressas nos discursos e as práticas.
7. A relação que se estabelece entre o conhecimento leigo presente nas opiniões pessoais e o conhecimento pericial expresso pela racionalidade científica é cada vez mais complexa e as suas fronteiras são cada vez mais «turvas» e mais aproximadas.
8. No contexto da medicalização das sociedades, verifica-se o alargamento da atividade e dos diagnósticos médicos a um número cada

vez maior de áreas que antes eram do domínio exclusivo das práticas sociais quotidianas e, por outro lado, a vida e os comportamentos humanos são cada vez mais condicionados pelas orientações médicas.

9. O universo diversificado das doenças crónicas produz formas específicas de experienciar a doença, de a percecionar, de transformar as identidades dos doentes, de alterar as suas vidas quotidianas e de gerar diferentes tipos de estigma.

BIBLIOGRAFIA

AIACH, Pierre e DELANOE, Daniel (orgs.) (1998), *L'ère de la médicalisation. Ecce homo sanitas*, Paris: Anthropos.

ALBRECHT, Gary; FITZPATRICK, Ray e SCRIMSHAW, Susan (orgs.) (2000), *The handbook of social studies in health and medicine*, London: Sage.

ALBRECHT, Gary e VERBRUGGE, Lois (2003), *The global emergence of disability* in Albrecht, Gary; Fitzpatrick, Ray e Scrimshaw, Susan, «The handbook of social studies in health & medicine», London: Sage.

ALVES, Fátima (2011), *A doença mental nem sempre é doença – Racionalidades leigas sobre saúde e doença*, Porto: Afrontamento.

ANNANDALE, Ellen (1998), *The sociology of health & medicine. A critical introduction*, Cambridge: Polity Press.

ANTUNES, Ricardo e CORREIA, Tiago (2009), *Sociologia da saúde em Portugal: Contextos, temas e protagonistas*, Sociologia, Problemas e Práticas, 61.

AUGUSTO, Amélia (2006), *Infertilidade e reprodução medicamente assistida: definição de contextos e produção de significados* in Carapinheiro, Graça (org.), «Sociologia da saúde – Estudos e perspetivas», Coimbra: Pé de Página.

BARRY, Anne Marie e YUILL, Chris (2002), *Understanding health – A sociological introduction*, London: Sage.

BASTOS, Cristiana (2002), *Ciência, poder, ação: as respostas à SIDA*, Lisboa: Imprensa de Ciências Sociais.

BECK, Ulrich (1992 [1ª ed.:1986]), *Risk society: Towards a new modernity*, London: Sage.

BURY, Mike (1982), *Chronic illness as biographical disruption*, Sociology of Health and Illness, 4(2).

CABRAL, Manuel Villaverde; SILVA, Pedro Alcântara e MENDES, Hugo (2002), *Saúde e doença em Portugal*, Lisboa: Imprensa de Ciências Sociais.

CABRAL, Manuel Villaverde e SILVA, Pedro Alcântara (2009), *O estado da saúde em Portugal*, Lisboa: Imprensa de Ciências Sociais.

CARAPINHEIRO, Graça (1986), *A saúde no contexto da sociologia*, Sociologia, Problemas e Práticas, 1.

CARAPINHEIRO, Graça (2004a), *Sociologia da saúde e da medicina: um campo em construção*, Contextos de Sociologia, 3.

CARAPINHEIRO, Graça e CORREIA, Tiago (orgs.) (2015), *Novos temas de saúde, novas questões sociais*, Lisboa: Mundos Sociais.

CARRICABURU, Danièle e MENORET, Marie (2004), *Sociologie de la santé. Institutions, professions et maladies*, Paris: Armand Colin.

Clamote, Telmo (2010), *Consumos terapêuticos e fontes de informação* in Lopes, Noémia (org.), «Medicamentos e pluralismo terapêutico. Práticas e lógicas sociais em mudança», Porto: Afrontamento.

Clamote, Telmo (2015), *Reverberações da medicalização: paisagens e trajetórias informacionais em consumos de performance*, Sociologia – Revista da Faculdade de Letras da Universidade do Porto, Vol. XXIX.

Clarke, Juanne e Robinson, Julie (1999), *Testicular cancer: medicine and machismo in the media (1980-94)*, Health, Vol. 3, nº 3.

Conrad, Peter (1992), *Medicalization and social control*, Annual Review of Sociology, 18.

Espanha, Rita (2013), *Informação e saúde*, Lisboa: Fundação Francisco Manuel dos Santos.

Espanha, Rita (2015), *Autonomia e saúde mediada* in Carapinheiro, Graça e Correia, Tiago (orgs.), «Novos temas de saúde, novas questões sociais», Lisboa: Mundos Sociais.

Falcão, Ana Mafalda (2012), *Panorama da sociologia da saúde em Portugal. Avanços teóricos, problemáticas e domínios cruzados*, CIES e-Working Paper, 140.

Field, David e Kelly, Michael (2003), *Chronic illness and physical disability* in Taylor, Steve e Field, David (orgs.), «Sociology of health and health care», London: Blackwell.

Foucault, Michel (1976), *História da sexualidade I – A vontade de saber*, Lisboa: Relógio D'Água.

Foucault, Michel (1977 [1ª ed.:1963]), *O nascimento da clínica*, São Paulo: Editora Forense Universitária.

Gabe, Jonathan (org.) (1995), *Medicine, health and risk*, London: Blackwell.

Gabe, Jonathan; Bury, Mike e Elston, Mary Anne (2004), *Key concepts in medical sociology*, London: Sage.

Goffman, Erving (1988 [1ª ed.:1963]), *Estigma: notas sobre a manipulação da identidade deteriorada*, Rio de Janeiro: Editora Guanabara.

Hart, Nicky. (1985), *The sociology of health and medicine*, Cornwall: Causeway Books.

Herzlich, Claudine (1969), *Santé et maladie – analyse d'une représentation sociale*, Paris: Mouton.

Herzlich, Claudine e Pierret, Janine (1984), *Maladies d'hier, maladies d'aujourd'hui*, Paris: Payot.

Hilário, Ana Patrícia (2016), *The stigma experienced by terminally ill patients: Evidence from a portuguese etnografic study*, Journal of Social Work in End-of-Life & Palliative Care, 12 :4.

LOCKER, David (1991), *Living with chronic illness* in Scambler, Graham (org.), «Sociology as applied to medicine», London: Baillière Tindall.

LOPES, Noémia (2001a), *Automedicação: algumas reflexões sociológicas»*, Sociologia, Problemas e Práticas, 37.

LOPES, Noémia (2004), *Automedicação: as encruzilhadas sociológicas*, Contextos de Sociologia, 3.

LOPES, Noémia (2007), *Automedicação, saberes e racionalidades leigas em mudança*, Revista Critica de Ciências Sociais, 78.

LOPES, Noémia (2010a) (org.), *Medicamentos e pluralismo terapêutico. Práticas e lógicas sociais em mudança*, Porto: Afrontamento.

LOPES, Noémia (2010b), *Consumos terapêuticos e pluralismo terapêutico*, in Lopes, Noémia (org.), «Medicamentos e pluralismo terapêutico. Práticas e lógicas sociais em mudança», Porto: Afrontamento.

LOPES, Noémia *et al.* (2012), *O natural e o farmacológico: padrões de consumo terapêutico na população portuguesa*, Saúde & Tecnologia, 8.

LOPES, Noémia *et al.* (2015), *Medications, youth therapeutic cultures and performance consumptions: A sociological approach*, Health, Vol. 19 (4).

LOPES, Noémia e RODRIGUES, Carla (2015), *Medicamentos, consumos de performance e culturas terapêuticas em mudança*, Sociologia, Problemas e Práticas, 78.

LOPES, Noémia; PEGADO, Elsa e ZÓZIMO, Joana (2017), *Aging and memory medication: social rationales and consumption practices*, Sociology of Health & Illness, 39 (7).

LUPTON, Deborah (2000), *The social construction of medicine and the body*, in Albrecht, Gary; Fitzpatrick, Ray e Scrimshaw, Susan (orgs.), «The handbook of social studies in health and medicine» London: Sage.

LUPTON, Deborah (2006), *Sociology and risk* in Mythen, Gabe e Walklate, Sandra (orgs.), «Beyond the risk society» – critical reflections on the risk and human security», Berkshire: Open University Press.

MARTINS, Bruno Sena (2005), *A angústia da transgressão corporal: a deficiência assim pensada*, Oficina do CES, 237.

MARTINS, Bruno Sena (2006), *E se eu fosse cego?*, Porto: Afrontamento.

MENDES, Felismina (2006), *Risco genético: da ilusão de certeza à disseminação da (ir)racionalidade* in Carapinheiro, Graça (org.), «Sociologia da saúde – estudos e perspectivas», Coimbra: Pé de Página.

MENDES, Felismina (2007), *Futuros antecipados. Para uma sociologia do risco genético*, Porto: Afrontamento.

MERTON, Robert (1970 [1ª ed.:1957]), *Sociologia – teoria e estrutura*, São Paulo: Editora Mestre Jou.

NETTLETON, Sarah (1995), *The sociology of health and illness*, Oxford: Polity Press.

NUNES, João Arriscado (2006), *A pesquisa em saúde nas ciências sociais e humanas: tendências contemporâneas*, Oficina do CES, 253.

PARSONS, Talcott (1951), *The social system*, New York: Free Press.

PEGADO, Elsa; LOPES, Noémia e ZÓZIMO, Joana (2018), *Pharmaceuticalisation and the social management of sleep in old age*, Ageing & Society, Vol.38, 8.

RAPOSO, Hélder (2004), *A luta contra o cancro em Portugal. Análise do processo de institucionalização do Instituto Português de Oncologia*, Fórum Sociológico, 11-12 (2ª série).

RAPOSO, Hélder (2010), *Consumos terapêuticos, perceção e gestão do risco*, in Lopes, Noémia (org.), «Medicamentos e pluralismo terapêutico. Práticas e lógicas sociais em mudança», Porto: Afrontamento.

RODRIGUES, Carla (2010), *Consumos terapêuticos: notas e reflexões metodológicas* in Lopes, Noémia (org.), «Medicamentos e pluralismo terapêutico. Práticas e lógicas sociais em mudança», Porto: Afrontamento.

RODRIGUES, Carla; Lopes, Noémia e Harden, Anita (2019), *Beyond health: medicines, food supplements, energetics and the commodification of self performance in Maputo*, Sociology of Health and Illness, vol.41, Issue 6.

SAKS, Mike e ALLSOP, Judith (orgs.) (2007), *Researching health – Qualitative, quantitative and mixed methods*, London: Sage.

SARDINHA, Ana (2015), *De crianças irrequitas a crianças hiperativas – o caso da perturbação de hiperatividade e défice de atenção* in Carapinheiro, Graça e Correia, Tiago (orgs.), «Novos temas de saúde, novas questões sociais», Lisboa: Mundos Sociais.

SCAMBLER, Graham (org.), (1991), *Sociology as applied to medicine*, London: Baillière Tindall.

SCAMBLER, Graham (1991), *Deviance, sick role and stigma* in Scambler, Graham (org.), «Sociology as applied to medicine», London: Baillière Tindall.

SEALE, Clive (1994), *Health and healing in age of science*, in Seale, Clive *et al.* (orgs.), «Medical knowledge: Doubt and certainty», Buckingam/Philadelphia: Open University Press.

SILVA, Carlos Alberto (2002), *A problemática dos domiciliados crónicos e sua acessibilidade à prestação de cuidados de saúde* in Leandro, Maria Engrácia; Araújo, Maria e Costa, Manuel (orgs.), «Saúde – as teias da discriminação social, Actas do Colóquio Internacional Saúde e discriminação social», Braga: Instituto de Ciências Sociais da Universidade do Minho.

SILVA, Luísa Ferreira (2004), *Sócio-Antropologia da saúde. Sociedade, cultura e saúde/doença*, Lisboa: Universidade Aberta.

SILVA, Luísa Ferreira (2006), *A saúde e o saudável nas racionalidades leigas: o caso da alimentação*» in Carapinheiro, Graça (org.), «Sociologia da saúde – Estudos e perspectivas», Coimbra: Pé de Página.

SILVA, Luísa Ferreira (2008), *Saber prático de saúde – as lógicas do saudável no quotidiano*, Porto: Afrontamento.

SILVA, Luísa Ferreira (2013), *As agendas temáticas da sociologia da saúde em Portugal*, in Alves, Fátima (org.), «Saúde, medicina e sociedade – Uma visão sociológica», Lisboa: Lidel.

SILVA, Luísa Ferreira *et al.* (2000), *A comunidade cigana e o etnocentrismo da instituição* médica de *saúde comunitária*, Atas do IV Congresso Português de Sociologia, Lisboa: Associação Portuguesa de Sociologia.

SILVA, Paula (2018), *Cancro(s): A doença e os doentes*, Porto: Afrontamento.

SOARES, Daniela, (2008), *Ser portador de doença de Machado-Joseph: Análise de um estigma*, Atas do VI Congresso Português de Sociologia, Lisboa: Associação Portuguesa de Sociologia.

SOARES, Daniela e SERPA, Sandro (2004), *A doença de Machado-Joseph – manipulação de uma identidade ameaçada num processo de erosão biográfica*, Fórum Sociológico, 11-12 (2ª Série).

SONTAG, Susan (1998), *A doença como metáfora e A Sida e as suas metáforas*, Lisboa: Quetzal Editores.

STEUDLER, François (org.) (1972), *Sociologie médical*, Paris: Armand Colin.

STRAUSS, Robert (1957), *The nature and status of Medical Sociology*, American Sociological Review, 22.

TAVARES, David; LOPES, Noémia e CARAPINHEIRO, Graça (2012), *O Congresso Português de Sociologia e as tendências de evolução da Sociologia da Saúde em Portugal*, Actas do VII Congresso Português de Sociologia, Lisboa: Associação Portuguesa de Sociologia.

TAYLOR, Kevin; NETTLETON, Sarah e HARDING, Geoffrey (2003), *Sociology for Pharmacists*, London: MacMillan.

TAYLOR, Steve (2003), *Approaches to health, illness and health care* in Taylor, Steve e Field, David (orgs.), «Sociology of health and health care», London: Blackwell.

WHITE, Kevin (2002), *An introduction to the Sociology of Health and Illness*, London: Sage.

WILLIAMS, Simon *et al.* (2008), *Waking up to sleepiness: Modafinil, the media and the pharmaceuticalisation of everyday/night life*, Sociology of Health & Illness, 30(6).

ZOLA, Irving (1972), *Medicine as an institution of social control*, The Sociological Review, Vol.20: Issue 4.

2. Saúde e desigualdades sociais

Sumário dos temas a tratar neste capítulo:

- Indicadores da relação entre as desigualdades em saúde e as classes sociais
- Eventuais artefactos na produção de indicadores da relação entre desigualdades em saúde e classes sociais
- Critérios de identificação das classes sociais
- Saúde e estilos de vida
- A evolução das desigualdades em saúde entre as classes sociais
- Idade e desigualdades em saúde
- Minorias étnicas e desigualdades em saúde
- Desigualdades territoriais e desigualdades em saúde
- Distribuição das desigualdades em saúde por sexo
- Artefactos na produção de indicadores da relação entre morbilidade e género
- Influência das identidades de género nas perceções e nas práticas de saúde
- O impacto na saúde das transformações de género
- Relações entre saúde e género nas diferentes classes sociais

Conceitos principais deste capítulo:

Classes sociais; Estratificação social; Etnicidade; Género; Habitus; Mobilidade social; Reprodução social

Outros conceitos:

> Autonomia profissional; Construção social; Discurso (social); Divisão social do trabalho; Estigma; Estrutura social; Identidade; Instituições; Normas sociais; Organizações; Poder; Papel(éis) social(is); Práticas sociais; Relações sociais; Representações sociais; Socialização

Uma das principais regularidades que se observam no domínio da saúde prende-se precisamente com a relação existente entre as desigualdades sociais e um vasto conjunto de variáveis que permitem aferir o estado de saúde das populações. Neste capítulo, proceder-se-á à análise acerca da forma como a mortalidade prematura e as doenças variam em função das desigualdades sociais. Serão privilegiadas duas dimensões de análise – as **classes sociais** e as diferenças de **género** – que, embora estejam, certamente, longe de esgotar as possibilidades analíticas inerentes a esta temática, se consubstanciam como os principais eixos de análise das desigualdades em saúde e cruzam-se de forma complexa com outras dimensões, nomeadamente a etnia, a idade e o território, isto para focar apenas algumas das mais relevantes. Ao longo deste capítulo, também serão analisadas estas dimensões que assumem uma especificidade própria na análise das desigualdades em saúde.

2.1. Saúde e classes sociais

Tendo em conta os dados estatísticos e os resultados dos trabalhos de investigação empírica realizados, que relação existe entre as desigualdades em saúde e as classes sociais?

As desigualdades entre as **classes sociais** no domínio da saúde têm existido persistentemente ao longo da história e estão referenciadas há muito tempo (pelo menos desde o século XIX) em diferentes relatórios técnicos. Contudo, só nos últimos trinta e oito anos é que ganharam maior visibilidade entre a comunidade científica e entre os decisores políticos, com a publicação do Relatório Black, no Reino Unido, em 1980, cuja designação se deve a Douglas Black, coordenador da comissão nomeada pelo governo britânico em 1977, com vista a recolher e analisar informação sobre as desigualdades sociais em saúde. O grande impacto social e político provocado pelos resultados expressos no Relatório Black que evidenciaram de forma inequívoca a distribuição desigual da mortalidade prematura pelas várias classes sociais, transformou-o seguramente num marco da abordagem da problemática das desigualdades sociais em saúde e «encorajou» a realização de múltiplos estudos científicos e relatórios institucionais em diferentes países e nos mais diversificados contextos locais, proporcionando um debate alargado sobre o tema.

A grande quantidade de estudos que desde então foram realizados tem confirmado e reforçado de forma praticamente unânime a existência desta relação entre as desigualdades em saúde e a **classe social** de pertença, assim como da relação entre as desigualdades em saúde e outras variáveis associadas à condição de classe, como por exemplo o rendimento, a escolaridade, a posição profissional, a exposição a fatores de risco no trabalho, as condições de alojamento, o tipo de alimentação e os estilos de vida. De facto, os dados produzidos, numa primeira fase, pelo sistema estatístico britânico que tem uma longa tradição na análise das desigualdades sociais em saúde bem como os resultados dos estudos e trabalhos de investigação posteriores sobre o tema que entretanto se alargaram a vários países e continentes, revelam que a mortalidade prematura e a morbilidade são muito superiores entre as classes situadas na base da hierarquia social do que entre as classes situadas no topo dessa hierarquia, as taxas de mortalidade prematura nos indivíduos que trabalham em «profissões manuais» são consideravelmente mais altas (mais do dobro) do que nos indivíduos que o fazem no âmbito das «profissões qualificadas», o que equivale a dizer que têm mais do dobro de probabilidades de morrer mais cedo. O mesmo sucede com os seus filhos, ou seja, os filhos de quem exerce profissões manuais e semi-manuais também têm mais do dobro de hipóteses de morrer na primeira semana de vida do que os filhos de quem exerce profissões qualificadas ou semi-qualificadas.

A taxa de prevalência de doenças (proporção de indivíduos com uma doença diagnosticada em relação à população estudada, durante um certo período de tempo) e a taxa de mortalidade infantil (número de crianças que morrem antes de completar um ano de idade, por cada mil nascimentos) são significativamente maiores entre os estratos inferiores que trabalham em profissões manuais e se situam na base da pirâmide social, comparativamente às **classes** que trabalham em profissões qualificadas e ocupam o topo dessa pirâmide. Mais especificamente, os primeiros são muito mais afetados por um vasto conjunto de doenças e de causas de morte, como por exemplo a bronquite, pneumonia, tuberculose, doenças cardiovasculares, diabetes, cancro de pulmão, cancro de estômago, SIDA, Covid-19, doenças mentais, suicídios. Outros indicadores que se reportam a variáveis relacionadas com o aumento da probabilidade de contrair um maior número de doenças bem como de ser menos saudável, mostram também que estas classes têm menos peso à nascença, menor altura, maior obesidade, pressão arterial mais alta e pior condição dentária (Giddens, 1997 [1ª ed.:1982]; Nettleton, 1995; Cabral, Silva e Mendes, 2002).

Em Portugal, o sistema estatístico não fornece dados que permitam identificar de forma específica e rigorosa o modo como as desigualdades entre as **classes sociais** refletem as desigualdades em saúde para o conjunto da população. Contudo, os (poucos) estudos realizados, de âmbito nacional, regional e local, confirmam que as tendências observadas noutros países, expostas nos parágrafos anteriores, também se verificam no contexto da realidade portuguesa.

Tomemos como referência três desses estudos.

O trabalho de Ricardo Antunes, intitulado «Desigualdades na vida e na morte – saúde, classes sociais e estilos de vida» (2011), suportado na análise da informação proveniente dos processos hospitalares relativos ao número total de óbitos ocorridos em situação de internamento hospitalar, durante um ano, em dois hospitais localizados em Lisboa e em Beja, revela que, no conjunto dos dois hospitais, a diferença entre a longevidade das **classes sociais** com maiores e menores recursos económicos e culturais é de cerca de 13 anos, assim, a longevidade média dos indivíduos que se posicionam na classe social que abrange os grupos ocupacionais mais qualificados (Profissionais Técnicos e de Enquadramento) é de 81,8 anos enquanto a longevidade média dos operários é de 68,9 anos. Estas diferenças acompanham a longevidade média destas duas classes sociais relativamente às causas de morte principais (82,8 e 69,4 anos no caso das doenças cardíacas; 84,8 e 75,1 no caso das doenças cerebrovasculares; 76,1 e 68,3 anos no caso das neoplasias).

As tendências anteriormente observadas noutros países já tinham sido confirmadas para a realidade portuguesa pelos resultados de um trabalho de investigação realizado à escala nacional por uma equipa liderada por Manuel Villaverde Cabral (2002) e replicado alguns anos depois (Cabral e Silva, 2009), com base num inquérito aplicado a uma amostra representativa da população adulta portuguesa. O estudo revela diferenças significativas entre as **classes sociais**, a vários níveis, nomeadamente, os trabalhadores manuais avaliam pior o seu estado de saúde (razoável/mau/péssimo) em contraste com os trabalhadores «não-manuais» (bom/excelente), sofrem de mais limitações por motivos de incapacidade para o trabalho e/ou tarefas domésticas, de maiores perturbações do sono, de maior propensão para a morbilidade e de menor acompanhamento na gravidez.

Estas tendências estão igualmente presentes nos resultados de um trabalho sociográfico realizado por uma equipa que coordenei (Tavares *et al.*, 2013), intitulado «Saúde e estilos de vida no concelho de Loures», suportado por um inquérito aplicado a uma amostra representativa da população adulta residente naquele concelho. O estudo salienta uma clara assimetria entre as **classes sociais**, no que concerne à utilização diferencial dos serviços de saúde, à frequência de consultas médicas e, principalmente, de medicina dentária, ao uso preventivo dessas consultas, ao controlo do peso, aos cuidados particulares com a alimentação e às perturbações do sono.

Os resultados dos estudos nacionais e internacionais atrás referenciados traduzem a persistência, no campo da saúde, de marcadas assimetrias entre populações com diferentes tipos de recursos, confirmando e reforçando a ideia presente em diversos estudos sociológicos realizados nos últimos 35 anos, na senda das conclusões do Relatório Black, de que as desigualdades perante a saúde acompanham a hierarquia das desigualdades sociais. Nesse sentido, é possível afirmar, sem grande margem de erro, que o campo da saúde se constitui como um «observatório» privilegiado das desigualdades sociais contemporâneas e, muito particularmente, das diferenças ao nível das **classes sociais**, parecendo refutar as hipóteses e teses defendidas por vários autores que preconizaram o declínio da importância da análise das classes sociais no contexto das sociedades de modernidade avançada como resultado, entre outros fatores, das alterações da **estrutura** socioeconómica e do tecido produtivo, das mudanças do sistema ocupacional e do crescimento das «classes médias», da diversificação social, da **mobilidade social**, da individualização das sociedades, da massificação do consumo e da emergência da cultura de consumo.

O conhecimento concreto, empiricamente suportado e rigoroso desta realidade poderá seguramente constituir um contributo importante para a tomada de consciência destes factos e, eventualmente, para a redução das desigualdades sociais em saúde, ainda que esta redução não dependa apenas das políticas e da intervenção no domínio restrito da saúde mas dependa essencialmente de políticas sociais integradas e da intervenção social alargada a outros domínios, como, por exemplo, a educação, o emprego e as condições sociais em geral.

Até que ponto a forma como os dados são construídos e operacionalizados podem enviesar a análise da relação entre as desigualdades em saúde e as classes sociais?

Os dados apresentados nas páginas anteriores, a título ilustrativo e sem pretensões de exaustividade, evidenciam uma relação muito forte entre as **classes sociais** de pertença e as desigualdades em saúde. Todavia, a forma como têm sido construídos os indicadores que estão na origem dos resultados de diversos trabalhos de investigação acerca das classes sociais tem sido objeto de um conjunto amplo de debates metodológicos sobre o significado e o alcance desses resultados, bem com dos possíveis enviesamentos que os possam eventualmente «contaminar». Trata-se de uma discussão transversal às diferentes áreas de especialização temática da sociologia, ainda que assuma contornos próprios quando decorre no quadro de objetos de estudo e de problemáticas específicas, como sucede no âmbito das desigualdades sociais em saúde e, em geral, no contexto da sociologia da saúde.

Na maioria dos trabalhos de investigação realizados e na recolha dos dados estatísticos, as **classes sociais** são categorizadas com base numa única variável (profissão) ou na combinação de duas variáveis (a profissão e a situação na profissão), o que comporta limitações teóricas e metodológicas, antes de mais pela eventual possibilidade de se estabelecer uma confusão entre as duas categorias que são efetivamente distintas – a profissão/ocupação e a classe social, colocando-se desde logo a questão acerca da possibilidade de se estarem a medir as diferenças entre as profissões (e em alguns casos entre as profissões/situações na profissão) e não as diferenças entre as classes sociais.

Uma das consequências da associação direta entre as profissões e as **classes sociais** prende-se com a impossibilidade de estimar a pertença de classe dos indivíduos ao longo das diferentes fases da sua vida, pois a informação acerca da profissão refere-se apenas à situação atual, não dando conta dos percursos experienciados ao longo das trajetórias de vida. Deste modo, a sua situação atual pode ser distinta daquela que se verificava noutras fases da vida, incluindo a da infância, que correspondia às condições das respetivas famílias de origem. Com efeito, em consequência de processos de **mobilidade social**, intrageracional e intergeracional ascendente, por hipótese indivíduos que hoje se posicionam no topo da hierarquia da estrutura de classes podem ter passado por múltiplas privações na infância e/ou noutras fases da vida ou passar-se o inverso, nos casos de mobilidade social descendente. Tendo em conta que o estado de saúde faz parte de um processo cumulativo e, sobretudo, o facto das condições sociais existentes durante a infância poderem influenciar significativamente o estado de saúde dos adultos, a informação obtida exclusivamente através da profissão e da situação na profissão que os indivíduos ocupam atualmente pode revelar-se insuficiente para analisar as classes sociais, com vista a compreender o seu impacto nas desigualdades em saúde.

Além disso, um fator de enviesamento subjacente à associação entre profissões/situações na profissão e **classes sociais** está relacionado com a forma de operacionalizar a medição das classes sociais com base em categorias universais. Assim, a profissão é apenas um entre vários indicadores de distribuição de recursos, **poder** e oportunidades numa dada sociedade e o seu uso exclusivo não permite conhecer um conjunto de outros indicadores passíveis de analisar de forma mais alargada as diferenças de classe como por exemplo o *status*/prestígio dos indivíduos ou o acesso a bens materiais e a bens de consumo (local e condições de habitação, posse de automóvel, etc.).

Da mesma forma, o uso exclusivo deste indicador parte do pressuposto de que as condições de existência dentro de cada classe são homogéneas, não dando conta da heterogeneidade e das diferenças que possam existir no interior de cada classe social. Tendo em conta estes aspetos, o próprio Relatório Black que se baseou em dados estatísticos centrados exclusivamente na classe ocupacional (profissão), enquanto variável independente, menciona alguns destes aspetos no sentido de chamar a atenção para os cuidados necessários relativamente à leitura dos resultados então produzidos e recomenda que os estudos a realizar daí para a frente, com vista a avaliar as relações entre as desigualdades sociais e as desigualdades em saúde, utilizem, sempre que possível, um número diversificado de indicadores (Annandale, 1998; Cabral, Silva e Mendes, 2002).

Contudo, a profissão e a situação na profissão, além de serem variáveis mais objetiva e pragmaticamente operacionalizáveis para proceder à análise empírica das **classes sociais**, têm a vantagem acrescida da multidimensionalidade que lhes é inerente, por estarem associadas simultaneamente a outros indicadores, como por exemplo a propriedade, o rendimento, a escolaridade e a posição profissional. Além disso, a profissão que se ocupa, em articulação com a situação face à profissão, é determinante para se aceder ou não a bens materiais e a bens de consumo, assim como para se ter um determinado estilo de vida.

Que critérios permitem identificar as classes sociais? De que modo esses critérios se relacionam entre si e como se operacionalizam?

Não obstante as limitações atrás referidas relativamente aos trabalhos de investigação que têm sido realizados acerca da relação entre a saúde e as **classes sociais** que obrigam a uma leitura cuidadosa e crítica das suas conclusões, como, aliás, é apanágio da análise científica em geral e da análise sociológica em particular, a regularidade patente num conjunto tão vasto de estudos permite sustentar a ideia de que as desigualdades em saúde consubstanciam-se como consequência de desigualdades presentes na estrutura das classes sociais e, portanto, estão relacionadas com as condições de existência dos indivíduos, traduzidas em diferenças face ao rendimento, acesso diferenciado aos bens de primeira necessidade, condições de alojamento, acesso e gestão da informação, grau de escolaridade, alimentação ou condições de trabalho que provocam um desgaste diferenciado.

A este propósito, cabe referir que, muitas vezes, o **discurso** comum estabelece, de forma errada, uma conotação direta entre as **classes sociais** e o rendimento (classes «ricas» e classes «pobres»). Todavia, para analisar e investigar empiricamente as classes sociais e para se compreender melhor a relação que se estabelece entre estas e os diversos fatores que traduzem a especificidade do campo da saúde, é essencial, antes de mais, clarificar e especificar, ainda que de forma breve, o conceito e o enquadramento teórico subjacente à análise sociológica das classes sociais, tendo sempre em consideração que a pertença a determinada classe social se estabelece através da utilização de uma pluralidade de critérios ou, por outras palavras, as classes sociais só se podem definir em termos multidimensionais (Almeida, 1994; Cabral, Silva e Mendes, 2002).

O conceito de **classe social** reporta-se a categorias sociais compostas por conjunto(s) alargado(s) de indivíduos que «em virtude de serem portadores de montantes e tipos de recursos semelhantes, tendem a ter condições de existência semelhantes e a desenvolver afinidades nas suas práticas e representações sociais, ou seja, naquilo que fazem e naquilo que pensam. Falar de estrutura de classes é falar, então, de sistemas duradouros de diferenças a esses vários níveis, entre indivíduos que ocupam distintos lugares de classe» (Almeida, 1994: 136). Este conceito está associado à posse de diferentes tipos de recursos ou, utilizando a terminologia de Pierre Bourdieu (1979), de diferentes tipos de capitais, de que o autor salienta quatro: o capital económico associado à propriedade e aos rendimentos, o capital cultural que se prende com os níveis de escolaridade e de cultura, o capital social que se reporta às redes de relacionamentos sociais e às influências mobilizadas pelos indivíduos e o capital simbólico relacionado com o prestígio.

Nesse sentido a pertença a uma **classe social** engloba simultaneamente vários fatores relacionados com as condições de existência dos indivíduos, onde se inclui o rendimento mas também outros critérios, sendo os mais usuais o grau de escolaridade que nas questões de saúde assume uma relevância particular, a propriedade dos meios de produção, os recursos organizacionais referentes à posição ocupada nas **organizações** do trabalho (autoridade hierárquica que alberga diferentes níveis e posições de chefia, poder de decisão, **autonomia profissional**, etc.), o tipo de trabalho desempenhado (manual/intelectual, qualificado/não qualificado), a importância funcional diferencial articulada com a escassez de recursos ou o *status*/prestígio. A necessidade de se considerar a multidimensionalidade dos vários critérios utilizados para identificar as classes sociais relaciona-se com o facto de, em situações concretas, determinados indivíduos poderem ter, por exemplo, rendimentos elevados e baixo grau de escolaridade ou, pelo contrário, terem graus de escolaridade elevados e baixo rendimento.

A produção sociológica sobre o efeito provocado pelas desigualdades entre as **classes sociais** nas desigualdades em saúde tem privilegiado duas dimensões de análise principais que se articulam entre si: a influência das condições materiais e a influência dos fatores culturais.

Em relação à influência das condições materiais, o conhecimento sociológico adquirido na área da saúde revela uma regularidade reconfirmada pelos diferentes estudos que se têm realizado: as pessoas com maior rendimento vivem, em média, mais anos e contraem menos doenças. Com efeito, o rendimento afigura-se como um fator importante na ponderação das desigualdades em saúde, pois os rendimentos mais elevados proporcionam geralmente o acesso mais alargado aos recursos de saúde e a outro tipo de recursos que possibilitam ter um estado de saúde melhor, como o maior acesso aos padrões de consumo e, de forma geral, aos estilos de vida propiciadores de boas condições de saúde. Ao invés, as pessoas com rendimentos mais baixos têm maiores dificuldades a diferentes níveis, nomeadamente em aceder aos cuidados de saúde privados que, no quadro de determinadas especialidades médicas, colmatam as deficiências que se verificam no setor público, têm maior dificuldade em comprar os medicamentos, em cumprir os conselhos médicos, em gerir os recursos alimentares.

Por sua vez, a investigação sociológica também tem evidenciado que o fator escolaridade assume um peso particularmente relevante nas questões relacionadas com a saúde. Variados estudos feitos em diferentes países têm demonstrado, de forma regular e contínua, que quanto maior é a escolaridade, menor é a mortalidade prematura e a ocorrência de doenças, devido aos indivíduos com graus de escolaridade mais elevados terem geralmente maior acesso à informação relacionada com a saúde e sobretudo maior facilidade de absorver e interiorizar essa informação, seja a proveniente das campanhas de prevenção e promoção da saúde, seja outro tipo de informação, obtida por meio de diferentes fontes, acerca dos efeitos negativos que determinadas **práticas** podem ter para a saúde. Verifica-se, pois, uma relação entre os maiores recursos cognitivos e informativos provenientes de um maior volume de capital cultural e a maior predisposição para comportamentos preventivos relativamente ao risco de contrair doenças, bem como a maior recetividade às mensagens de «promoção» da saúde (Cabral, Silva e Mendes, 2002).

Apesar de existir articulação e, muitas vezes, sobreposição entre as duas dimensões atrás focadas (escolaridade e rendimento), a relevância que tem o acesso, gestão e interiorização da informação sobre a saúde, no contexto das sociedades contemporâneas (de forma acrescida nas sociedades de modernidade avançada e intermédia) para se aceder a um bom estado de saúde ou prevenir a ocorrência de doenças, confere ao grau de escolaridade uma importância particularmente forte entre os fatores explicativos das desigualdades em saúde, constituindo-se provavelmente como a variável mais relevante desta análise. O estudo de Ricardo Antunes reforça esta ideia ao demonstrar que os indivíduos posicionados na **classe social** caracterizada por possuir maior escolaridade (os profissionais técnicos e de enquadramento, se tomarmos por referência a tipologia ACM que será caracterizada nos parágrafos seguintes) vivem, em média, durante mais anos do que aqueles que detém maior rendimento, embora tenham (em média) uma escolaridade menor (empresários), fator, aliás, característico da estrutura do empresariado em Portugal.

A análise sociológica acerca das diferentes posições sociais tem origem em duas correntes teóricas distintas: a teoria das **classes sociais** e a teoria da **estratificação social**. Não cabendo no âmbito deste livro proceder ao aprofundamento da exposição dos quadros teóricos nem dos conceitos subjacentes às duas correntes, impõe-se, contudo, distinguir o conceito de classe social, já atrás definido, do conceito de estratificação social que é entendido no sentido de categorização hierárquica dos indivíduos, famílias ou grupos numa escala social, uns em camadas ou escalões superiores e outros em camadas ou escalões inferiores, em função dos seus recursos desiguais.

Alguns dos contributos importantes para o conhecimento empírico da relação entre a saúde e as **classes sociais** basearam-se em metodologias assentes na definição e operacionalização de estratos sociais, como é o caso dos dados estatísticos provenientes de alguns dos estudos já referenciados neste capítulo, nomeadamente os dados do sistema estatístico nacional do Reino Unido que estiveram na base do Relatório Black. Nestes estudos, os estratos sociais são, muitas vezes, identificados com letras ou números (por exemplo, de I a V para se referirem a diferentes estratos e níveis da **estratificação,** em que I designa normalmente o estrato mais elevado e V o estrato mais baixo).

Um dos contributos principais dos autores que se enquadram nas teorias da **estratificação**, para analisar os estratos sociais (noutra terminologia e concetualização seria a estrutura de **classes**), prende-se com a chamada de atenção para o facto das posições sociais não serem fixas nem imutáveis. Não obstante se verificar que predomina a tendência para a **reprodução social**, ou seja, para os indivíduos ocuparem posições de classe semelhantes às que já ocupavam as suas famílias de origem, nomeadamente o pai e a mãe, observa-se nas sociedades contemporâneas a existência de uma **mobilidade social** crescente, traduzida na ocupação pelos indivíduos de posições na estrutura de classes diferentes das que ocupavam as famílias de origem (mobilidade intergeracional) ou da que eles próprios ocupavam no início da sua trajetória profissional (mobilidade intrageracional). A mobilidade social pode ser ascendente quando se verifica a passagem a uma classe que ocupa uma posição mais elevada na hierarquia social (tomemos como exemplo a possibilidade do filho de um operário ser médico na idade adulta, possibilidade que existe efetivamente embora a probabilidade disso acontecer seja, em termos globais, relativamente baixa) ou descendente, quando se verifica o contrário.

Por sua vez, os autores passíveis de se enquadrar, pelo menos do ponto de vista metodológico, nas teorias das **classes sociais** têm utilizado diferentes tipologias para operacionalizarem a definição da estrutura de classes nas sociedades contemporâneas. Uma das mais utilizadas para o estudo das classes sociais em Portugal, é conhecida por ACM (devido às iniciais dos nomes dos autores – Almeida, Costa, Machado) e operacionaliza-se através das variáveis «profissão» e «situação na profissão» (patrão, trabalhador por conta de outrem, trabalhador por conta própria), para se proceder à identificação de sete classes sociais: Empresários, Dirigentes e Profissionais Liberais; Profissionais Técnicos e de Enquadramento; Trabalhadores Independentes; Agricultores Independentes; Empregados Executantes; Operários; Assalariados Agrícolas.

Os Empresários, Dirigentes e Profissionais Liberais englobam os proprietários de empresas de maior dimensão, diretores de empresas, quadros dirigentes do setor público e profissionais liberais de elevado estatuto; os Profissionais Técnicos e de Enquadramento abrangem as profissões qualificadas cujo acesso supõe geralmente a posse de um diploma obtido em **instituições** de ensino superior; Entre os Trabalhadores Independentes localizam-se os trabalhadores por conta própria que não são patrões nem assalariados e enquadram-se em setores muito distintos entre si que vão desde as atividades económicas tradicionais como, por exemplo, os pequenos comerciantes, às microempresas de informática ou audiovisual formadas por um indivíduo ou por um pequeno grupo de sócios; Os Agricultores Independentes abrangem os camponeses detentores de propriedades agrícolas familiares; Os Empregados Executantes integram as profissões pouco qualificadas do setor terciário cujo exercício supõe a execução de tarefas de execução rotineira; Os Operários incluem todos os operários industriais; Os Assalariados Agrícolas englobam os trabalhadores agrícolas que trabalham por conta de outrem. (Almeida, 1994; Machado e Costa, 1998; Costa, 1999).

Esta tipologia foi adaptada em vários trabalhos de investigação realizados em Portugal, de que são exemplos no campo da saúde, dois dos estudos atrás referenciados, um da autoria da equipa coordenada por mim (Tavares *et al.*, 2013) e outro de Ricardo Antunes, de onde é retirado o seguinte excerto:

> Nos diversos domínios analíticos selecionados a análise centrada nas classes sociais foi revelando um padrão de desigualdade no campo da saúde bastante semelhante, de onde sobressaiu uma assimetria tendencialmente bipolarizada entre os profissionais técnicos e de enquadramento e os operários. Tendo em conta o conjunto das classes sociais analisadas manteve-se esta tendência assimétrica, embora de forma mais esbatida, entre, por um lado, as classes que reúnem maiores recursos – os empresários, dirigentes e profissionais liberais e os profissionais técnicos e de enquadramento – onde se verificaram as maiores longevidades e a adoção mais precoce de alteração de comportamentos relativos aos estilos de vida como o abandono do tabagismo e a redução do consumo de álcool e, por outro, as classes assalariadas de base – empregados executantes, operários e assalariados agrícolas – onde se registaram menores tempos de vida e consumos de tabaco e de álcool mais elevados e mais persistentes. (...)
>
> Neste sentido, a mobilização da tipologia ACM no confronto com os resultados empíricos permitiu, na singularidade desta investigação, dar conta de significativas diferenças e padrões de desigualdade que, desta forma, possibilitaram o reconhecimento da importância que as

relações assimétricas de poderes e as distribuições desiguais de recursos e de oportunidades têm na estruturação de diferenciadas e desiguais condições de existência, trajetórias de vida, instalação de doenças, causas de morte e nos tempos médios de vida das pessoas.

Estas relações assimétricas encontram-se implicadas, por um lado, nas condições materiais de vida, na alimentação, no acesso aos diferentes tipos de recursos de saúde, nas condições e grau de exposição a fatores de risco no trabalho ou no conforto e condições de segurança habitacionais e, por outro lado, trata-se de relações sociais que condicionam e estruturam diferenciados valores, comportamentos e práticas individuais quotidianas, que se encontram incorporadas e, neste sentido, naturalizadas. Comportamentos e valores que se refletem nas relações que os indivíduos têm com os seus corpos e sintomas, com as práticas de tabagismo, consumo de álcool e tipo de padrão alimentar mas, também, que implicam formas diferenciadas relativamente à aquisição e interpretação da informação relacionada com a saúde.

Antunes, Ricardo (2011), *Desigualdades na vida e na morte – Saúde, classes sociais e estilos de vida*, Lisboa: ISCTE/IUL – Instituto Universitário de Lisboa (tese de doutoramento), pág. 293(...)295.

Qual é a relação que se estabelece entre a saúde e os estilos de vida? Até que ponto os estilos de vida dependem das opções individuais e até que ponto dependem das condicionantes sociais?

No âmbito da análise sociológica, os estilos de vida, que se prendem com **práticas sociais** e modos de consumo privilegiados, têm-se consubstanciado como um fator importante para explicar as desigualdades em saúde. A abordagem dos estilos de vida relacionados com a saúde (os «estilos de vida saudáveis», na ótica institucional), está normalmente associada a práticas específicas que se podem enquadrar como promotoras da saúde (alimentação, exercício físico) ou como forma de prevenção dos riscos para a saúde (evitar o consumo excessivo de álcool ou o hábito de fumar).

A análise e discussão acerca da relação entre os estilos de vida e a saúde têm-se posicionado frequentemente em torno de dois polos: por um lado, a perspetiva de que estas **práticas**, que podem favorecer ou evitar o aparecimento de grande parte das doenças predominantes nas sociedades contemporâneas de modernidade avançada, dependem principalmente das escolhas individuais (no **discurso** dominante das **instituições** de saúde estas escolhas são remetidas para a consciência e responsabilidade individual na gestão da saúde) e, no polo oposto, a perspetiva de que os estilos de vida se relacionam com fatores estruturais e com as condições sociais de existência.

Apesar da crescente ênfase que tem sido atribuída pelos **discursos** institucionais às opções e comportamentos individuais, relativamente à saúde e aos estilos de vida, estes não dependem exclusivamente das escolhas subjetivas inerentes às opções e **práticas** individuais mas situam-se no cruzamento entre essas opções e as condicionantes sociais, entre as escolhas dos indivíduos e as possibilidades diferenciais subjacentes às suas condições sociais de existência que derivam de diferentes tipos de recursos e de capitais.

Este entendimento do conceito de estilos de vida permite evitar os riscos enfrentados por uma visão fundada numa simplificação estereotipada, subordinada e assente em lógicas intrinsecamente autónomas e desligadas de variáveis que tomem em consideração os contextos sociais em que os estilos de vida são produzidos (Blaxter, 1990, Tavares *et al.*, 2013). Assim, a relação entre a saúde e os estilos de vida não é linear e deve ser analisada em toda a sua complexidade, sem reduzir o conjunto das **relações sociais** a fatores estruturais como por exemplo a pertença determinística a **classes sociais** nem reduzir as perceções e práticas relacionadas com a saúde ao domínio exclusivo das opções individuais.

Não obstante dependerem em primeira análise das escolhas individuais que são cada vez mais diversificadas nas sociedades contemporâneas, os estilos de vida correlacionam-se com as **classes sociais** e variam consoante as diferentes posições sociais, sendo que geralmente as classes situadas na base da hierarquia social registam maior frequência de comportamentos que, por envolverem riscos para a saúde, favorecem o aparecimento de doenças (como é o caso da ingestão excessiva de bebidas alcoólicas) ou são menos «promotores da saúde» (por exemplo, o menor controlo sobre a alimentação expresso no consumo excessivo de alimentos menos saudáveis).

A questão que se coloca prende-se com a necessidade de explicar as razões que levam os indivíduos de **classes sociais** distintas a terem comportamentos e **práticas** tão diferenciadas relativamente aos estilos de vida, com reflexos na saúde, na contração de doenças e na longevidade traduzida pelos anos de vida que expressam igualmente a mortalidade prematura. Se estes dependessem exclusivamente das escolhas individuais, não se verificariam diferenças tão acentuadas entre os estilos de vida das diferentes classes sociais, com consequências particularmente importantes ao nível das desigualdades em saúde.

O sociólogo francês Pierre Bourdieu fornece um contributo relevante para esta análise, através do conceito de «**habitus**», definido como um «sistema de disposições duradouras que integrando todas as experiências passadas funcionam a cada momento como uma matriz de perceções, de apreciações e de ações (1972: 178). O «habitus» incorpora «capital» cultural, simbólico, social e económico, acumulado ao longo da trajetória de vida, por isso a maioria dos indivíduos que pertencem a uma determinada **classe social** tende a ter não apenas recursos semelhantes mas também ideias, gostos e práticas similares que se traduzem em múltiplos aspetos como as expressões corporais, o modo de vestir, as formas de ocupação dos tempos livres, as preferências culturais, os gostos alimentares ou outros aparentemente menos visíveis como as cores preferidas. (Bourdieu, 1979). Nesta linha de ideias, os estilos de vida não são definidos simplesmente pela forma como os indivíduos ocupam determinada posição na estrutura de classes, mas sim pela forma como as condições sociais de existência homogéneas e as vivências similares relacionadas com as classes sociais de pertença, que ocorrem durante as trajetórias de vida das pessoas, influenciam o seu modo de pensar e de agir.

Porque é que nas últimas décadas têm persistido as desigualdades em saúde entre as classes sociais?

Conforme já foi referido, nas últimas décadas, em diferentes países europeus, assistimos ao crescimento absoluto dos níveis de saúde da população e a um aumento muito significativo da esperança média de vida à nascença. Por exemplo, em Portugal, nos últimos sessenta anos (entre 1960 e 2020), a esperança média de vida à nascença aumentou 17 anos, passando de 66,4 anos para 83,4 no sexo feminino e de 60,7 para 77,7 no sexo masculino (Fonte: INE, 2021).

Simultaneamente, no rescaldo da segunda guerra mundial, em vários países do norte e do centro oeste da Europa, as orientações das políticas sociais permitiram aplicar os princípios keynesianos do Estado-Providência, com o objetivo de garantir maior equidade social e, consequentemente, a redução das desigualdades sociais, através da implementação de politicas públicas centradas na proteção dos cidadãos, em diversos domínios como o da educação, do emprego, da habitação, da segurança social e, claro, da saúde que constituiu uma das áreas prioritárias e eventualmente uma das mais emblemáticas.

Não obstante as políticas de saúde em vários países europeus, incluindo Portugal (apesar de aqui serem mais incipientes), se terem orientado para a generalização do acesso aos cuidados de saúde e, em termos absolutos, a saúde da população ter melhorado globalmente, verificando-se o aumento da esperança média de vida à nascença em todas as **classes sociais**, é um facto que, em termos relativos, não só persistem as disparidades sociais em saúde que não diminuíram mas, pelo contrário, em muitos países ainda tem aumentado a distância que separa as classes situadas no topo e na base da hierarquia social, no que concerne à esperança média de vida à nascença, mortalidade prematura, à morbilidade e a grande parte dos indicadores que revelam maiores desigualdades entre as classes sociais, em termos de saúde. Os dados apresentados por Ann Langford e Brian Johnson (2010) mostram, por exemplo, que na Inglaterra e no País de Gales, entre 2001 e 2008, aumentaram as diferenças relativas entre a mortalidade masculina registada nos trabalhadores manuais e nos profissionais qualificados, passando do rácio de 2.0 para 2.3.

Uma explicação para este aparente paradoxo reside no facto de em Portugal e noutros países da União Europeia, bem como, aliás, noutros continentes, não terem diminuído significativamente as desigualdades sociais que estão na origem das desigualdades em saúde, mantendo-se grandes disparidades entre as **classes sociais** que se refletem na persistência das desigualdades em saúde, confirmando a ideia de que o campo da saúde se constitui como um reflexo e um barómetro das desigualdades sociais. Sob este ponto de vista, a redução das desigualdades em saúde estaria associada à redução do peso dos fatores sociais de que resultam e, em última instância, à redução das desigualdades sociais (Scambler, 2012; Pegado, 2022).

Apesar do maior descompromisso social do **Estado** verificado nas últimas décadas, nos países em que foram implementados sistemas públicos de saúde segundo a lógica do Estado-Providência, o direito de acesso à saúde passou a estar garantido a toda a população e, sem dúvida, este fator contribuiu de forma evidente para a melhoria dos resultados expressos nos variados indicadores de saúde, em que se incluem a taxa de mortalidade e a esperança média de vida à nascença. Por exemplo, os Estados Unidos da América, uma potência mundial a vários níveis onde não foram implementados os princípios do Estado-Providência, ocupam apenas o 54º lugar na lista dos países e regiões do mundo com maior esperança média de vida à nascença (Fonte: World Bank, 2020).

Ainda assim, não existe uma relação direta entre a generalização do acesso à saúde e a diminuição das desigualdades sociais em saúde, pois as condições de saúde são determinadas por um conjunto diversificado de fatores e não apenas pelo acesso a serviços e bens de saúde. Além disso, a existência de direito ao acesso não equivale forçosamente ao acesso efetivo traduzido na frequência dos serviços e dos cuidados de saúde que varia consoante as **classes sociais**. Conforme assinala Marcel Drulhe (2002), reportando-se aos dados existentes acerca da utilização dos hospitais públicos em França, as classes situadas na base da hierarquia social usufruem, de facto, menos destes serviços, sobretudo os mais especializados como as cirurgias e intervenções que envolvem tecnologia de ponta, bem como aqueles que se orientam para o fornecimento de cuidados de saúde preventivos. Pelas mesmas razões, estas classes sociais tendem a aceder menos aos serviços de saúde quando as doenças contraídas ainda estão numa fase inicial.

Assim, as classes situadas na base da hierarquia social tendem a aceder menos aos serviços de saúde por motivos preventivos do que para efeitos de tratamento de uma doença já identificada ou devido a sintomas que possam estar eventualmente na origem de uma doença. A este propósito, refira-se, a título de exemplo, a variabilidade que assumem, entre a população residente no concelho de Loures, os motivos apontados para a frequência de consultas médicas, exames médicos e sobretudo consultas de medicina dentária em função das **classes sociais** de pertença, com efeito, comparando duas dessas classes, a «rotina» constitui a razão principal para a frequência da (última) consulta de medicina dentária, para 13,1% dos operários e 53,6% dos profissionais técnicos e de enquadramento, o mesmo sucedendo com as consultas médicas para 32,2% dos operários e 55,1% dos profissionais técnicos e de enquadramento e com os exames médicos para 39,6% dos operários e 63,8% dos profissionais técnicos e de enquadramento (Tavares *et al.*, 2013).

Estas diferenças não são independentes da relação que as diversas populações estabelecem com os serviços de saúde em função do acesso à informação sobre o funcionamento e as modalidades de recurso a esses serviços, das diferenças culturais em relação aos profissionais de saúde (particularmente aos médicos que tendem a usar uma linguagem distante do quotidiano e das referências culturais dos estratos sociais inferiores); do facto da relação com os serviços de saúde constituir muitas vezes, para estes estratos, uma experiência **estigma**tizada, por se sentirem julgadas e infantilizadas pelos profissionais de saúde; da maior dificuldade em cumprir os conselhos médicos por parte de quem tem piores condições de vida (por exemplo no que concerne ao acesso aos medicamentos, ao acesso e gestão dos recursos alimentares, ao conforto nas condições de alojamento); das perceções distintas acerca da gravidade dos sintomas e das **representações** da saúde e da doença.

2.2. Saúde e desigualdades étnicas, territoriais e etárias

De que forma a idade se relaciona com as desigualdades em saúde?

Como é sabido, os problemas de saúde tendem a agravar-se com a idade, sob o efeito natural do envelhecimento biológico. A análise sociológica tem salientado a relação entre o envelhecimento biológico e o envelhecimento social, traduzida pelo facto de que quanto maiores são as probabilidades de contrair doenças e as necessidades das pessoas de usufruírem de mais recursos de saúde, preventivos e curativos, com saliência particular para o consumo de medicamentos, menores são as condições socioeconómicas que têm para enfrentar essas dificuldades, devido ao abandono do mercado de trabalho e à passagem à situação de reforma, problema que se agrava em países cujo rendimento médio proveniente das pensões de reforma é baixo, como é o caso de Portugal. Esta relação tem sido designada por «lei dos cuidados inversos», devido precisamente à relação (inversa) entre as necessidades e as condições socioeconómicas para as enfrentar. Além disso, em termos gerais, os mais velhos têm sistematicamente um grau de escolaridade inferior, recurso importante para prevenir a saúde e enfrentar a doença, conforme já foi atrás exposto (Cabral, Silva e Mendes, 2002).

Estas questões assumem uma relevância particular nas sociedades contemporâneas de modernidade avançada devido ao envelhecimento da população, como consequência da diminuição da taxa de mortalidade e da diminuição da taxa de natalidade, do aumento da percentagem das doenças crónicas e do tipo de doenças associadas ao envelhecimento, do aumento dos custos com os cuidados de saúde e da maior dificuldade de financiamento do sistema público de saúde bem como de outras políticas sociais (segurança social, etc.). Em países como Portugal, a estas questões acresce o baixo valor médio das reformas e pensões.

Noutra vertente, ao analisar a relação entre a idade e as desigualdades em saúde, também é necessário ter em consideração que a idade não constitui uma categoria homogénea, pois entre a população idosa existem diferentes condições sociais e materiais de existência, diferentes recursos para prevenir a saúde e enfrentar a doença, bem como diferentes percursos de vida que se refletem no estado de saúde atual. Neste sentido, o envelhecimento reproduz e agrava as desigualdades sociais presentes na trajetória de vida dos indivíduos, tendendo as desigualdades sociais em saúde a aumentar com a idade.

Até que ponto as desigualdades em saúde entre grupos étnicos constituem um prolongamento das desigualdades em saúde entre as classes sociais?

Outra das formas que assumem as desigualdades sociais em saúde prende-se com as diferenças étnicas. Em Portugal e noutros países, a maioria dos grupos étnicos minoritários, que de forma geral correspondem a populações imigrantes ou provenientes de famílias de origem de imigrantes, evidenciam pior estado de saúde do que a média da população. Simultaneamente, na estrutura de **classes sociais**, estes grupos posicionam-se geralmente nas classes situadas na base da hierarquia social, verificando-se, deste modo, uma sobreposição entre as diferenças étnicas e as diferenças reportadas às classes sociais, o que levanta a questão das diferenças étnicas poderem constituir um prolongamento das diferenças existentes entre as classes sociais. Se forem comparados indivíduos de grupos étnicos distintos mas posicionados na mesma classe social, será que se manterão as diferenças relativamente à saúde?

Muitas vezes, a questão colocada pela sobreposição entre a etnia e a posição de classe prende-se com a possibilidade de, em alguns casos, as análises sobre as desigualdades em saúde remeterem as suas conclusões para as questões étnicas quando o que está em causa são desigualdades entre **classes sociais**. De facto, parte das desvantagens das minorias étnicas relativamente à saúde e à doença não se devem apenas aos fatores relacionados com a pertença a determinados grupos étnicos, mas também a diferenças de classes sociais que se refletem nesses grupos étnicos pelo facto de se posicionarem nas classes situadas na base da hierarquia social.

Ao estudar as **representações** e as **práticas** de saúde de imigrantes cabo-verdianos residentes em Lisboa, Bárbara Backstrom reporta-se a esta questão nos seguintes termos:

> Existem dois processos culturais que determinam a relação com a saúde e a doença, um processo de cultura «terapêutica», ou seja, um conjunto de aprendizagens e experiências de saúde e de doença provenientes da cultura de origem, e um de cultura de «grupo» ou de «classe». Os indivíduos ao emigrarem transportam estes dois processos na sua «bagagem». Quisemos compreender se a relação que mantinham com a saúde e a doença dependia da sua cultura de origem, a cabo-verdiana e/ou da sua cultura de grupo de pertença socioeconómica. Verificámos que as representações e as práticas de saúde e doença assentam numa base cultural de origem, mas que a cultura «terapêutica», ao ser transportada pelos indivíduos com o seu processo de imigração, apesar de manter alguns dos seus aspetos, não é suficientemente autónoma das questões que estão inerentes aos fatores socioeconómicos que os identificam e distinguem. Neste caso, a cultura não se sobrepõe totalmente à posição socioeconómica, nas diferenças de saúde e de doença. Ela não se torna a determinante principal na relação com a saúde e a doença, analisada sob o ponto de vista das dimensões e das práticas, quando comparada com a pertença social.

Backstrom, Bárbara (2009), ***Saúde e imigrantes: as representações e as práticas sobre a saúde e a doença na comunidade Cabo-Verdiana em Lisboa,*** **Lisboa: Alto-Comissariado para a Imigração e Diálogo Intercultural, pág. 363/364.**

No entanto, às desvantagens inerentes à posição social de pertença a estratos inferiores, acrescentam-se as desvantagens relacionadas com a discriminação pelo facto de se pertencer a determinados grupos étnicos que, na maioria dos casos, estão direta ou indiretamente ligadas a diversas formas de racismo. Neste sentido, a maioria dos indivíduos pertencentes aos grupos étnicos minoritários são duplamente desfavorecidos em termos sociais e em termos de saúde, quer pelas desvantagens resultantes da posição ocupada na **estrutura social** quer pelas desvantagens relativas à pertença étnica.

Uma dessas desvantagens reside desde logo nos espaços físicos onde normalmente se concentram as minorias étnicas, caracterizados muito frequentemente pelas más condições de habitabilidade e do espaço público, outra desvantagem prende-se com os vários obstáculos de natureza burocrática que estão na origem da maior dificuldade dos grupos étnicos minoritários, bem como dos emigrantes em geral, em aceder aos cuidados de saúde, nomeadamente aos cuidados prestados no âmbito do Serviço Nacional de Saúde, acentuando-se esta desvantagem entre as mulheres emigrantes, sobretudo entre as que estão em situação irregular (em termos jurídicos) ou de asilo (Ortiz, 2016; Padilla *et al.*, 2018).

Por outro lado, a discriminação étnica, sob a forma de discriminação racial, está muitas vezes presente nos serviços públicos de saúde e assume diferentes formas que se traduzem, na maior parte dos casos, por formas de tratamento diferenciadas e em práticas profissionais caracterizadas pelo não reconhecimento e aceitação da diversidade social e das diferenças culturais existentes entre a população autóctone e os indivíduos pertencentes a determinados grupos étnicos. Esta postura é legitimada frequentemente por um **discurso** que enaltece, de modo contraditório, a ideia de os indivíduos deverem ser todos tratados do mesmo modo (Silva *et al.*, 2000; Ortiz, 2016).

Se, conforme foi atrás referido, as diferenças culturais entre as populações posicionadas nas **classes** situadas na base da hierarquia social e os profissionais de saúde tendem a gerar efeitos de **estigma**tização destas classes, este fator é acrescido quando se adicionam as diferenças étnicas. As doenças mentais, cujo diagnóstico é influenciado por valores sociais e, frequentemente, por estereótipos culturais, também exemplificam bem a discriminação étnica. De facto, em Inglaterra, por exemplo, a proporção de internamentos de indivíduos de origem africana e afro-caribenha devido a esquizofrenia e outras doenças mentais, é muito superior ao da população branca, tendo a investigação realizada evidenciado a maior frequência de internamento dos primeiros comparativamente aos segundos, apesar de revelarem sintomas idênticos (Blakemore, 2003).

Considerando os aspetos que têm vindo a ser referidos, não surpreende que a mortalidade por Covid-19 no Brasil e nos Estados Unidos da América seja muito maior entre a população negra do que entre a população branca (60,7/37,2 por 100 000 e 65,8/20,7 respetivamente), sucedendo o mesmo em Inglaterra e no País de Gales em que o rácio, ajustado por idade, entre as populações negra e branca é de 3,3 no caso dos homens e 2,4 no caso das mulheres. Em Inglaterra, a taxa de mortalidade global dos imigrantes é maior, em todas as idades, do que a dos britânicos (Blakemore, 2003; Aspinall, 2021; Sthel e Silva, 2021).

Seguindo a mesma tendência, considerando outros indicadores, também não surpreende que os imigrantes provenientes dos países africanos de língua oficial portuguesa residentes no concelho de Loures realizem menos exames de diagnóstico, quase um terço (29,5%) nunca na vida acedeu a uma consulta de medicina dentária, utilizem mais (em termos percentuais) o sector público e em especial os centros de saúde (61,3%) e menos o setor privado para efeitos de realização de consultas médicas, devendo-se essa frequência, em termos comparativos, mais à presença de sintomas passíveis de serem associados a uma doença ou por ter sido diagnosticada uma doença do que a motivos preventivos (rotina) (Tavares *et al.*, 2013).

Tal como sucede relativamente a outras dimensões, é importante considerar que, por vezes, num mesmo país, também os grupos étnicos são muito diferentes uns dos outros em termos culturais e sociais (**classe social**, grau de escolaridade, estilos de vida, entre outros fatores), sendo que no interior de um grupo étnico, aqueles que se situam em posições mais elevadas da estrutura de classes sociais apresentam geralmente melhor estado de saúde, fator a que não são obviamente alheios os maiores recursos económicos, culturais, sociais e simbólicos, que protegem estes grupos dos efeitos da discriminação racial, a diferentes níveis, incluindo, claro, o que respeita à saúde.

Que relação existe entre as diferenças culturais subjacentes aos grupos étnicos e as desigualdades em saúde?

Para além das desigualdades sociais expressas nas formas de discriminação racial, **classes sociais** de pertença e condições sociais de existência, as desigualdades em saúde que se verificam entre os diferentes grupos étnicos englobam igualmente aspetos específicos relacionados com as **identidade**s e as culturas desses grupos. A abordagem deste tema implica distinguir os conceitos de raça e de **etnicidade**, enquanto a raça remete para as diferenças físicas ou biológicas que se possam eventualmente estabelecer entre diversos grupos humanos, a etnicidade refere-se, em termos gerais, ao conjunto de características e de traços identitários distintivos que traduzem simultaneamente formas de diferenciação cultural e, consequentemente, sistemas de valores, modos de comunicação, **práticas sociais** e estilos de vida que distinguem os membros de determinados grupos étnicos.

Vale a pena ainda afirmar previamente alguns pressupostos essenciais à análise dos grupos étnicos. Um grupo étnico não se identifica diretamente através de uma única característica (a raça, por exemplo) mas sim de um conjunto de possíveis traços distintivos, nomeadamente, entre outros, a origem geográfica, língua ou dialeto, crenças, valores, regras, costumes, tradições, maneira de vestir, tipo de alimentação, estilos de vida. Conforme sublinha Ken Blakemore (2003), na análise dos grupos étnicos é necessário considerar que as **identidades** culturais são produzidas em processos dinâmicos e, como tal, não permanecem imutáveis, pelo contrário vão-se alterando com o tempo e de geração para geração. Por outro lado, utilizando as palavras do autor, «**etnicidade** é mais do que cultura», podendo incluir origens históricas e identidades políticas comuns. No entanto, a identidade étnica não representa uma forma exclusiva de identidade. Pelo contrário, constitui-se como uma das múltiplas dimensões da identidade social, de que as mais visíveis são as identidades profissionais, organizacionais, de **género** e territoriais.

Diferentes autores salientam que o enfoque excessivo colocado frequentemente nas diferenças culturais, com vista a explicar as desigualdades em saúde, tende a produzir um efeito de «culpabilização da vítima», atribuindo à cultura dos grupos étnicos a responsabilidade pela maior ocorrência de determinados tipos de doença entre esses grupos, ocultando os fatores estruturais que estão na génese da incidência dessas doenças. Não obstante o que acabou de ser referido, as diferenças culturais, presentes nos diferentes grupos étnicos, assumem uma especificidade particular nas questões de saúde, considerando a influência que as diferentes **práticas sociais** e estilos de vida têm na saúde, no contexto das sociedades contemporâneas.

Efetivamente, diferentes estudos têm focado a influência da especificidade cultural de determinados grupos étnicos e de imigrantes. A este propósito, considerem-se a título de exemplo os contributos de Myfanwy Morgan (1996) e Hillary Graham (1995). No primeiro caso, trata-se de um estudo em que se analisava o significado da **etnicidade** através das perceções e do uso de medicamentos anti-hipertensivos por parte das populações branca nascida no Reino Unido e afro-caribenha (o segundo maior grupo étnico-racial deste país), residentes na periferia de Londres. Apesar da crescente adesão às crenças e **práticas** associadas à medicina dominante nas sociedades europeias de modernidade avançada e da relativa heterogeneidade que caracteriza essas práticas entre os afro--caribenhos, expressas em particular nas diferenças geracionais observadas nesta população, o estudo salienta diferenças entre as duas populações que estão relacionadas com especificidades culturais observadas na população afro-caribenha, no que se refere aos consumos terapêuticos, nomeadamente ao uso mais frequente de medicamentos naturais tradicionais das suas áreas geográficas de origem que são obtidos nos mercados situados nos locais de residência, em simultâneo com o uso de medicamentos químicos e, por outro lado, no que concerne à diferente perceção dos efeitos dos medicamentos anti-hipertensivos, a curto e a longo prazo.

Por sua vez Hillary Graham (1995) salienta que na Grã-Bretanha a população fumadora segue os contornos dos indicadores gerais da população situada na base da hierarquia social, sendo a **etnicidade** o único fator de desvio na relação entre o consumo de tabaco e as desvantagens sociais, na medida em que este consumo é maior entre as mulheres brancas do que entre as afro-caribenhas e asiáticas. No concelho de Loures também se constata que o hábito de fumar, bem como a relação anterior com o hábito de fumar, diminui nitidamente entre os imigrantes oriundos dos países africanos de língua oficial portuguesa, dos quais 72,6% nunca fumaram, estando este resultado certamente relacionado com a pertença a universos culturais de referência específicos e a modos também eles específicos de relação com o hábito de fumar (Tavares *et al.*, 2013). Apesar de se tratar de um estudo qualitativo que, como é sabido, não é representativo de uma população, ainda assim vale a pena referir a informação proveniente do trabalho de investigação de Bárbara Backstrom (2009) que regista um número muito reduzido de fumadores e ex-fumadores entre os 40 entrevistados, constituindo uma proporção claramente inferior à média registada entre a população portuguesa.

De que forma as desigualdades territoriais se relacionam com as desigualdades em saúde?

As desigualdades geográficas e territoriais também resultam em desigualdades em saúde. Por um lado, as desigualdades em saúde relacionadas com as **classes sociais**, grupos étnicos, idade e **género** estão desigualmente distribuídas em termos de espaço e território, o que origina a existência de uma sobreposição entre a dimensão territorial e as outras dimensões referidas, com as quais se cruza. Com efeito, os espaços geográficos ocupados por populações com maiores carências sociais e materiais refletem-se nas diferenças geográficas que se verificam em termos de saúde e que são particularmente visíveis, por exemplo, nas áreas metropolitanas, onde os espaços ocupados por populações com menos recursos (geralmente velhos, emigrantes, classes sociais desfavorecidas ou desempregados) têm piores condições urbanas, de habitabilidade, de higiene e albergam uma população menos saudável.

Conforme referido no Relatório Marmot (The Marmot Review (2010) *Post-2010 Strategic Review of Health Inequalities*), em Inglaterra, os habitantes dos bairros em que o rendimento é maior vivem, em média, mais sete anos do que os habitantes dos bairros em que o rendimento é menor. Do mesmo modo, a Covid-19 (um bom exemplo de uma doença que incide de modo diferente em populações com diferentes recursos) teve uma incidência e mortalidade significativamente maiores em territórios em que residiam populações com menor rendimento, menor escolaridade e pertença a grupos étnico-raciais discriminados socialmente. Por exemplo, num dos bairros mais pobres da área metropolitana de São Paulo (Campo Lindo), a taxa de mortalidade causada por esta doença é de 52 por 100 000 habitantes e num dos bairros mais ricos da mesma área metropolitana é de 5 por 100 000 habitantes (Bambra *et al.*, 2020; Santos, 2020; Chen e Krieger, 2021).

Apesar de ser difícil separar os efeitos referidos no último parágrafo, derivados da própria composição social das pessoas que habitam num determinado local, dos efeitos que se reportam à forma como a saúde de uma população depende parcialmente do contexto social e físico da área onde vive que, portanto, remetem para fatores mais específicos referentes à localização geográfica e territorial, como por exemplo os fatores ambientais relacionados com a poluição sonora, atmosférica ou a qualidade da água potável, é um facto que as desigualdades territoriais também não se reduzem a outras desigualdades sociais, como as que se expressam nas **classes sociais** de pertença, conforme provam os diferentes estados de saúde que se verificam, por vezes, em locais que têm uma composição social semelhante.

A este propósito Heather Joshi e outros autores (2001) salientam a maior incidência de doenças de longa duração, em Inglaterra, em áreas onde estão ou estiveram instaladas indústrias pesadas ou portuárias do que em áreas onde estão instaladas indústrias ligeiras, facto que tanto se pode dever ao efeito direto de fatores ambientais como aos efeitos sociais do declínio dessas indústrias, com destaque para o aumento do desemprego. A relação entre as desigualdades territoriais e as desigualdades em saúde resulta, pois, na maioria das vezes, da combinação destes dois tipos de efeitos (composição da população e contexto local/territorial).

Deste modo, o conhecimento global da influência do território sobre a saúde das populações implica a consideração e análise do impacto do espaço e da especificidade das diferenças geográficas que se verificam em diferentes dimensões (regiões, concelhos, freguesias, bairros) onde há diferentes fatores de risco ambientais para a saúde, conforme demonstra, por exemplo, a relação existente entre a presença da concentração de indústrias poluentes em determinados espaços geográficos e a maior incidência de doenças respiratórias nesses locais. A poluição, o clima, a qualidade da água, a qualidade do ar, a qualidade habitacional, são fatores que estão frequentemente relacionados com a maior ou menor incidência de determinadas doenças. Por outro lado, existe uma relação dinâmica entre o espaço físico e os processos sociais, a apropriação do espaço e os estilos de vida (particularmente os que têm maior impacto na saúde) que não são, de forma alguma, independentes do espaço em que decorrem e da sua organização, dos equipamentos coletivos, da acessibilidade aos serviços de saúde, dos transportes públicos, dos locais de lazer, dos espaços verdes, das formas de ocupação do espaço público, dos tipos de consumo, etc.

Relativamente à distribuição territorial das desigualdades em saúde, merecem uma referência particular as desigualdades que ocorrem à escala mundial, onde se verificam grandes assimetrias entre os diferentes países. Os países com maior e menor esperança média de vida à nascença estão separados por mais de 30 anos (Japão – 84,6; República Centro-Africana – 53,7) (Fonte: World Bank, 2020). Estes dados que revelam situações muito diferentes, à escala planetária, entre os vários países e regiões do mundo, suscitam a discussão e a reflexão mais alargada acerca das desigualdades entre os países centrais e periféricos do sistema geopolítico mundial, resultantes de relações desiguais de **poder** em que «a gestão mundial da saúde tem vindo a ser objeto dos efeitos continuados de processos de distanciamento de algumas regiões do mundo face a outras, na medida em que quando os sistemas de interdependência se intensificam e reorganizam a posição de cada região nesse sistema aniquilam sistematicamente as mais pobres, as mais desfavorecidas e as mais distantes dos centros nevrálgicos de concentração de poder» (Correia, Carapinheiro e Raposo, 2018: 35).

Uma das principais conclusões que os dados estatísticos permitem retirar reporta-se à observação de que a distribuição mais equitativa dos rendimentos num dado país tende a resultar numa maior esperança média de vida à nascença da sua população e, do mesmo modo, verifica-se a tendência para que a esperança média de vida à nascença seja menor nos países em que a distribuição de rendimentos é menos equitativa. Com efeito, o aumento da esperança média de vida à nascença tende a ser mais significativo quando existe uma maior distribuição da riqueza dos países e regiões, expressa, por exemplo, em diferenças salariais mais reduzidas, do que quando num dado país aumenta a sua riqueza absoluta, medida pelo Produto Nacional Bruto (PNB).

Dito por outras palavras, as maiores assimetrias de um país ou de uma região, em termos socioeconómicos, tendem a resultar numa taxa de mortalidade mais elevada e, consequentemente, numa menor esperança média de vida à nascença, enquanto nas sociedades mais homogéneas em termos económicos e sociais, as pessoas tendem a viver, em média, durante mais anos. Nesta lógica, verifica-se igualmente que não são forçosamente os países mais ricos que têm os melhores resultados em termos de indicadores de saúde mas sim aqueles em que existe uma distribuição mais equitativa dos rendimentos (Annandale, 1998, Costa, 2012).

Esta relação entre os indicadores de saúde, com saliência para a esperança média de vida à nascença, e os indicadores sociais dos diversos países, recoloca uma questão que tem sido enunciada no quadro da análise sociológica da saúde, relacionada com a discussão acerca da importância assumida pelas condições sociais para a melhoria dos resultados obtidos no âmbito da saúde. Efetivamente, não obstante a importância da intervenção médica, o impacto das novas tecnologias nos cuidados de saúde e o acesso generalizado aos serviços de saúde, para a melhoria dos resultados obtidos no âmbito da saúde, nas sociedades contemporâneas a intervenção no campo restrito da saúde tem-se revelado insuficiente quando não é acompanhada de outro tipo de investimentos sociais, como por exemplo as mudanças nas disponibilidades e hábitos alimentares, hábitos de higiene, estilos de vida e investimentos nas áreas do ambiente, planeamento urbano, condições de habitação, distribuição do rendimento, política de emprego, combate à pobreza, para citar apenas alguns dos fatores mais importantes.

Um dos melhores exemplos de que não existe uma relação direta entre a riqueza dos países ou o investimento na saúde e os indicadores relativos aos resultados obtidos é o dos Estados Unidos da América, país com alto rendimento *per capita* e percentagem elevada de investimento em saúde face ao Produto Interno Bruto (PIB), mas que apresenta valores de esperança média de vida à nascença inferiores ao de Cuba (média geral de 77,3 anos no caso dos Estados Unidos da América e de 78,9 anos no caso de Cuba – Fonte: World Bank, 2020), país com um PIB per capita mais de dez vezes inferior (Fonte: World Bank, 2019). O mesmo sucede quando se procede a uma comparação entre os Estados Unidos da América e outros países do próprio continente americano com um PIB inferior, relativamente a outros indicadores relacionados com a saúde (mortalidade até aos cinco anos de idade, número de médicos por mil habitantes, etc.) (Nunes, 2011).

O investimento em saúde traduzido em hospitais e clínicas de elevada qualidade, com recurso aos meios tecnológicos mais modernos e a profissionais altamente qualificados, também não garante, por si só, a melhoria global dos resultados relativos aos indicadores de saúde. Por exemplo, na Índia, líder mundial do turismo médico, o desenvolvimento tecnológico e da qualidade de diversas unidades de cuidados de saúde contrasta com a reduzida esperança média de vida à nascença (69,9 anos – 71,2 para as mulheres e 68,7 para os homens – 136º lugar entre os 194 países e regiões do mundo – Fonte: World Bank, 2020).

2.3. Saúde e género

Como se distribui a esperança média de vida à nascença, a taxa de morbilidade e o tipo de doenças, por sexo? Como se distinguem os conceitos de sexo e género?

Em termos gerais, as mulheres vivem em média durante mais tempo do que os homens. Trata-se de uma regularidade verificada atualmente em todos os países de mundo (Fonte: World Bank, 2020), em anos anteriores as raras exceções observadas localizavam-se em (poucos) países que têm uma posição periférica face ao sistema geopolítico mundial. Em Portugal, onde os valores são semelhantes à maioria dos países europeus e estão próximos da média da União Europeia, a esperança média de vida à nascença para a população feminina é de 83,4 anos enquanto para a população masculina é de 77,7 anos, observando-se, portanto, uma discrepância de 5,7 anos (Fonte: INE, 2021).

Contudo, esta realidade só se começou a observar sensivelmente desde meados do século XIX, pois até aí os homens viviam, em média, durante mais tempo do que as mulheres. A inversão da tendência que se vinha verificando em séculos anteriores não se deve tanto ao efeito das características físicas e biológicas que distinguem os homens das mulheres (sexo) quanto aos traços sociais e culturais configuradores da «masculinidade» e da «feminilidade» (**género**), bem como aos efeitos das profundas alterações estruturais ocorridas nas sociedades contemporâneas. De facto, não obstante a relação dialética que se estabelece entre as dimensões biológica e social, é um facto que as características biológicas das pessoas não se alteraram tão significativamente ao longo do tempo, ao contrário do que tem sucedido em relação às transformações sociais e culturais que originaram alterações importantes relativamente ao **papel** e à posição das mulheres na sociedade.

Antes de mais, impõe-se especificar melhor a distinção entre os conceitos de sexo e de **género**, enquanto o sexo se reporta ao domínio do «natural» e, portanto, refere-se às diferenças entre as características físicas (anatómicas e fisiológicas) que distinguem os homens e as mulheres a partir de uma determinação genética e biológica; o género, por sua vez, reporta-se ao domínio das dimensões sociais e culturais e refere-se aos traços sociais e culturais configuradores da masculinidade e da feminilidade, interiorizados e construídos socialmente a partir das **representações** dominantes acerca das características e das práticas mais apropriadas aos homens e às mulheres. Desta forma, enquanto o sexo tem uma essência fixa, o género apresenta-se de modo dinâmico, recompondo-se e alterando as suas configurações em função das mudanças dos valores e das **estruturas sociais**, o sexo é uma categoria descritiva e o género é uma categoria analítica.

Refira-se igualmente que o sexo também não pode ser analisado como uma categoria homogénea pois, apesar de se observarem **representações** sociais e estereótipos dominantes relativamente ao **género** masculino e ao género feminino, cada um destes géneros incorpora a diversidade e a heterogeneidade traduzidas nos múltiplos modos de entendimento da «masculinidade» e da «feminilidade» que estão presentes em cada sociedade e nos diferentes grupos sociais, incluindo as diferentes formas identitárias «queer» que não se reveem na ordem binária do **género**. As identidades de género, a exemplo das outras formas de **identidade** social, são plurais e heterogéneas, pois apesar de se definirem com base nos atributos e «afinidades» (características, representações, **práticas**, **papéis**, **normas** padronizadas, estatutos) comuns a um grupo, são compostas pela unidade e pela diversidade próprias dos contextos em que se formam, assim a análise das identidades de género implica a consideração simultânea da unidade e da diversidade sobre a qual são construídas (Pinto, 1991; Mendes, 2001; Tavares, 2007; Rodrigues, 2011; Hilário, 2019).

Em termos globais, as diferenças entre homens e mulheres também são particularmente visíveis no que concerne às causas de morte prematura, ou seja, às que ocorrem antes dos 70 anos. No sexo masculino, são mais frequentes as mortes prematuras causadas por doenças cardiovasculares, doenças pulmonares incluindo o cancro do pulmão, doenças do estômago, esófago, fígado, SIDA, acidentes de trabalho, acidentes de viação, alcoolismo, toxicodependência, homicídios, afogamento, envenenamento, esquizofrenia e suicídios.

Se os valores referentes à mortalidade prematura e à esperança média de vida à nascença expressam claramente que, em média, as mulheres vivem durante mais tempo do que os homens, já os dados referentes à taxa de morbilidade mostram que, pelo contrário, as doenças afetam mais as mulheres. Todavia, o tipo de doenças mais frequentes no sexo feminino são muito diferentes das doenças mais frequentes no sexo masculino, assim, os homens sofrem mais das doenças focadas no parágrafo anterior, relativas às causas de morte prematura e, mais especificamente, das doenças originadas por diferentes tipos de acidente (em particular os acidentes de viação), têm mais doenças com origem no consumo excessivo de álcool e sofrem mais frequentemente de doenças relacionadas com os estilos de vida.

Por sua vez, as mulheres sofrem mais de doenças mentais (particularmente de depressões e neuroses, pois a esquizofrenia incide mais sobre o sexo masculino), enxaquecas, osteoartrites, reumatismo e dores nas costas. Os tipos de doenças mais frequentes nas mulheres também são, em geral, tendencialmente menos fatais a «curto prazo» do que as doenças que afetam os homens e, portanto, são menos passíveis de provocar prematuramente a morte. O facto de as mulheres serem, em média, mais velhas e menos expostas a acidentes e doenças fatais a curto prazo, torna-as mais propensas a contrair doenças associadas ao envelhecimento, em particular as doenças crónicas que têm maior incidência no sexo feminino.

Até que ponto a forma como os dados são construídos e operacionalizados podem enviesar a análise da relação entre as desigualdades em saúde e o género? Até que ponto essa análise assenta em artefactos?

A análise sociológica produzida no sentido de identificar os motivos relacionados com a maior taxa de morbilidade feminina comparativamente à masculina, tem sublinhado a presença de desigualdades estruturais entre os **géneros** que estariam na base dessa diferença. Por outro lado, também tem evidenciado a possibilidade dos dados distorcerem a realidade por assentarem em artefactos causados pela forma como são produzidos, chamando a atenção para a necessidade de submeter os dados relativos à distribuição da taxa de morbilidade em função do sexo a uma reflexão epistemológica e metodológica prévia.

Partindo da exposição desta segunda hipótese, os dados referentes à morbilidade contêm, de facto, uma natureza diferente comparativamente à mortalidade, não se excluindo a possibilidade de assentarem em artefactos e enviesamentos resultantes da forma como são construídos os indicadores. Nesta perspetiva, os dados dependeriam mais do modo como são produzidos do que propriamente da «realidade» que retratam, sobrevalorizando, de modo artefactual, as diferenças de **género** relativamente à morbilidade. O que está em causa, pois, é aferir até que ponto a diferença entre as taxas de morbilidade feminina e masculina reflete realmente o estado de saúde dos homens e das mulheres ou até que ponto constituem um artefacto relacionado com a construção dos indicadores e com o modo como são expressos e avaliados os sintomas.

Ao contrário do que sucede com a taxa de mortalidade, medida através de dados mais fiáveis e menos ambíguos, a taxa de morbilidade é operacionalizada com base num critério aparentemente objetivo, assente no diagnóstico médico de uma doença, mas que depende de um conjunto de fatores e de juízos de valor subjetivos, relacionados com a subjetividade inerente a parte dos diagnósticos e dos atos médicos, em particular os que se reportam a situações em que está presente um grau elevado de incerteza e indeterminação ou a determinado tipo de doenças, como é o caso das doenças mentais, em que os diagnósticos não estão isentos de **representações sociais** e de ideologias que os influenciam decisivamente, além de dependerem da declaração ou não dos sintomas da doença por parte dos indivíduos, da forma como são expressos esses sintomas e da própria interpretação que os médicos fazem acerca da sua maior ou menor gravidade. Em função destes fatores, que também variam de médico para médico, sintomas equivalentes podem gerar diagnósticos distintos, face à presença ou ausência de doença.

Estes fatores cruzam-se com as questões relacionadas com o **género**, na medida em que devido aos valores dominantes que são transmitidos e interiorizados nos processos de **socialização** diferenciais consoante se trate do género masculino ou feminino, as mulheres tendem a admitir que estão doentes mais facilmente do que os homens, geralmente, relatam mais os seus problemas e expressam mais frequentemente a presença de sintomas pouco normais relacionados com a doença e com a dor ou que sofrem de problemas do foro psicológico, nomeadamente depressões e, ao invés, os homens tendem, por seu lado, a dispensar mais os cuidados de saúde e negar a presença da dor ou da doença, embora admitam com mais frequência, por exemplo, os seus problemas relacionados com o consumo excessivo de álcool e com as drogas (Cabral, Silva e Mendes, 2002).

Por sua vez, os médicos tendem a valorizar de forma diferente os sintomas declarados em função do sexo, prescrevendo um maior número de medicamentos e diagnosticando mais facilmente grande parte das doenças às mulheres do que aos homens, nem sempre devido às diferenças reais face ao estado de saúde mas sim devido à influência das **representações sociais** e dos estereótipos acerca da identidade dos **género**s que produzem uma maior aceitação da fragilidade feminina associada geralmente à ideia de que as mulheres são mais suscetíveis à contração de doenças. Estes estereótipos de género surgem frequentemente associados à função reprodutiva feminina e influenciam fortemente os critérios de classificação de determinados sintomas na categoria de doenças, como tem sido demonstrado empiricamente em diversos trabalhos investigação realizados em vários países e também em Portugal.

Num desses trabalhos de investigação, Ricardo Antunes (2011) verifica diferenças em função do **género**, presentes na forma como os profissionais de saúde, nomeadamente os médicos e os enfermeiros, elaboram os registos clínicos e os registos de enfermagem que constam dos processos hospitalares dos doentes. Por sua vez, Joana Zózimo (2011), ao entrevistar médicos de família e psiquiatras no âmbito de um trabalho de investigação sobre as ideologias terapêuticas relativas à prescrição de antidepressivos e calmantes, salienta que as referências ao género (a par de outros fatores como a idade, inclusão social, região e condições socioeconómicas) são mobilizadas nos **discurso**s médicos para legitimar como «naturais» as diferenças patentes no diagnóstico e na prescrição, nomeadamente o facto de diagnosticarem mais depressões e prescreverem mais antidepressivos e calmantes às mulheres.

Outros fatores podem enviesar a análise acerca da diferença entre a taxa de morbilidade masculina e feminina, nomeadamente o facto de as mulheres acederem efetivamente mais aos serviços de saúde do que os homens, o que torna mais provável que lhes sejam diagnosticadas doenças com maior frequência, ou o facto destas diferenças residirem geralmente em pequenos sintomas e em doenças do foro psicológico que predominam entre as mulheres, pois, como salienta Ellen Annandale (2003), se fossem retirados esses fatores quando se procede à comparação entre a morbilidade masculina e feminina, essas diferenças seriam anuladas e, portanto, os valores seriam idênticos.

De que forma as identidades de género influenciam a saúde e a doença?

Apesar da pertinência das análises que têm evidenciado a forte probabilidade de existirem artefactos na forma como é medida a taxa de morbilidade e têm salientado a necessidade de relativizar os dados sobre o modo como esta taxa e a ocorrência de determinados tipos de doença incidem diferentemente em indivíduos do sexo masculino e feminino, também é um facto que existe uma forte associação entre alguns tipos de doença e as identidades de **género**, conforme demonstram em primeira instância os dados estatísticos e, sobretudo, os contributos de um conjunto significativo de sociólogos e de outros cientistas sociais que analisaram e realizaram trabalhos de investigação empírica acerca da relação entre as desigualdades em saúde e as diferenças de género.

Com efeito, a análise e a investigação sociológica realizada acerca da forma diferencial como a mortalidade, a morbilidade e os tipos de doença afetam os homens e as mulheres tem produzido explicações suportadas por quadros teóricos consistentes, centrados na forma como as identidades de **género** influenciam a saúde dos indivíduos, através dos processos culturais subjacentes à **construção social** dos modelos de masculinidade e de feminilidade que condicionam as perceções, as **práticas** e os **papéis sociais** atribuídos de modo diferente a cada género. As diferenças de género produzem efeitos na evolução desigual da esperança média de vida masculina e feminina, ao traduzirem perceções e práticas sociais distintas que têm forte impacto na saúde, quer através das formas de lidar com a doença e com os riscos de a contrair, quer através das práticas que envolvem riscos para a saúde bem como das práticas preventivas ligadas aos cuidados particulares relativamente à saúde.

Os traços dominantes da masculinidade refletem-se negativamente na saúde e na mortalidade prematura dos homens, favorecendo as condições propícias para estes tenderem a ser globalmente mais vulneráveis a situações e comportamentos de risco, por privilegiarem mais as atividades de lazer que envolvem maior risco físico como, por exemplo, a prática de desportos radicais, por se exporem mais facilmente a acidentes de viação mortais (não apenas por conduzirem mais frequentemente mas sobretudo por o fazerem de forma mais arriscada), por serem mais propensos ao consumo excessivo de álcool. Todas estas **práticas** são interiorizadas como intrínsecas ao **papel** masculino que tende a incentivar os homens a assumir esses comportamentos e **estigma**tizar aqueles que não o fazem. Pelo contrário, os valores dominantes referentes aos papéis tradicionalmente associados ao sexo feminino, transmitidos e interiorizados por diferentes instâncias no respetivo processo de **socialização**, induzem a maioria das mulheres a evitar comportamentos de risco.

Por outro lado, a maior procura e o maior acesso efetivo aos serviços de saúde por parte das mulheres têm sido relacionados com formas diferenciais de **socialização** feminina transmitidas desde a infância, mais orientadas para a aceitação de ajuda médica, expressas em dois fatores dominantes: o primeiro prende-se com a socialização específica para o relacionamento próximo com os serviços de saúde que ocorre desde a infância e prolonga-se ao longo da vida através de **práticas** associadas ao **papel** feminino tradicional de «cuidar», traduzidas pelo acompanhamento de familiares a consultas e exames médicos, bem como pelo apoio em situações de doença que, em ambos os casos, são realizadas geralmente por mulheres, a exemplo do que sucede relativamente à responsabilidade pela promoção da saúde e pela alimentação; o segundo prende-se com o estereótipo tradicional do **género** feminino que influencia a maioria das mulheres a aceitar e conviver mais facilmente a condição de fragilidade física e psicológica. Ao invés, os homens tendem a assumir comportamentos contraproducentes para a sua saúde, ao subestimar e desvalorizar os sintomas de doença e/ou mal-estar físico e psicológico, dispensar mais frequentemente os conselhos e a ajuda médica bem como a solicitar menos os serviços de saúde, fatores relacionados com a «**socialização** para a masculinidade» que produz formas identitárias características do **género** masculino (sobre)valorizadoras da autonomia associada à robustez, força física e virilidade, desvalorizando a presença da doença por ser representada como um sinal de fraqueza (Annandale, 1998, 2003; Cabral Silva e Mendes, 2002).

As diferenças de **género** também se verificam ao nível das práticas sexuais, em que os indivíduos do sexo masculino tendem a ter maior número de parceiros sexuais e mais relações sexuais desprotegidas, facto que, como é óbvio, não é independente da maior frequência da transmissão do vírus da SIDA em indivíduos do sexo masculino que, em Portugal, se traduz numa proporção aproximada de três homens para uma mulher, em cada quatro pessoas infetadas. Efetivamente, a sexualidade/«competência sexual» está associada ao estereótipo tradicional masculino que tende a relacionar as noções de masculinidade e de sexualidade. Dois exemplos interessantes a propósito da relação entre as **representações** da masculinidade e a sexualidade são dados através de trabalhos de investigação realizados acerca das perceções sobre o cancro da próstata (Chapple e Sue, 2002) e sobre as representações sociais acerca do cancro testicular expressas nos **discursos** presentes nas revistas de maior circulação nos Estados Unidos da América e no Canadá, entre 1980 e 1994 (Clarke e Robinson, 1999).

No primeiro desses estudos, as autoras salientam a forte relação existente entre as perceções acerca do cancro da próstata e as **representações** de masculinidade, traduzida na relutância em consultar um médico («um homem não se queixa»), no embaraço pela falta de controlo das funções do corpo (por exemplo, a de urinar) em função dos tratamentos (de radioterapia, por exemplo), na falta de energia (impeditiva, por exemplo, de praticar desporto ou outras atividades físicas), na impotência e na falta de interesse sexual, num estudo recente realizado em Portugal sobre as dinâmicas associadas à experiência de diferentes tipos de cancro (mama, próstata, pulmão, esófago e cólon), Paula Silva (2018) foca igualmente a relação entre o cancro da próstata e a desestruturação da identidade de género. Juanne Clarke e Julie Robinson (1999) salientam, por sua vez, a sobrevalorização da importância simbólica dos testículos (ou da perca de um testículo) na imagem masculina, transmitida através dos órgãos de comunicação social analisados.

Como é que as condições sociais influenciam a saúde e a esperança média de vida feminina e masculina?

As diferenças entre a esperança média de vida feminina e masculina também se devem a alterações estruturais profundas que ocorreram nas sociedades contemporâneas. Relativamente à evolução da esperança média de vida feminina, o seu aumento relaciona-se com diversos fatores, nomeadamente a redução da mortalidade no parto, a criação de menos filhos e em melhores circunstâncias, a melhor situação económica e maior autonomia resultante da presença massiva das mulheres no mercado de trabalho, a maior separação entre as esferas familiar e profissional, a melhoria geral das condições de vida materiais e psicológicas. Por outro lado, a maior taxa de mortalidade masculina também está relacionada com o facto de, em termos gerais, o desempenho profissional dos homens envolver maior risco físico e estar sujeito a condições de trabalho piores, mais perigosas e mais desgastantes.

No que concerne aos fatores estruturais explicativos da maior taxa de morbilidade feminina relativamente à masculina, uma das hipóteses mais frequentemente expressas por diferentes sociólogos que se debruçam sobre este tema, prende-se com a sobrecarga de trabalho que recai sobre as mulheres pelo facto de acumularem múltiplos **papéis sociais**, nas esferas profissional e familiar, em consequência da distribuição desigual das tarefas domésticas (em que se incluem os cuidados prestados aos filhos), o que aumenta a probabilidade de deterioração do estado de saúde e de ocorrência de um maior número de doenças.

O desempenho simultâneo de **papéis** familiares e profissionais poderá também ser um dos fatores que mais contribuem para a maior ocorrência de doenças do foro psíquico em mulheres, por gerar acumulação acrescida de fadiga originada pela sobrecarga de trabalho e por provocar uma maior vivência de situações de ansiedade e de pressão. Contudo, a relação entre a morbilidade e o desempenho simultâneo de papéis familiares e profissionais varia significativamente em função das condições e do tipo de trabalho desempenhado, ou seja, o desempenho de papéis profissionais reflete-se de forma diferenciada nas várias profissões.

Num trabalho publicado em 2003, com recurso aos dados estatísticos disponíveis, Luísa Ferreira da Silva e Fátima Alves analisam a saúde das mulheres em Portugal. Em termos gerais, as tendências apontadas prendem-se com o contexto de mudança da sociedade portuguesa das últimas décadas e aproximam-se das que têm sido realçadas internacionalmente pelos vários autores que se debruçam sobre este tema.

No contexto da modernização da sociedade portuguesa nas últimas décadas – urbanização, industrialização, terciarização, instrução e informação – as condições de vida individuais e familiares alteraram-se no sentido de uma maior separação entre o quotidiano familiar e o socioprofissional, tendo a situação da mulher sofrido grandes modificações no sentido da igualdade de direitos e deveres e no da equidade de papéis e estatutos sociais.

Nas últimas décadas, a situação de vida das mulheres portuguesas modificou-se no sentido do casamento mais tardio, do menor número de filhos e de uma vida profissional ativa a tempo inteiro no mercado de emprego. Existe também hoje um número muito superior de mulheres que vivem sós ou só com os(as) filhos(as) – família monoparental.

Estas e outras mudanças (tipo de habitação e equipamentos domésticos, distância ao local de trabalho e transportes utilizados, acesso a equipamentos de apoio à família como creches, jardins de infância, serviços de apoio domiciliário, etc.) afetam o quotidiano das famílias no interior das quais são as mulheres as mais sobrecarregadas com as tarefas domésticas e os cuidados às crianças e às outras pessoas necessitadas (idosos, deficientes e doentes), dispondo de menos tempo livre do que os homens e intervindo menos na vida cívica pública e na política.

Silva, Luísa Ferreira e Alves, Fátima (2003), *A saúde das mulheres em Portugal*, Porto: Afrontamento, pág. 22.

Como tem evoluído a esperança média de vida à nascença por sexo? Quais os motivos que podem estar na base dessa evolução?

Em termos absolutos, a esperança média de vida à nascença tem aumentado significativamente para ambos os sexos. Contudo, em termos comparativos, assistimos até às últimas décadas do século XX a um aumento da diferença entre a esperança de vida feminina e masculina. A partir daí, mais especificamente desde a década de 1970, em diferentes países, incluindo Portugal (sobretudo nas últimas décadas), tem-se verificado uma estabilização relativa e a evolução recente da distribuição da esperança média de vida à nascença por sexo revela que a taxa de mortalidade masculina está a descer a um ritmo maior do que a feminina (em Portugal a diferença era de sete anos em 2000 e atualmente – 2020 – é de cinco anos e meio) e, sobretudo, as projeções feitas para as próximas décadas, com base nesses dados, apontam para a possibilidade de inversão desta tendência, no sentido de uma maior redução da diferença entre os sexos em termos de mortalidade prematura e de esperança média de vida à nascença, como resultado das mudanças que se têm verificado nas identidades de **género**.

A maior convergência e sobreposição entre os **papéis**, os padrões e os estilos de vida masculinos e femininos, num contexto de diminuição das distâncias entre os papéis masculino e feminino, acompanhada das novas formas de entender a masculinidade e a feminilidade, resulta na adoção por um maior número de mulheres de um conjunto de **práticas** que envolvem risco para a saúde (consumo excessivo de álcool, condução mais arriscada, etc.), enquanto mais homens passaram a adotar menos comportamentos de risco e a tomar mais precauções com a saúde e com o corpo, afastando-se progressivamente da ideia de que os homens são fortes, invulneráveis e não precisam de ajuda (neste caso, dos profissionais de saúde) nem de cuidar do corpo. Apesar da persistência do **género** como um importante fator de desigualdade que se reflete, entre outros, no campo da saúde, verificam-se importantes transformações, ao nível da atenuação das diferenças de género e das alterações de valores sociais conducentes à redefinição dos papéis masculino e feminino, operada ao longo das últimas décadas. Neste quadro, os homens adotam cada vez mais um conjunto de práticas e comportamentos que, na aceção tradicional dos papéis masculino e feminino, estavam «reservados» às mulheres.

A maior aproximação entre os estilos de vida masculinos e femininos, observada a partir da segunda metade do século XX, em particular desde a década de 1960, reflete-se, por exemplo, no consumo de tabaco, apontado geralmente como um importante fator de risco relativamente à mortalidade prematura. De modo diferente do que sucede em Portugal, onde o ato de fumar se tem constituído como uma prática predominantemente masculina (Tavares *et al.*, 2013), em países de modernidade avançada, como por exemplo o Reino Unido e os Estados Unidos da América, verifica-se um declínio acentuado da percentagem geral de fumadores e, simultaneamente, uma alteração da distribuição dos fumadores por sexo, passando a registar-se um equilíbrio percentual entre fumadores do sexo masculino e do sexo feminino, fruto da menor diminuição da percentagem de mulheres que têm o hábito de fumar, em comparação com os homens que registam uma diminuição mais acentuada do hábito de fumar. Como refere Hillary Graham (1995), no Reino Unido, na primeira metade do século XX, o consumo de cigarros fazia parte de uma clara identidade masculina mas durante a segunda metade do mesmo século, nomeadamente a partir da década de 1960, a percentagem de fumadores diminuiu de forma generalizada mas o consumo de tabaco diminuiu menos entre as mulheres, resultando, durante a década de 1990, numa semelhança entre a percentagem de fumadores homens (29%) e mulheres (28%).

Tem-se também verificado uma diminuição, para o conjunto da população, do número de mortes através de causas que tradicionalmente têm afetado mais os indivíduos do sexo masculino, como por exemplo os acidentes de viação, a diminuição da mortalidade em acidentes de trabalho ou a exposição prolongada a produtos tóxicos. A este dado, não são alheias as transformações estruturais ocorridas na segunda metade do século XX que causaram o declínio de áreas de atividade económica onde os riscos são maiores (como é o caso de vários setores da indústria e em particular da indústria pesada), diminuindo de forma acentuada, relativamente à população em geral, a percentagem de pessoas a trabalhar nesses setores (operários) que tradicionalmente empregam homens.

A diminuição do número de mortes devido às causas atrás referidas também está diretamente relacionada com os efeitos das campanhas de prevenção e com a implementação de medidas preventivas, bem como com o maior controlo dos riscos de acidente, quer se trate de acidentes de trabalho (veja-se o crescimento do controlo da higiene e segurança no trabalho em setores como a indústria e a construção civil), quer se trate de outro tipo de acidentes como por exemplo os acidentes de viação, onde se faz sentir o peso considerável de medidas como o maior controlo da velocidade, o uso obrigatório do cinto de segurança e o controlo da ingestão de bebidas alcoólicas pelos condutores, bem como o efeito geral da aplicação de um conjunto alargado de regras de trânsito.

Como variam as relações entre saúde e género nas diferentes classes sociais?

Contudo, conforme já foi atrás afirmado, o sexo não é uma categoria homogénea. Com efeito, a distribuição desigual da esperança média de vida à nascença em função do sexo, não se traduz da mesma forma em todas as **classes sociais** nem, por exemplo, em todos os grupos étnicos. Relativamente às classes sociais, os resultados do trabalho de investigação realizado por Ricardo Antunes (2011) ilustram de forma clara essa realidade, ao constatar que entre os profissionais técnicos e de enquadramento a diferença entre a esperança média de vida feminina e masculina é de apenas 0,4 anos (82,1 anos para as mulheres e 81,7 para os homens) enquanto entre os operários essa diferença cifra-se em 6,3 anos (73,8 anos para as mulheres e 67,5 para os homens).

Estes resultados sugerem que as diferenças inerentes às condições sociais de existência das diferentes **classes sociais** tendem a sobrepor-se às diferenças de **género**. As perceções e **práticas** face à saúde e à doença assentes num entendimento diferente da masculinidade e da feminilidade que estariam na origem das diferentes taxas de mortalidade, não se reportam apenas a identidades de género (que são plurais e portanto não são homogéneas) mas sim a um cruzamento entre as diferenças de género e as diferenças entre classes sociais. Neste sentido, a principal desvantagem reside especificamente nos indivíduos do sexo masculino, de classes situadas na base da hierarquia social.

Na mesma linha de ideias, Luísa Ferreira da Silva e Fátima Alves constatam que «porventura, serão mais distantes entre si os indicadores de saúde/doença das mulheres de diferentes estratos sociais do que os verificáveis entre mulheres e homens com posições sociais idênticas» (2003: 14/15) e Ellen Annandale (1998), reportando-se às diferenças materiais, refere que uma mulher que trabalhe em «dois turnos», num emprego remunerado e em casa, que tenha uma carreira satisfatória, um bom rendimento, boas condições de habitabilidade e conforto, apoio familiar e dos amigos bem como tempo para lazer está em circunstâncias qualitativamente diferentes do que uma mulher que cuide dos filhos numa casa com más condições de habitabilidade e conforto, com um emprego mal remunerado, sem o apoio familiar e de amigos e com pouco tempo para lazer.

A diferença entre as taxas de morbilidade feminina e masculina pode também estar relacionada com a posição ocupada pela maioria das mulheres na **divisão social do trabalho** comparativamente à dos homens. Com efeito, as mulheres tendem a ocupar posições subordinadas na divisão social do trabalho e, consequentemente, na estrutura de **classes**, fator que associado ao conjunto de variáveis focadas ao longo deste capítulo, a que não são alheios os diferentes tipos de capital (económicos, culturais, sociais e simbólicos), aumenta a probabilidade de contrair mais doenças.

SÍNTESE

1. A mortalidade prematura e as doenças incidem significativamente mais sobre as classes situadas na base da hierarquia social, consubstanciando-se as desigualdades em saúde como consequência de desigualdades presentes na estrutura das classes sociais.
2. As classes sociais só se podem definir em termos multidimensionais. Assim, a pertença a determinada classe social estabelece-se através da utilização de uma pluralidade de critérios.
3. Os estilos de vida relacionados com a saúde dependem simultaneamente das opções individuais e das condicionantes sociais, situam-se no cruzamento entre as práticas cada vez mais diversificadas dos indivíduos e as condições e contextos sociais em que essas práticas ocorrem.
4. A persistência das desigualdades em saúde entre as classes sociais relaciona-se com o facto de não terem diminuído significativamente as desigualdades sociais, o que confirma a ideia de que o campo da saúde se constitui como um reflexo e simultaneamente um barómetro das desigualdades sociais.
5. Os dados estatísticos e os dados provenientes de trabalhos de investigação sobre a relação entre saúde e classes sociais, bem como sobre a relação entre saúde e género, não estão isentos de artefactos resultantes da forma como são produzidos.
6. O envelhecimento biológico é acompanhado pelo envelhecimento social, traduzido na «lei dos cuidados inversos» – à medida que aumentam as probabilidades de contrair doenças e as necessidades de acesso a recursos de saúde, diminuem as condições socioeconómicas dos indivíduos para mobilizar esses recursos.
7. A maioria dos indivíduos pertencentes aos grupos étnicos minoritários são duplamente desfavorecidos em termos sociais e em termos de saúde, quer pelas desvantagens inerentes à posição ocupada na estrutura social quer pelas desvantagens inerentes à pertença étnica.
8. A particularidade cultural dos diferentes grupos étnicos produz perceções e práticas de saúde específicas.
9. As desigualdades em saúde estão distribuídas de forma diferenciada pelo território, em função de um conjunto de fatores sociais

(como a composição da população) e de fatores ambientais (planeamento e organização do espaço, equipamentos coletivos, dinâmicas de apropriação do espaço, etc.).

10. As desigualdades em saúde estão desigualmente distribuídas à escala mundial, tendendo a ser maior a esperança média de vida à nascença nos países em que a distribuição de rendimentos é mais equitativa.
11. O facto de as mulheres viverem durante mais tempo do que os homens deve-se às alterações estruturais que ocorreram nas sociedades contemporâneas e ao efeito produzido pelas diferenças de género nas representações e nas práticas relacionadas com a saúde.
12. A diminuição das diferenças de género, traduzida na maior convergência e sobreposição entre os papéis, representações, práticas e estilos de vida masculinos e femininos reflete-se na diminuição das desigualdades em saúde entre homens e mulheres.
13. As desigualdades em saúde provenientes das diferenças de género não incidem da mesma forma em todas as classes sociais, são significativas entre as classes situadas na base da hierarquia social e pouco relevantes entre as classes situadas no topo dessa hierarquia.

BIBLIOGRAFIA

ALBRECHT, Gary; FITZPATRICK, Ray e SCRIMSHAW, Susan (orgs.) (2000), *The handbook of social studies in health and medicine*, London: Sage.

ALMEIDA, João Ferreira (1994), *Introdução à sociologia*, Lisboa: Universidade Aberta.

ANNANDALE, Ellen (1998), *The sociology of health & medicine. A critical introduction*, Cambridge: Polity Press.

ANNANDALE, Ellen (2003), *Gender differences in health* in Taylor, Steve e Field, David (2003) (orgs.), «Sociology of health and health care», London: Blackwell.

ANTUNES, Ricardo (2011), *Desigualdades na vida e na morte – Saúde, classes sociais e estilos de vida*, Lisboa: ISCTE/IUL – Instituto Universitário de Lisboa (tese de doutoramento).

ASPINALL, Peter (2021), *'Black african' identification and the Covid-19 pandemic in Britain: A site for sociological, ethical and policy debate*, Sociology of Health and Ilness, Vol.43, Issue 8.

BACKSTROM, Bárbara (2009), *Saúde e imigrantes: as representações e as práticas sobre a saúde e a doença na comunidade Cabo-Verdiana em Lisboa*, Lisboa: Alto-Comissariado para a Imigração e Diálogo Intercultural.

BAMBRA, Clare *et al.* (2020), *The COVID-19 pandemic and health inequalities*, Journal of Epidemiology Community Health,74.

BARRY, Anne Marie e YUILL, Chris (2002), *Understanding health – A sociological introduction*, London: Sage.

BARTLEY, Mel; BLANE, David e DAVEY-SMITH, George (orgs.) (1998), *The sociology of health inequalities*, Oxford: Blackwell.

BLAKEMORE, Ken (2003), *Ethnicity, race and variations in health*, in Taylor, Steve e Field, David (2003) (orgs.), «Sociology of health and health care», London: Blackwell.

BLAXTER, Mildred (1990), *Health and lifestyles*, London: Routledge.

BOURDIEU, Pierre (1972), *Esquisse d'une théorie de la pratique – précédé de trois* études d'ethnologie kabyle, Genève: Librairie Droz.

BOURDIEU, Pierre (1979), *La distinction. Critique sociale du jugement*, Paris: Minuit.

CABRAL, Manuel Villaverde; SILVA, Pedro Alcântara e MENDES, Hugo (2002), *Saúde e doença em Portugal*, Lisboa: Imprensa de Ciências Sociais.

CABRAL, Manuel Villaverde e SILVA, Pedro Alcântara (2009), *O estado da saúde em Portugal*, Lisboa: Imprensa de Ciências Sociais.

CHAPPLER, Alison e Sue, Ziebland (2002), *Prostate câncer: embodied experience and perceptions of masculinity*, Sociology of Health and Illness, vol. 24, nº 6.

CHEN, Jarvis e KRIEGER, Nancy (2021), *Revealing the Unequal Burden of COVID-19 by Income, Race/Ethnicity, and Household Crowding: US County Versus Zip Code Analyses*, Journal of Public Health Management and Practice, Vol.27, Issue Supplement. 1.

CLARKE, Juanne e ROBINSON, Julie (1999), *Testicular cancer: medicine and machismo in the media (1980-94)*, Health, Vol. 3, nº 3.

CORREIA, Tiago; CARAPINHEIRO, Graça e RAPOSO, Hélder (2018), *Desigualdades sociais na saúde – um olhar comparativo e compreensivo* in Carmo, Renato *et al.* (orgs.), «Desigualdades sociais – Portugal e a Europa», Lisboa: Mundos Sociais.

COSTA, António Firmino (2012), *Desigualdades sociais contemporâneas*, Lisboa: Mundos Sociais.

CURTIS, Sarah e JONES, Ian Rees (1998), *Is there a place for geography in the analisys of health inequality?* in Bartley, Mel; Blane, David e Davey-Smith, George (orgs.) (1998), «The sociology of health inequalities», Oxford: Blackwell.

DRULHE, Marcel (2002), *Les inégalités sociales de santé: quelles intelligibilités?* in Leandro, Maria Engrácia; Araújo, Maria e Costa, Manuel (orgs.) (2002), «Saúde – as teias da discriminação social, Actas do Colóquio Internacional Saúde e discriminação social», Braga: Instituto de Ciências Sociais da Universidade do Minho.

ESTANQUE, Elíseo (2012), *A classe média: Ascensão e declínio*, Lisboa: Fundação Francisco Manuel dos Santos.

GABE, Jonathan; BURY, Mike e ELSTON, Mary Anne (2004), *Key concepts in medical sociology*, London: Sage.

GIDDENS, Anthony (1997 [1ª ed.:1982]), *Sociologia*, Lisboa: Fundação Calouste Gulbenkian.

GRAHAM, Hillary (1995), *Cigaret smoking: a light on gender and class ineguality*, Britain Journal of Social Policy, vol. 24, part. 4.

GRAHAM, Hillary (org.) (2000), *Understanding health inequalities*, Buckingham: Open University Press.

HART, Nicky (1985), *The sociology of health and medicine*, Cornwall: Causeway Books.

HILÁRIO, Ana Patrícia (2019), *(Re) Making gender in the clinical context: a look at how ideologies shape the medical construction of gender dysphoria in Portugal*, Social Theory and Health, Volume 17, Issue 4.

JOSHI, Heather *et al.* (2001), *Putting health inequalities on the map: does where you live matter, and why?* in Graham, Hillary (org.), «Understanding health inequalities», Buckingham: Open University Press.

LANGFORD, Anne e JOHNSON, Brian (2010), *Trends in social inequalities in male mortality, 2001-08. Intercensal estimates for England and Wales,* Health Statistics Quarterly, 47.

LEANDRO, Maria Engrácia; ARAÚJO, Maria e COSTA, Manuel (orgs.) (2002), *Saúde – as teias da discriminação social, Actas do Colóquio Internacional Saúde e discriminação social,* Braga: Instituto de Ciências Sociais da Universidade do Minho.

MACHADO, Fernando Luís e COSTA, António Firmino (1998), *Processos de uma modernidade inacabada* in Viegas, José Manuel e Costa, António Firmino (orgs.), «Portugal, que modernidade?», Oeiras: Celta.

MARMOT, Michael e WILKINSON, Robert (2000), *Social determinations of health,* Oxford: Oxford University Press.

MORGAN, Myfanwy (1996), *Perceptions and use of antihipertensive drugs* in Williams, Simon e Calnan, Michael (orgs.), «Modern medicine – Perpectives and experiences», London: U.C.L.

NETTLETON, Sarah (1995), *The sociology of health and illness,* Oxford: Polity Press.

ORTIZ, Alejandra (2016), *A saúde das mulheres imigrantes: uma questão de cidadania e inclusão,* Lisboa: ISCTE/IUL – Instituto Universitário de Lisboa (tese de doutoramento).

PADILLA, Beatriz *et al.* (2018), *Saúde dos imigrantes – desigualdades e crises no SNS* in Carmo, Renato *et al.* (orgs.), «Desigualdades sociais – Portugal e a Europa», Lisboa: Mundos Sociais.

PEREIRA, João *et al.* (1987), *Desigualdade e saúde em Portugal,* Lisboa: IED.

RODRIGUES, Elisabete (2011), *Masculinidades e factores sociais de risco para a saúde: um retrato nacional,* Saúde & Tecnologia, 6.

SCAMBLER, Graham (org.), (1991), *Sociology as applied to medicine,* London: Baillière Tindall.

SCAMBLER, Graham (2012), *Health inequalities,* Sociology of Health and Illness, Vol. 34, nº 1.

SILVA, Luísa Ferreira (2004), *Sócio-Antropologia da saúde. Sociedade, cultura e saúde/ /doença,* Lisboa: Universidade Aberta.

SILVA, Luísa Ferreira e Alves, Fátima (2003), *A saúde das mulheres em Portugal,* Porto: Afrontamento.

SILVA, Luísa Ferreira *et al.* (2013), *Desigualdades sociais e saúde,* in Alves, Fátima (org.), «Saúde, medicina e sociedade – Uma visão sociológica», Lisboa: Lidel.

STHEL, Fernanda e SILVA, Luciane (2021), *A crise da pandemia da COVID-19 desnuda o racismo estrutural no Brasil,* Sociologia Online, nº 26.

TAVARES, David *et al.* (2013), *Saúde e estilos de vida no concelho de Loures – 2009,* Odivelas: Media XXI.

TAYLOR, Kevin; NETTLETON, Sarah e HARDING, Geoffrey (2003), *Sociology for Pharmacists*, London: MacMillan.

TAYLOR, Steve e FIELD, David (2003) (orgs.), *Sociology of health and health care*, London: Blackwell.

WHITE, Kevin (2002), *An introduction to the Sociology of Health and Illness*, London: Sage.

ZÓZIMO, Joana (2011), *A prescrição de antidepressivos e calmantes: um estudo de caso sobre ideologias terapêuticas na prática clínica de Médicos de Família e Psiquiatras*, Lisboa: ISCTE/IUL – Instituto Universitário de Lisboa (dissertação de mestrado).

3. Organizações e profissões de saúde

Sumário dos temas a tratar neste capítulo:

- O sistema dual de autoridade das organizações de saúde
- Estrutura formal e relações informais
- A relação entre as instituições hospitalares e as instituições totais
- Origem e evolução da análise sociológica das profissões de saúde
- Poderes profissionais no contexto da saúde
- Efeitos das transformações sociais na profissão médica
- Processos de profissionalização no campo da saúde
- O campo de ação das associações profissionais
- Processos de socialização profissional

Conceitos principais deste capítulo:

Autonomia profissional; Desprofissionalização; Divisão social do trabalho; Dominância médica; Especialização; Estratégia; Fechamento social (das profissões); Ideal-tipo; Identidade; Instituição(ões); Instituições totais; Managerialismo; Monopólio profissional; Ordem negociada; Organizações; Poder; Processo de profissionalização; Profissões; Projetos de profissionalização; Sistema concreto de ação; Socialização

Outros conceitos:

> Aculturação; Atores sociais; Classes sociais; Conflito social; Conhecimento leigo; Conhecimento pericial; Construção social; Estado; Movimentos sociais; Normas sociais; Papel(éis) social(is); Práticas sociais; Relações sociais; Representações sociais; Sistema social

A abordagem sociológica das **organizações** e profissões de saúde situa-se na confluência de três áreas de especialização temática: sociologia das organizações, sociologia das profissões e sociologia da saúde. Durante várias décadas, a Sociologia das Profissões e a Sociologia das Organizações desenvolveram-se separadamente, com problemáticas e agendas próprias que não se cruzavam, contudo a exigência de interligação entre os contributos destas duas áreas temáticas relaciona-se com a emergência de fatores de mudança associados à diminuição da percentagem de profissionais especializados que exercem em regime liberal (por conta própria) e à crescente integração desses profissionais nas organizações, quer no setor público quer no setor privado, passando as dinâmicas presentes na **construção social** das profissões a decorrer, em grande parte, no interior das organizações do trabalho em que estas se integram (Rodrigues, 1997; 1999; Gonçalves, 2006; Evetts, 2010). Neste capítulo, os temas remetem, de diferentes maneiras, para um conjunto de questões comuns às organizações e às profissões de saúde, não obstante serem analisadas em pontos separados, por motivos que apenas se prendem com a forma como está estruturada a exposição. Deste modo, os contributos resultantes destas áreas temáticas complementam-se, articulam-se e proporcionam um conhecimento mais amplo acerca do funcionamento das organizações de saúde bem como das dinâmicas, processos e **práticas** dos grupos profissionais.

3.1. As organizações de saúde

Que especificidade têm as organizações hospitalares, comparativamente à generalidade das organizações da esfera do trabalho?

As **organizações** podem ser definidas como «conjuntos humanos formalizados e hierarquizados com vista a assegurar a cooperação e a coordenação dos seus membros no cumprimento de determinados fins»

(Friedberg, 1995: 343). Nesta definição estão implícitas duas ideias interdependentes relacionadas, por um lado, com o envolvimento da presença da ação humana e, por outro, com o pressuposto de racionalidade, assente na estruturação segundo princípios funcionais orientados para alcançar objetivos específicos. O universo das organizações é diversificado, tanto se pode referir às empresas, caracterizadas por terem fins lucrativos, como a um vasto leque de associações e **instituições** de diferentes tipos, dimensões, objetivos e racionalidades que englobam, entre outros, os hospitais públicos, centros de saúde, ministérios, sindicatos, partidos políticos, associações recreativas ou clubes desportivos.

As **organizações** que se situam na esfera do trabalho (como é o caso das organizações de saúde) têm características específicas e constituíram desde muito cedo objeto de estudo da sociologia, com realce para a análise de Max Weber, realizada na década de 1920, sobre o **ideal-tipo** e os traços das «organizações burocráticas». Ao invés da conotação negativa associada atualmente à ineficácia dos organismos públicos, o significado original de burocracia, bem como o sentido atribuído por Weber, refere-se a uma forma particular de administração que se confunde com a noção de organização e de eficiência. O entendimento sociológico deste conceito implica, pois, estar consciente, como salienta Giddens (1997 [1ª ed.:1982]), de que as organizações modernas que se movem na esfera do trabalho são largamente burocratizadas e para as compreender é necessário analisar os pressupostos da burocracia.

A sociologia tem analisado os processos que ocorrem nas **organizações** e simultaneamente tem desenvolvido a crítica ao seu funcionamento burocrático. Neste contexto, tendo por referência o significado etimológico (burocracia enquanto poder dos funcionários – «bureau» + «cracia»), tem salientado a forma como o crescimento e o funcionamento das organizações modernas, assente em formas próprias de cultura e **socialização** dos funcionários, pode subverter os seus objetivos iniciais, orientados para a racionalidade e para a eficiência e, por outro lado, têm sido enfatizados os limites da racionalidade nas organizações (Weber, 1971 [1ª ed.:1922]; Giddens, 1997 [1ª ed.:1982]; Bruce e Yearly, 2009).

Não obstante a sua diversidade, é possível identificar um conjunto de elementos comuns aos diferentes tipos de **organizações** da esfera do trabalho, em que se incluem, conforme já foi referido, as organizações de saúde. Para Weber, os traços principais do que designou por organizações burocráticas são a hierarquia de autoridade (fundada na competência e não na tradição ou no carisma dos chefes); a existência de um regulamento escrito; a presença de funcionários assalariados que trabalham a tempo inteiro; a separação entre as tarefas do funcionário e a vida exterior; e, por fim, o facto de os seus membros não serem donos dos recursos materiais com os quais operam. (1971 [1ª ed.:1922]).

Várias décadas depois de Weber e tendo obviamente como pano de fundo outro contexto social e organizacional, outros autores identificaram as características das **organizações,** Idalberto Chiavenato (1983), da área da gestão dos recursos humanos, destacou a complexidade (considerando a dependência de múltiplos fatores), a estrutura hierárquica, o anonimato assente no funcionamento de estruturas e não de indivíduos, as rotinas padronizadas, a presença de uma estrutura informal e a tendência para a **especialização** bem como a proliferação de funções. Por sua vez, Giddens (1997 [1ª ed.:1982]) salientou os profissionais (qualificados), a tecnologia da informação, o espaço físico e a vigilância/disciplina como sendo os principais fatores que influenciam as organizações do «mundo moderno». Philippe Bernoux (1995 [1ª ed.: 1985]) estabeleceu uma boa síntese acerca das características centrais das organizações, expostas por diferentes autores, destacando as que derivam do contexto mais amplo da **divisão social do trabalho**, onde se enquadram a divisão de tarefas, a distribuição de **papéis**, o sistema de autoridade que pressupõe a existência de uma estrutura hierárquica e o sistema de contribuição-retribuição. Além destas, foca o sistema de comunicações como um dos traços mais relevantes.

Ainda que este conjunto de características e, de um modo mais alargado, os diversos aspetos relacionados com as teorias sociológicas das **organizações**, estejam parcialmente presentes nas organizações de saúde e em particular nos hospitais, porém estes apresentam uma especificidade traduzida em processos sociais a que as teorias gerais das organizações não conseguem dar resposta. Nesta análise, as organizações hospitalares têm-se constituído como objeto de estudo privilegiado, pois consubstanciam-se como a referência principal do setor da saúde, pela influência e centralidade que assumiram ao longo da história (o sistema de saúde português tem sido classificado como «hospitalocêntrico») e continuam a assumir atualmente, por terem marcado o entendimento acerca do funcionamento das organizações de saúde no seu conjunto, isto apesar das alterações verificadas nas políticas de saúde e não obstante a especificidade das diferentes organizações deste setor, nomeadamente as que desenvolvem atividade ao nível dos cuidados de saúde primários.

A principal diferença que se verifica entre a grande maioria das **organizações** da esfera do trabalho e as organizações de saúde, em particular os hospitais, prende-se com o sistema de autoridade. Nas organizações burocráticas, este sistema é sustentado por uma estrutura hierárquica geralmente definida de forma vertical, enquanto nas organizações hospitalares, não obstante as transformações verificadas nas últimas décadas no âmbito das políticas de saúde e da designada nova gestão pública que serão objeto de análise no próximo capítulo, continua a predominar um sistema dual de autoridade, distribuído entre a estrutura administrativa formal composta pela Direção que (teoricamente) define as regras da organização e a autoridade profissional exercida pelos médicos.

Ao invés do que sucede em geral nas organizações da esfera do trabalho, nas organizações hospitalares existem diferentes tipos de autoridade, emanados de diferentes **poder**es e competências: por um lado, a autoridade racional-legal baseada em princípios administrativos, resultante da posição formal dos detentores do poder burocrático, e, por outro, a autoridade profissional da medicina, proveniente da posse do saber necessário para curar doenças e salvar vidas, bem como da competência técnica que lhe permite opor e sobrepor-se às exigências da administração (Freidson, 1968; 1984 [1ª ed.:1970]; Carapinheiro, 1993; Carricaburu e Menoret, 2004).

Como refere Luís Graça, «contrariamente ao que se passa nas empresas, em que a autoridade do *staff* (por ex., engenheiro de organização e métodos) é limitada ao sistema técnico e organizacional de trabalho, no hospital a autoridade dos especialistas (por ex., médicos) sobrepõe-se à autoridade administrativa, na medida em que eles têm o controlo efetivo das *atividades fins* da organização (por ex., tratar e curar os doentes)» (2000: 90). Neste contexto, está presente um **conflito** institucionalizado de **papéis** entre a autoridade burocrática e a autoridade profissional, legitimada pelo saber formal e pela especialização técnica.

Conforme afirma Graça Carapinheiro (1993), referenciando Charles Perrow, nas **organizações** hospitalares, ao contrário do que sucede geralmente nas organizações da esfera do trabalho, verifica-se uma distinção e não uma coexistência entre dois tipos de objetivos: os impostos (oficiais) e os operatórios, os médicos definem objetivos operatórios de **poder** através, por exemplo, do desenvolvimento de projetos de especialização médica e técnica, por sua vez, os gestores definem os objetivos impostos (oficiais) através do exercício do poder formal, traduzido por exemplo através do desenvolvimento de projetos de racionalização que demonstrem capacidade de controlo e coordenação da gestão do hospital.

Os resultados de diversos estudos realizados em **organizações** hospitalares de diferentes países (Carricaburu e Menoret, 2004) e também em Portugal por Graça Carapinheiro (1993), têm salientado que, no quadro do sistema dual de autoridade, distribuído entre os médicos e os gestores hospitalares, o modelo de racionalidade médica sobrepõe-se ao modelo de racionalidade organizativa, apesar dos médicos não deterem **poder** hierárquico. A este aspeto, não são alheias as suas competências nem o tipo de trabalho realizado, distinto do da generalidade das outras profissões qualificadas, por envolver um sentido de urgência relacionado com a capacidade de salvar vidas humanas (Freidson, 1984 [1ª ed.:1970]).

As relações de supervisão que se estabelecem entre médicos nas **organizações** hospitalares também são específicas, distinguindo-se do modelo de organização burocrática, ao consagrar a auto-regulação profissional que estabelece a **autonomia** individual de cada médico dentro dos limites impostos pela profissão, no quadro de um sistema de monitorização e não de supervisão, em que um monitor, ao contrário do supervisor, não é responsável pelos atos dos indivíduos que monitoriza, sendo sempre estes os responsáveis pelas suas decisões e ações. Neste contexto, ao contrário das ordens, dominam as «orientações» que não são suscetíveis de padronização e são sempre diferenciais de acordo com a avaliação de cada caso e com a autonomia revelada por cada profissional. Assim, um médico em posição hierárquica inferior pode receber conselhos e orientações de um superior hierárquico, mas não é obrigado a executá-los, conservando a sua autoridade intacta (Carapinheiro, 1993).

A existência de um sistema dual de autoridade, que se traduz na divisão de **poder**es entre a autoridade burocrática e a autoridade profissional, é consequência da **autonomia profissional** dos médicos, ou seja, da «aptidão de que dispõem numa situação de trabalho para determinar a natureza dos problemas com que se confrontam e para saberem resolvê-los» (Carapinheiro, 1993:50). O conceito de autonomia reporta-se à capacidade dos indivíduos e dos grupos profissionais para definir os termos e as condições segundo os quais o trabalho deve ser realizado e, portanto, supõe o controlo sobre o processo de trabalho nas **organizações**, a regulação das atividades e a ausência de mecanismos de supervisão e avaliação exteriores ao grupo profissional (Freidson, 1968; 1984 [1ª ed.:1970]; Gabe, Bury e Elston, 2004). A questão da autonomia profissional é central para a compreensão do funcionamento das organizações bem como das formas de **poder** profissional aí estabelecidas e que serão abordadas no ponto seguinte (3.2.), referente à análise das profissões de saúde.

Ao estudar as consequências da transformação jurídica dos hospitais públicos para modelos empresarialisados (com dinâmicas transversais a quaisquer outras **organizações** de tipo empresarial), verificada em Portugal no início do século XXI, na sequência de alterações políticas de fundo no sistema de saúde (conforme será exposto no próximo capítulo referente às políticas de saúde) e nas relações profissionais, em particular nas relações de autoridade e **autonomia** entre médicos e gestores, e ao debruçar-se acerca do modo como essas transformações relacionadas com o processo de empresarialização hospitalar e com o aumento do **poder** jurídico atribuído pelo poder político aos gestores hospitalares poderiam eventualmente colocar constrangimentos à autonomia da profissão médica, Tiago Correia defende que, apesar do acréscimo das competências gestionárias, o lugar da medicina não foi alterado nos hospitais e em alguns casos até saiu reforçado, devido sobretudo ao controlo que mantém sobre os saberes especializados e insubstituíveis, pois «os médicos continuam a ser os únicos capazes de responder à função dos hospitais, diagnóstico e cura» (Correia, 2012: 167), mantendo, em consequência disso, o controlo sobre os processos de decisão.

Esta ideia também é, de certo modo, exposta por Hélder Raposo relativamente às implicações da reforma dos cuidados de saúde primários na **autonomia** dos médicos de Medicina Geral e Familiar, ao assinalar que os constrangimentos derivados do maior controlo organizacional sobre as atividades profissionais e das novas lógicas de recomposição intraprofissional não pressupõem necessariamente a perda do controlo do trabalho médico face a formas de pressão externa, pelo contrário «aquilo a que se tem assistido é à emergência de novas dinâmicas que são denotativas de uma tendência de adaptação resiliente da profissão médica, sobretudo por via de alianças estratégicas» (Raposo, 2019: 79), pois «alguns segmentos da profissão médica, mais do que incorporarem passivamente a abordagem managerialista, "colonizam-na" ativamente, resultando daí um reforço importante no seu poder profissional, nomeadamente a uma escala organizacional» (idem).

Como se estabelecem as relações sociais nas organizações? Como se articulam as estratégias dos atores e as estruturas das organizações?

A compreensão acerca da complexidade dos processos sociais que ocorrem nas **organizações** não se reduz às dimensões formais que estruturam a **divisão social do trabalho** e as relações interprofissionais. De facto, as regras e os estatutos dos indivíduos não se aplicam mecanicamente na atividade quotidiana das organizações como resultado de estruturas formais pré-existentes ou de **papéis** burocráticos previamente definidos nem se refletem da mesma maneira nos diferentes contextos de trabalho que são igualmente espaços relacionais produtores de regras informais, no quadro de uma «**ordem negociada**» (Strauss, A., 1992 [1ª ed.:1978]), decorrente de um «**sistema concreto de ação**» (Crozier e Friedberg, 1977), onde se definem as **estratégias** mobilizadas pelos indivíduos.

Como afirma Anselm Strauss, reportando-se sempre à realidade hospitalar, os diferentes **atores** não se limitam a reproduzir a ordem estabelecida, mas, pela sua ação que ocorre principalmente em contextos de interação e de negociação informal, reconstituem e produzem constantemente uma nova ordem, assente no estabelecimento quotidiano de numerosos acordos que vão sendo continuamente renovados, revistos e revogados. Neste sentido, toda a ordem social ou organizacional é uma **ordem negociada** que não tem uma natureza estática, estável ou permanente; pelo contrário, é temporária, alterando-se, reajustando-se, reconstituindo-se e recompondo-se continuamente em processos de negociação quotidianos (Strauss, A., 1992 [1ª ed.:1978]; Lopes, 2001b; Gabe, Bury e Elston, 2004; Carricaburu e Menoret, 2004).

Nas **organizações**, os processos sociais não se reduzem, pois, às dimensões formais. Todavia, também é necessário ter em conta que o quadro da negociação não é espontâneo, antes é condicionado por fatores estruturais delimitadores das fronteiras onde se processa a negociação e o tipo de interação existente entre os indivíduos. Nesta perspetiva, predomina a **ordem negociada** mas nem tudo é passível de negociar, as relações hierárquicas e as relações de **poder** definidas estruturalmente estabelecem, de forma mais ou menos estável, os limites da negociação. Além disso, uma componente importante das tarefas e da atividade profissional que decorre nas organizações da esfera do trabalho e particularmente nas organizações hospitalares, não está regulamentada, sendo nesses casos a prática regulada pelas relações informais que decorrem num contexto de negociação. No seu trabalho de investigação acerca da recomposição profissional da enfermagem, Noémia Lopes salienta que é precisamente no «hiato entre os modelos formais que delimitam as competências e áreas de intervenção do trabalho médico e de enfermagem, e as modalidades concretas de gerir a continuidade dos cuidados, que se geram espaços informais de reajustamento, implicando permanentes formas de negociação» (2001b: 43).

Se a **ordem negociada** abordada por Strauss está presente, de forma geral, nos vários tipos de **organizações** da esfera do trabalho, no domínio da saúde adquire uma centralidade particular, devido à especificidade resultante da imprevisibilidade e indeterminação do tipo de trabalho aí realizado. Deste modo, o quotidiano hospitalar é marcado por processos de contínua negociação ocorridos prioritariamente no domínio das relações informais, não obstante estas também se estruturarem em torno de **normas** e de modos de relações interprofissionais definidos em termos formais por relações de dominação/subordinação que configuram e estruturam o contexto da negociação. Os processos informais, traduzidos nas diferentes formas de negociação, medeiam e procedem a um reajustamento entre as regras e as **práticas** concretas de trabalho (Strauss, 1992 [1ª ed.:1978]; Carapinheiro, 1993; Lopes, 2001b; Carricaburu e Menoret, 2004).

Como salienta Graça Carapinheiro, «no microcosmo da vida social que constitui cada serviço hospitalar compatibilizam-se e dissolvem-se processos sociais de nível "micro" e "macro" numa ordem social *sui generis*, onde à estrutura social formal se sobrepõe, através de múltiplos processos negociativos, uma estrutura social informal» (1993: 184). A investigadora concretiza esta ideia, demonstrando, através de depoimentos resultantes das entrevistas e sobretudo através da observação direta realizada em diferentes serviços hospitalares, que «não havendo forçosamente incompatibilidade entre as regras formais hospitalares e as regras informais médicas, havendo até, na maioria dos casos, múltiplas complementaridades, pode acontecer que, em determinadas situações concretas de incompatibilidade entre interesses específicos, o seu cumprimento simultâneo produza situações de conflito, cuja resolução passa pela cumplicidade de interesses ou, quando está presente a divergência de interesses, passa pela negociação, através da troca de favores, de facilidades e de alguns privilégios, ou então por cedências de algumas parcelas do poder de decisão ou de autorização expressa de invasão recíproca de territórios de funções» (idem: 185).

Por sua vez, numa obra já clássica no domínio da sociologia das organizações, intitulada «O ator e o sistema», Crozier e Friedberg (1977) enfatizam os processos de negociação, introduzindo na análise sociológica a teoria da ação estratégica e o conceito de **sistema concreto de ação**, definido como um sistema humano estruturado que coordena as ações dos seus participantes através de mecanismos de regulação relativamente estáveis que não funcionam por submissão a um órgão regulador nem por constrangimento, mesmo que inconsciente, nem sequer por mecanismos automáticos de ajustamento mútuo, mas sim por relações em que os cálculos racionais estratégicos dos **atores** se integram em função de um modelo estruturado, não sendo os indivíduos que são regulados e estruturados mas sim as relações que lhes estão subjacentes (Crozier e Friedberg, 1977).

Os autores defendem que a ação dos indivíduos resulta de um compromisso entre os seus próprios objetivos e os da organização, negando assim a ideia da existência de uma racionalidade única comum a todos, no interior de uma determinada organização. Nesta análise, parte-se do postulado de que o comportamento e a **estratégia** dos **atores** não são determinados à partida porque têm uma margem de liberdade e um mínimo de autonomia quando mobilizam os seus recursos estratégicos, no quadro dos condicionamentos e dos limites impostos pelas estruturas das **organizações**. O facto das relações de **poder** moldarem um dado contexto organizacional onde se inserem as estratégias dos atores e, assim, todos os membros estarem numa situação de interdependência desigual, não anula a consideração de que o poder tem um caráter relacional e, como tal, não é um atributo independente das **relações sociais**. Neste contexto, os atores têm uma liberdade relativa quando desenvolvem estratégias, num determinado «**sistema concreto de ação**», sobretudo quando estão em causa tarefas e atividades profissionais indeterminadas e, portanto, situadas em zonas de incerteza (Crozier e Friedberg, 1977; Bernoux, 1995 [1ª ed.: 1985]).

Como salienta Noémia Lopes ao expor a teoria desenvolvida por Crozier e Friedberg, «o postulado básico da teoria da ação estratégica sustenta que todos os **atores** são dotados de determinada margem de liberdade e de racionalidade, que utilizam na sua ação, e cujos limites são definidos pelo sistema (contextos organizacionais, sociedade); mas, concomitantemente, também todo o sistema é sempre um campo de ação, que se estrutura, mantém e muda pela ação dos atores, tornando-se numa construção da ação coletiva (2001b : 44). Neste enquadramento, Crozier e Friedberg (1977) identificam quatro fontes de **poder**: posse de saberes especializados dificilmente substituíveis; posse de um capital de relações sociais; domínio da informação; gestão e negociação das zonas de incerteza e de negociação.

Em que medida os hospitais se inscrevem ou não na categoria das instituições totais?

Além de se enquadrarem na categoria das **organizações**, os hospitais também são **instituições** porque têm um mandato da sociedade para exercer determinadas funções, como são, entre outras, a função de produção de cuidados de saúde ou, conforme referiu Parsons e já foi abordado no primeiro capítulo, a função de manutenção da ordem e da coesão social, ao assegurar o bom estado de saúde da população, que, desta forma, pode desempenhar normalmente as suas atividades económicas e sociais, evitando assim, as disfuncionalidades sociais inerentes à presença significativa das doenças (Parsons, 1951; Carricaburu e Menoret, 2004).

Uma das especificidades da organização hospitalar prende-se com as suas semelhanças com as **instituições totais**, designadas por Erving Goffman como um «lugar de residência e de trabalho onde um número elevado de indivíduos, colocados na mesma situação, separados do mundo exterior por um período relativamente longo, vivem em comum uma situação de reclusão, cujas modalidades são explícita e minuciosamente reguladas» (1968: 41). Nas instituições deste tipo, o processo de **socialização** é totalizante, ou seja, a transmissão de valores decorre exclusivamente numa instância que prende os indivíduos a um determinado espaço correspondente às fronteiras físicas da instituição, com carácter fechado e separado da sociedade civil.

Na análise das **instituições totais** («total institution» na versão original embora alguns autores as apelidem de «instituições totalitárias»), Goffman tomou como referência os hospitais psiquiátricos (fez observação direta durante um ano num hospital psiquiátrico em Washington), embora o universo deste tipo de instituições se alargue, com diferentes particularidades para cada caso, às prisões, escolas em regime de internato, instituições militares (sobretudo em tempo de guerra), asilos, conventos, campos de concentração, entre outros. O autor identifica cinco tipos diferentes de instituições totais, com modos distintos de relacionamento com o exterior: Instituições de pessoas inofensivas e incapazes (asilos, lares de terceira idade,...); Instituições erigidas para cuidar de pessoas que podem constituir uma ameaça involuntária para a sociedade (doentes infeciosos, doentes mentais,...); Instituições erigidas para proteger a sociedade daqueles que são intencionalmente perigosos (prisões); Instituições destinadas a assegurar o melhor cumprimento de uma tarefa de carácter laboral e que só se justificam por estes fundamentos instrumentais (quarteis, barcos,...); Instituições concebidas como um refugio do mundo (conventos, mosteiros,... – Goffman, 1968; Pinto, 1990).

As principais características das **instituições totais** prendem-se com o facto de todos os aspetos da vida se desenvolverem no mesmo lugar e sob uma autoridade única; de ser escassa ou nula a interação com o exterior; de existir um sistema de massificação; de todas as etapas da vida diária estarem programadas mediante **normas** formais e um corpo de funcionários; e das diversas atividades obrigatórias se integrarem num plano concebido em função dos objetivos institucionais. Neste contexto, os internos tendem a sofrer um processo de alteração de **identidade** que Goffman denominou por «mortificação do eu», resultante da **aculturação** acompanhada pela manipulação das pessoas por parte das instituições, violando a autonomia e a liberdade de ação individual, através das barreiras levantadas entre o interno e o exterior, das humilhações a que os indivíduos são sujeitos, do facto de serem despojados dos seus **papéis sociais** na vida civil, da propriedade de bens materiais e por vezes do próprio nome; da violação da intimidade, da alimentação e medicamentação forçadas e da rutura com a sua **socialização** anterior (Goffman, 1968).

Trata-se de processos absolutamente baseados na obediência incondicional (as ordens, mesmo absurdas, não se discutem), em que as relações de **poder** e os **papéis sociais** estão muito claramente definidos e delimitados, com base na submissão a um sistema de disciplina coletiva rígida marcada por uma essência massificada, quer ao nível das **práticas** centradas na realização de atividades obrigatórias e explicitamente «regimentadas, quer ao nível» mais simbólico dos rituais ou da uniformização do vestuário. Assim, o quotidiano destas instituições, que são um «híbrido social, em parte comunidade residencial, em parte organização formal» (utilizando a terminologia de Goffman), é marcado pelo carácter repressivo do exercício do poder, ausência de propriedade individual e violação da intimidade devido à inexistência de espaço privado (Goffman, 1968; Pinto, 1990; Carapinheiro, 1993; Graça, 2000; Carricaburu e Menoret, 2004).

Os hospitais e as **instituições totais** têm características comuns, sobretudo em relação às questões de «disciplina» e ao regulamento aplicável aos doentes em situação de internamento. De facto, os hospitais constituem uma expressão do que Foucault designa por «sociedade disciplinar», devido a assegurar a ordem através de uma «micropolítica de disciplina» onde as pessoas são moralmente reguladas para a conformidade, no quadro do exercício do poder disciplinar assente numa série de **práticas** mobilizadas com vista a disciplinar os indivíduos e as populações através, por exemplo, da «promiscuidade na organização do agrupamento físico dos doentes, cumprimento de um regulamento hospitalar que programa a sua vida quotidiana e a apreciação dos comportamentos dos doentes a partir da referência única a uma ideologia centrada na doença/cura» (Carapinheiro, 1993: 56).

Todavia, a maior parte dos sociólogos tem enfatizado a ideia de que, em termos globais, à exceção dos hospitais psiquiátricos, as instituições hospitalares (não psiquiátricas) não podem ser inseridas nessa categoria, distinguindo-se da generalidade das **instituições totais**, a diferentes níveis, antes de mais porque, excetuando as situações de doenças em fase terminal, a alteração da **identidade** social dos doentes internados é provisória e a sua exclusão do mundo exterior é parcial na medida em que podem manter contactos com a sociedade envolvente através das visitas de familiares e amigos ou através do acesso a meios de comunicação social. Esta exclusão também é temporária por se reportar a um período delimitado, aspeto relacionado com os objetivos da própria instituição, centrados na recuperação do estado de saúde dos doentes, e, consequentemente, no próprio abandono do hospital. Além disso, os doentes hospitalares podem, por sua iniciativa individual, pôr fim a essa condição mais cedo que o previsto, através da assinatura de um termo de responsabilidade (Carapinheiro, 1993; Carricaburu e Menoret, 2004).

3.2. As profissões de saúde

Como se definiu o modelo profissional, no quadro das teorias funcionalistas que estão na origem da Sociologia das Profissões? Como se enquadram as profissões de saúde no contexto da análise sociológica das profissões?

A partir da década de 1930, em países anglo-saxónicos, mais especificamente nos Estados Unidos da América e no Reino Unido, a sociologia começa a analisar e investigar os fenómenos e processos sociais relacionados com as profissões, no âmbito da área de especialização temática atualmente designada por «sociologia das profissões» ou «sociologia dos grupos profissionais». Ainda que o interesse por estas questões já esteja presente na obra dos clássicos fundadores da sociologia, em particular em Durkheim (1977 [1ª ed.:1897]; 1977 [1ª ed.:1893]) e em Weber (1971 [1ª ed.:1922]), em termos internacionais a fase inicial do desenvolvimento da sociologia das profissões decorre entre as décadas de 1930 e 1960, em que um conjunto de autores conotados com a corrente funcionalista (Parsons, Goode, Merton, Carr-Saunders e Wilson) procurou identificar o **ideal-tipo** das **profissões**, com base num conjunto de atributos geralmente imputados às profissões, em oposição aos restantes grupos ocupacionais, delineando, desta forma, uma fronteira estabelecida segundo a perspetiva de que as profissões constituem um «modelo superior», um «ideal-tipo» não atingido pelas restantes ocupações (Rodrigues, M.L., 1997; 2012; Dubar e Tripier, 1998, Champy, 2009).

O conceito de **ideal-tipo** constitui uma ferramenta teórico-metodológica introduzida na análise sociológica por Max Weber (1965 [1ª ed.:1904-1917]), que consiste no confronto entre a perspetiva teórica, concebida de forma racional e sistemática em termos ideais, e a realidade empírica, com vista a analisar os traços mais significativos das situações observadas, relativamente a um determinado objeto de estudo. As teorias sociológicas funcionalistas, centradas, em grande parte, nas finalidades e funcionalidades das ações sociais, desenvolveram a sua análise, no campo das profissões, em torno da procura de um modelo que identificasse o ideal-tipo das **profissões** (no sentido weberiano do conceito, em que «ideal» corresponde à forma mais «pura» e não obrigatoriamente à mais desejável) e definisse os critérios onde repousa a sua legitimidade social.

Neste enquadramento é que são identificadas, por referência às profissões liberais com elevado estatuto social e **autonomia**, as características ou os atributos das **profissões**, entendidas como conjuntos definidos de pessoas que praticam uma técnica fundada sobre uma formação especializada, exercem autoridade e jurisdição exclusiva simultaneamente sobre uma área de atividade e de formação ou conhecimento, tendo uma visibilidade social e legitimidade política suficientes, sobre um período significativo (Wilensky, 1964; Rodrigues, 1997; 2012; Dubar e Tripier, 1998; Dubar, 2000; Gabe, Bury e Elston, 2004). Os grupos ocupacionais, por seu lado, definem-se por oposição, ou seja, por não possuírem estes atributos.

Entre os principais atributos do modelo profissional, identificados pelos autores associados à corrente funcionalista, salientam-se a existência de um corpo sistemático de teoria, de formação específica, de uma ideologia, de **monopólio** sobre um determinado campo de trabalho e de **autonomia**. A existência de um corpo sistemático de teoria supõe a presença de um saber analítico de conceção que é abstrato, complexo e não banalizável, de uma dupla competência que articula o saber prático e o saber teórico e de uma competência especializada que limita a autoridade de um profissional a um domínio de atividade; a formação específica refere-se à formação superior apoiada por uma base teórica onde assenta a cultura profissional; a ideologia reporta-se ao conjunto de valores profissionais, transmitidos e interiorizados em processos de **socialização** escolares e profissionais; o monopólio sobre um determinado campo de trabalho diz respeito ao domínio sobre uma área de atividade suportado pela proteção legal e pela exclusividade no desempenho de funções, a autonomia prende-se, conforme já foi referido, com o controlo sobre o processo de trabalho na organização e regulação das atividades, bem como com a ausência de mecanismos de avaliação e controlo exteriores à profissão.

A relativa dificuldade de estabelecer fronteiras entre as **profissões** e as ocupações (acentuada no contexto das transformações sociais ocorridas nas últimas décadas com realce para o desenvolvimento do ensino superior e para a **especialização** das atividades profissionais) conduziu diversos autores a questionar esta dicotomia que, na sua perspetiva, não pode ser analisada de forma absoluta e totalizante nem representa fielmente a realidade relativa aos grupos profissionais. A partir de outro ponto de vista, esta dificuldade está associada à identificação de categorias intermédias entre as profissões e as ocupações, que foram designadas por «semi-profissões» e «quasi-profissões», cujo conhecimento e autoridade estão subsidiados e subordinados a outros campos científicos e profissionais, tendo um grau de **autonomia** mais restrito e, consequentemente, menor controle sobre o processo de trabalho (Lucas, 1994; Rodrigues, 1997; Brant, 2010).

A especificidade da terminologia utilizada na sociologia das profissões deve-se, em grande parte, à influência da corrente funcionalista na fase inicial do seu desenvolvimento e à sua origem localizada em países de língua inglesa (em França, por exemplo, só conheceu uma forte expansão depois da década de 1980 – Dubar, 2000; Champy, 2009), onde o conceito de profissão é elaborado a partir do termo profissão, cujo significado é diferente relativamente aos países europeus cujas línguas provém do latim, em que «apresenta uma natureza polissémica longe dos contornos definidos daquele termo [profissões]» (Gonçalves, 2008: 188). Como afirma Maria de Lurdes Rodrigues, «se na tradição europeia o termo profissão pode ser equivalente a ofício e pode designar qualquer ocupação, na tradição inglesa *professional* é aplicado apenas aos trabalhadores que possuem um nível elevado de qualificação, o que na prática significa apenas a diplomados do ensino superior» (1997: 36).

Diferentes autores têm salientado a dificuldade colocada à análise sociológica dos grupos profissionais nos países de línguas originárias do latim, relacionada com a descontinuidade verificada entre o conceito sociológico (definido por autores de países anglo-saxónicos) e a terminologia usada na vida quotidiana, o que provoca inevitavelmente interferências mutuas e obriga frequentemente à utilização do termo «profissões», tanto em sentido restrito associado ao conceito como num sentido abrangente, associado à linguagem comum (Chapoulie, 1973; Nóvoa, 1987; 1998; Lucas, 1994; Rodrigues, 1997; 2012; Dubar e Tripier, 1998; Gonçalves, 2006; Tavares, 2007; Champy, 2009). Considerando esta descontinuidade, seguindo a lógica utilizada por Florent Champy (2009), neste capítulo, o termo «**profissões**» é utilizado no sentido anglo-saxónico, ou seja, quando se reporta às profissões qualificadas academicamente com elevado estatuto social e **autonomia**, por sua vez, o termo «grupos profissionais» será utilizado para designar o conjunto das profissões, no sentido latino do termo.

Do conjunto de **profissões** que «encaixavam» no «**ideal-tipo**» traçado pela corrente funcionalista, a medicina constituiu seguramente um modelo e uma referência incontornável, desde os contributos dos primeiros autores conotados com esta corrente, em particular Parsons, provavelmente porque, como referem Rue Bucher e Anselm Strauss, «[a medicina] é habitualmente considerada o protótipo das profissões qualificadas [professions]» (1961: 326) ou como reforça Florent Champy, «a medicina é a atividade emblemática do modelo das profissões e o seu estudo ajudou fortemente a identificar os traços distintivos das profissões» (2009: 5). Neste contexto, tem-se estabelecido, desde o início, uma relação estreita e profícua entre a sociologia das profissões e a sociologia da saúde, constituindo os grupos profissionais do campo da saúde um objeto privilegiado pelas duas áreas de especialização temática.

De facto, os contributos da análise e investigação empírica sobre os grupos profissionais do setor da saúde têm tido um peso considerável no conjunto da produção teórica sobre os grupos profissionais, consubstanciando-se como referências fundamentais as teorias «clássicas» desenvolvidas por Talcott Parsons (1939, 1951) e, mais tarde, por Elliott Freidson (1968; 1984 [1ª ed.:1970]), que, em ambos os casos, tomam por objeto de estudo a profissão médica, embora de forma distinta, pois Parsons centra-se nas funções sociais exercidas pela medicina bem como no seu contributo para a estabilidade do **sistema social** e Fiedson debruça-se de forma crítica sobre os **poder**es profissionais da medicina. No quadro das teorias clássicas das **profissões**, com origem na corrente funcionalista, a profissão médica constitui mesmo o paradigma do modelo das profissões.

Desde então e não obstante a grande diversidade de grupos profissionais que têm sido objeto de investigação sociológica, os que se inserem na área da saúde continuam a constituir, quer em termos qualitativos, quer quantitativos, uma componente importante deste campo disciplinar, conforme expressa, por exemplo, a programação dos dois congressos internacionais de sociologia com maior dimensão e impacto – o Congresso Mundial de Sociologia organizado pela International Sociological Association (ISA) e o Congresso Europeu de Sociologia organizado pela European Sociological Association (ESA), onde são realizadas frequentemente sessões conjuntas pelas secções temáticas de «Sociologia da Saúde» e de «Sociologia dos Grupos Profissionais»/«Sociologia das Profissões», focadas na apresentação de comunicações sobre problemáticas presentes nos grupos profissionais da área da saúde.

Tal como sucedeu em termos internacionais e em particular nos países anglo-saxónicos, também em Portugal os trabalhos realizados sobre os grupos profissionais da área da saúde surgem entre os primeiros contributos relevantes da sociologia das profissões, como é o caso da investigação de Graça Carapinheiro (1993) sobre os saberes e os poderes no hospital que, conforme já foi referido (capítulo 1), constitui uma referência fundadora no panorama nacional da sociologia da saúde. A exemplo dos outros países europeus onde esta temática foi praticamente ignorada até à década de 1980, é só a partir daí que começam a surgir os primeiros estudos enquadrados pelos referenciais teóricos da sociologia das profissões, com destaque para os trabalhos de António Nóvoa sobre os professores primários (1987 – apesar de não se inscrever totalmente neste domínio, recolhe contributos significativos do património da sociologia das profissões), de Maria de Lurdes Rodrigues sobre os engenheiros (concluído em 1996 e publicado em 1999) e de Carlos Gonçalves sobre os economistas (concluído em 1998 e publicado em 2006).

Os diversos grupos profissionais do campo da saúde também se têm constituído como objeto de trabalhos de investigação sociológica realizados em Portugal. Relativamente à profissão médica, para além do estudo de Graça Carapinheiro já atrás mencionado (concluído em 1989 e publicado em 1993) também se salientam os contributos posteriores de Helena Serra (2008) acerca das **estratégia**s de **poder** médico numa unidade hospitalar de transplantação hepática e de Tiago Correia (2012) acerca dos efeitos nas relações profissionais causados pela transformação jurídica dos hospitais para modelos empresarialisados.

Relativamente à enfermagem, destaca-se o primeiro trabalho significativo realizado em Portugal sobre este grupo profissional, por Noémia Lopes (concluído em 1994 e publicado em 2001), acerca da recomposição dos seus saberes, ideologias e **identidade**s. Ainda durante a década de 1990, Graça Carapinheiro e Noémia Lopes (1996) traçaram a primeira caracterização exaustiva dos enfermeiros portugueses, através de um estudo sociográfico, de âmbito nacional, sobre os recursos e condições de trabalho nos diferentes contextos de produção de cuidados de saúde (centros de saúde e hospitais).

A partir da década de 2000, a produção científica realizada em Portugal no domínio da sociologia das profissões de saúde alarga-se aos grupos profissionais que compõem o universo heterogéneo habitualmente designado por tecnologias da saúde, através do meu trabalho de investigação (Tavares, 2007) sobre a influência exercida pela **instituição** escolar na produção e na transformação da **identidade** profissional dos técnicos de cardiopneumologia, bem como dos contributos de Noémia Lopes (2006) sobre as novas dinâmicas de **profissionalização** presentes nas últimas décadas na evolução do conjunto dos grupos profissionais das tecnologias da saúde e de Graça Carapinheiro e João Areosa (2008) que também mobilizam os técnicos de radiologia como objeto de estudo na análise acerca das atividades e das relações profissionais num serviço de imagiologia de um hospital público.

Em que bases assenta o poder profissional? De que modo se expressam as relações de poder no contexto da saúde?

Os atributos do modelo profissional, enunciados pelos autores associados à corrente funcionalista, estão relacionados com dois eixos analíticos centrais da sociologia das profissões, cuja visibilidade emerge da sequência do seu desenvolvimento, marcado pela crítica a esta corrente (funcionalista), onde se destaca particularmente o contributo de Freidson (1968; 1984 [1ª ed.:1970]): um desses eixos assenta no saber/conhecimento e o outro no **poder** das **profissões**. A relação entre estas duas dimensões tem constituído um objeto de estudo recorrente na investigação e análise realizada, em diferentes países, no contexto desta área de especialização temática, em torno do qual se têm debruçado diversos autores que salientam os processos e a forma como o saber se constitui no principal recurso do poder profissional, ressalvando tratar-se de dimensões interligadas, na medida em que o saber e a formação universitária se articulam com sistemas de controlo e autoridade. De facto, a posição de cada grupo profissional não depende apenas dos seus saberes específicos mas depende também de outros recursos mobilizados no contexto de um «sistema de profissões» (Abbott, 1988) interdependentes que remetem para as relações de poder, a conquista de territórios profissionais e de espaços próprios na **divisão social do trabalho**, a **autonomia**, a exclusividade do exercício de tarefas e competências bem como o **monopólio** sobre um determinado campo de atividade.

O **poder** das **profissões** em diferentes contextos de **divisão social do trabalho**, incluindo naturalmente o da saúde, é sustentado, em grande parte, pela existência de **monopólio** sobre um determinado campo de trabalho que se obtém através da proteção legal materializada na obrigatoriedade de sujeição do exercício profissional a um sistema de licenças/credenciais atribuídas pelo **Estado** ou por Ordens profissionais a quem o Estado delega poderes, com vista a garantir o controlo sobre as admissões de novos membros de um determinado grupo profissional no mercado de trabalho, legitimado pelo princípio segundo o qual a prática profissional é exercida exclusivamente por quem tem uma determinada formação.

Neste sentido, as **profissões** distinguem-se pelo **monopólio** e fechamento sobre um mercado de serviços profissionais, conseguidos através do controlo do acesso à profissão, operacionalizado por via do controlo do sistema de ensino e da proteção do mercado obtida através de um sistema de licenças. O conceito de **fechamento social**, que tem origem em Max Weber e foi particularmente desenvolvido por Freidson, pode ser definido, como o faz Maria de Lurdes Rodrigues, como um «conjunto de processos pelos quais os grupos ou coletivos sociais tendem a regular a seu favor as condições do mercado perante a competição atual ou potencial de pretendentes e leigos, restringindo o acesso a recursos e oportunidades a um pequeno número de eleitos» (2012: 82). As **estratégias** de fechamento das profissões visam obter formas de monopólio, conforme refere Noémia Lopes tomando por base o contributo de Freidson – «o fechamento social constitui uma etapa (...) que consiste na capacidade de um grupo profissional garantir, tanto o monopólio sobre o mercado de serviços que presta, como o monopólio da seleção e formação dos praticantes, como ainda, o monopólio da legitimidade de definir o seu campo de exercício e autoridade» (Lopes, 2001b: 29).

O **fechamento social** implica o desenvolvimento por parte das profissões de **estratégias** de **poder** político e de negociação com vista a obter o sancionamento jurídico dos diferentes tipos de **monopólio**, para garantir o exclusivo controlo dos termos, condições e conteúdos do trabalho, feita pelos pares, o que depende, em grande parte, da intervenção do **Estado** que se constitui como o principal suporte institucional do reconhecimento normativo dos saberes (delegado nas **instituições** de ensino superior na qualidade de instâncias legitimadoras) e das competências, bem como da regulação das fronteiras e das relações profissionais, cabendo-lhe definir as regras de acesso ao mercado de trabalho através de um suporte legal ao exercício da atividade (diploma ou licença profissional), bem como definir o quadro jurídico que organiza e estabelece os conteúdos funcionais e as hierarquias dos diferentes grupos profissionais.

De certo modo, «a história das profissões está estreitamente ligada à do **Estado** moderno. A sua emergência e o seu desenvolvimento são, à vez, produtos da evolução da divisão do trabalho e da sua complexificação, e das relações entre o Estado e a sociedade» (Longuenesse, 1994: 129). De facto, o Estado e as profissões são interdependentes e os **monopólios** profissionais são fenómenos políticos, sendo «hoje consensual entre a maioria dos autores, mesmo quando sobre o tema defendem teses diferentes, a centralidade, nas sociedades contemporâneas, da relação política entre as profissões e o Estado, do papel das profissões no processo político. A análise dessa relação e papel, bem como da dinâmica e da estrutura política das profissões e das suas redes de influência e ação coletiva, constitui pois um dos objetos da sociologia das profissões» (Rodrigues, 2012: 101). As formas de regulação das atividades profissionais por parte do Estado obedecem a diferentes modelos, consoante se reporte à regulação referente ao serviço público burocraticamente organizado, à regulação pelo mercado que envolve clientes, consumidores e empregadores ou à auto-regulação feita pelas associações profissionais, por delegação do Estado (Freire, 2004; Rodrigues, 2012).

No caso dos grupos profissionais do setor da saúde em Portugal, cuja atividade e inserção profissional ocorre predominantemente na esfera do sector público e em consequência disso dependem do **Estado** que exerce um papel decisivo na definição e na regulação das atividades e das relações profissionais, a análise das relações entre os grupos profissionais e o Estado cruza-se com a análise acerca da implementação das bases de um Estado-Providência (ainda que incipiente, em comparação com os de outros países europeus) e com as alterações verificadas, nos últimos anos, nas **organizações** integradas no Serviço Nacional de Saúde, no sentido da empresarialização, **managerialismo** e crescente subordinação à lógica do mercado que inclui a privatização dos serviços, as novas formas de contratação, o controlo dos custos e dos recursos, a orientação para objetivos, a identificação de competências e a avaliação de desempenho dos profissionais, as alterações nos cenários de inserção profissional num contexto de crescente desregulação do mercado de trabalho, precariedade e fragilização dos vínculos laborais (Gabe, Bury e Elston, 2004; Evetts, 2010).

A posição dos diferentes grupos profissionais é definida nas **organizações** da esfera do trabalho com base em princípios sustentados na interdependência entre indivíduos, estabelecendo-se a repartição de tarefas, competências e funções num dado campo de atividade e inscrevendo as suas modalidades no contexto de uma hierarquia social. De uma forma geral, a análise sociológica tem salientado que o traço estrutural dominante da **divisão social do trabalho** no contexto da saúde é configurado pela **dominância médica** que assegura a esta profissão o controlo sobre este campo de atividade. A dominância médica é legitimada pela centralidade das tarefas desempenhadas pelos médicos e pelo uso de prerrogativas de **poder** centralizadas na noção de ato médico que cria as bases jurídicas da legitimação do seu **monopólio** sob a área da saúde, ao estabelecer como princípio de divisão de tarefas entre as diferentes categorias profissionais o pressuposto segundo o qual os atos médicos executados por outros, não médicos, só o podem ser por delegação, sob o controlo e a responsabilidade de uma autoridade médica (Freidson, 1968; 1984 [1ª ed.:1970]; Chauvenet, 1972; Couture, 1988; Carapinheiro, 1993).

Uma das principais formas de legitimação da **dominância médica** no contexto da **divisão social do trabalho** no campo da saúde assenta na distinção entre os saberes analíticos de conceção atribuídos às práticas profissionais da medicina e (em contraste) os saberes práticos de execução geralmente imputados à atividade dos restantes grupos profissionais. As atividades que exigem a mobilização de saberes analíticos de conceção são as que sugerem elevada qualificação e complexidade das intervenções, assentes num tipo de conhecimento que supõe uma dupla competência originada pela articulação entre o saber prático e o saber teórico. Ao invés, as «atividades práticas de execução» não exigem a mobilização desse tipo de saberes pelo facto de a sua realização remeter para a aplicação exclusiva de saberes práticos caracterizados por terem, de forma geral, um carácter rotineiro e repetitivo.

Esta dicotomia assenta em formas de **divisão social do trabalho** que reservam as tarefas resolutivas de conceção (a que está inerente um maior grau de cientificidade, complexidade, indeterminação, prestigio e eventualmente rentabilidade) para os médicos ao passo que aos restantes grupos profissionais do campo da saúde caberiam tarefas práticas de execução. Contudo, esta relação tem-se alterado parcialmente como será exposto mais à frente, a propósito dos **processos de profissionalização** que envolvem grupos profissionais da área da saúde não médicos, com formação académica superior (Carapinheiro, 1993; Freire, 1997; Lopes, 2001b; Tavares, 2007).

A problemática da relação entre o conhecimento e o **poder** profissional no campo da saúde é central no trabalho de investigação de Graça Carapinheiro (1993) que se consubstancia como uma referência fundamental para a análise da realidade portuguesa relativamente aos grupos profissionais e às **organizações** de saúde, mais especificamente às **instituições** hospitalares. Neste trabalho realizado durante três anos em serviços de medicina interna de um hospital universitário e de um hospital não universitário, a autora define um objeto de investigação alargado, estudando a diversidade e a pluralidade da realidade hospitalar, tanto em termos organizacionais como no que concerne aos saberes, aos referentes simbólicos, às **práticas sociais** e às relações formais e informais estabelecidas entre os diferentes **atores** (profissionais e doentes), dando um ênfase particular à análise da profissão médica que ocupa «um lugar central nesta pesquisa, na medida da posição estratégica do seu saber e das suas competências para tratar e curar» (1993:12), instrumentos fundamentais do poder profissional. O estudo salienta também as especificidades do hospital geral e do hospital universitário, onde se acrescenta à dimensão administrativa do poder médico, a vertente da administração científica dos recursos necessários para ensinar e investigar (Carapinheiro, 1993).

> Se da discussão das teorias sobre o hospital como organização, concluímos que a problemática central na análise da sua estrutura e do seu funcionamento é a problemática do poder médico, das contribuições teóricas produzidas pela sociologia das profissões determinou-se a natureza do poder médico como um poder-saber. Foi assim que, em termos do saber, se salientou a autonomia profissional na divisão do trabalho médico; a sua autonomia científica e tecnológica, na liberdade científica que usufrui no desenvolvimento das áreas especializadas do conhecimento médico, na definição das práticas médicas

cientificamente aceitáveis e no controlo dos processos de formação médica; a sua autonomia política e económica pelo monopólio profissional, legalmente garantido pelo Estado, para o exercício dos modos de dominação social que salvaguardam e legitimam o corpo científico da medicina como o regulador da saúde e da doença dos indivíduos, no trabalho na família e na esfera pública.

(...)

«fica demonstrado que o contraste entre o serviço do hospital geral e o serviço do hospital universitário não depende apenas das características estruturais, técnicas e médicas, resultantes da sua inserção em dois tipos distintos de hospitais, mas depende essencialmente dos traços sociológicos identificados ao nível da natureza dos saberes médicos investidos na produção dos cuidados, ao nível das suas modalidades de funcionamento e circulação nas práticas quotidianas dos serviços e ao nível das relações estabelecidas com os outros saberes.

Que cada serviço constitui o lugar por excelência do poder médico, foi o que se reconheceu no estudo da ordem social de cada um deles. A ordem social dos dois serviços configurou-se como produto de um específico regime disciplinar do poder médico, nas suas vertentes de conhecimento e de controlo social, presente na malha de relações sociais atravessada por distintos interesses e projetos de organização da pertença dos médicos ao hospital.

Carapinheiro, Graça (1993) – *Saberes e poderes no hospital*, Porto: Afrontamento, págs. 76 e 281.

A **dominância médica**, expressa no **monopólio** e **fechamento** sobre um campo de trabalho, também se verifica relativamente ao universo variado e heterogéneo das medicinas complementares e alternativas (existem várias designações passíveis de classificar este campo – Pegado, 2020), em que se incluem a acupunctura, fitoterapia, homeopatia, medicina tradicional chinesa, naturopatia, osteopatia e quiropráxia, para referenciar apenas as que estão legitimadas em Portugal pela lei que regula o «exercício profissional das atividades de aplicação de terapêuticas não convencionais», publicada em 2013. De facto, ao longo do tempo, as associações médicas, de forma geral, desenvolveram **estratégias** (variáveis consoante os diferentes países e as mudanças nos respetivos contextos sociais e políticos) no sentido de limitar, excluir ou subordinar a atividade das diferentes medicinas complementares e alternativas, sob o argumento da falta de credibilidade científica e mesmo «charlatanice» dessas práticas profissionais. Deste modo, como nota Mike Saks (1995), a abordagem dos grupos profissionais do campo da saúde não se refere apenas às fronteiras entre as profissões formais/institucionalizadas mas abrange também as medicinas «heterodoxas» ou alternativas.

Não obstante a medicina ter alcançado, desde o século XIX, uma posição dominante nos sistemas de saúde das sociedades industriais, é um facto que nunca constituiu o único modo de prática terapêutica e, desde o período correspondente às décadas de 1960 e 1970, tem-se observado, em vários países, um aumento do reconhecimento e legitimação social das medicinas complementares e alternativas por parte do **Estado**. Com efeito, tem sido produzida legislação no sentido de reconhecer e regular parte destas atividades profissionais bem como definir a formação académica necessária ao seu exercício e o respetivo licenciamento. Além disso, também tem sido concedido financiamento público para a investigação científica nestas áreas.

Apesar da dificuldade em quantificar com rigor a dimensão do fenómeno, a maioria dos autores aponta para o aumento da procura destes serviços por parte da população, estimando-se que uma percentagem significativa de habitantes de diferentes países europeus ocidentais já tenha utilizado medicinas complementares e alternativas (Cant e Sharma, 1996; 2000; Pegado, 2017). Em consequência do reconhecimento e da procura, regista-se uma expansão significativa das terapias não convencionais, como resultado da crescente diversificação das ofertas, dos consumos e das paisagens terapêuticas, ou seja, dos espaços «onde múltiplos conhecimentos terapêuticos, terapias, artefactos, símbolos, práticas e pessoas podem interagir conjuntamente de modos diversificados e variáveis» (Coveney, 2020: 3).

Esta expansão expressa-se em diferentes domínios, como por exemplo o turismo de saúde e bem-estar (Tavares, 2019) e a medicina desportiva aplicada à alta competição (Coveney *et al.*, 2020). Em ambos os contextos, os consumidores acedem a um mercado de saúde à escala global, menos condicionado pela regulação estatal e, portanto, propício à maior diluição das fronteiras entre a medicina convencional e as medicinas alternativas e complementares que coexistem e tendem a ser usadas de modo integrado, num quadro heterogéneo de soluções terapêuticas e não enquanto alternativas separadas e dicotómicas. O contexto da prevenção e recuperação de lesões músculo-esqueléticas de futebolistas e ciclistas de alta competição é particularmente revelador de como, em situações de alta pressão em que a prioridade é a manutenção e reabilitação rápida e eficaz dos atletas no sentido de garantir um desempenho de alto rendimento desportivo, verifica-se, ao contrário do que sucede nos contextos clássicos de prática clínica, o recurso a especialistas de um leque variado de terapias que incluem as diferentes especialidades médicas (fisiatria, ortopedia, cirurgia, etc.), a fisioterapia e diversas técnicas e abordagens terapêuticas que poderiam ser classificadas no quadro das medicinas complementares e alternativas (acupuntura, quiropraxia, homeopatia, osteopatia, reflexologia, reiki e formas de cura tradicional e espiritual, etc.) (Coveney *et al.*, 2020).

Do mesmo modo, ainda que uma das motivações do recurso às medicinas complementares e alternativas por parte da população em geral esteja relacionada com perceções negativas da medicina clássica a diferentes níveis (em especial no que concerne aos riscos e aos eventuais efeitos secundários das intervenções biomédicas, à fraca qualidade da relação terapêutica e à insuficiência de resultados dos tratamentos relativamente ao alívio da dor ou a determinadas doenças crónicas e degenerativas), diferentes estudos têm concluído que muitos dos seus utilizadores o fazem em simultâneo com o recurso aos serviços médicos convencionais.

Ao mesmo tempo, tem-se observado uma maior aproximação entre parte das medicinas complementares e alternativas e a medicina convencional, traduzida na maior articulação e complementaridade entre ambas as práticas e, em certos países, na integração dos primeiros nos respetivos sistemas de saúde, em coexistência com a medicina convencional. Em termos individuais, um número cada vez maior de médicos tem incorporado nas suas práticas algumas das medicinas complementares e alternativas, como por exemplo a homeopatia, e a osteopatia (Cant e Sharma, 2000; Frank e Stollberg, 2005; Pegado, 2017, 2020). A questão que se coloca é até que ponto esta maior complementaridade, aproximação e perspetiva de integração no sistema de saúde potenciam a maior submissão deste campo às regras que legitimam socialmente a medicina convencional?

As relações de poder não se expressam apenas na relação da medicina com as outras profissões e práticas mas também se verificam no interior da profissão médica. De facto, em determinados contextos de trabalho, um dos principais recursos do **poder** profissional reside no domínio e no controlo da tecnologia, mobilizada e instrumentalizada enquanto tal nas **estratégias** profissionais. A problemática do poder médico, na vertente da sua relação com o conhecimento e domínio de tecnologias específicas de ponta, é investigada por Helena Serra (2006; 2008), que toma como objeto empírico a atividade profissional das especialidades médicas de hepatologia, cirurgia, anestesiologia e medicina intensivista, numa unidade hospitalar de transplantação hepática, onde a prestação de cuidados se reveste de grande complexidade e são utilizadas tecnologias sofisticadas. Este estudo constitui um bom exemplo da forma como a tecnologia se converte em instrumento de poder, ou seja, em tecnocracia, e se constitui como mediador das relações interprofissionais:

> «A interdependência das várias especialidades médicas em torno da transplantação hepática está também associada às diferenças de poder e aos consequentes conflitos pela demarcação e domínio de territórios. Desta forma, verificam-se situações onde determinado grupo de especialistas reclama autoridade para interferir em áreas que vão para além da sua competência técnica, em diferentes domínios que pertencem a outros, em esferas onde outros reclamam o exercício dos seus conhecimentos e qualificações. Nestes contextos, onde o conhecimento, as qualificações e os papéis se sobrepõem, o conflito que envolve a ocupação de determinados territórios implica, necessariamente, processos de negociação complexos.
>
> Acresce que nas especialidades onde existe um património comum mais acentuado, muitas vezes sobreposto pela proximidade em termos de especialização médica, os conflitos e divergências tornam-se mais evidentes no domínio dos saberes e das tecnologias Pelo contrário, nos contextos em que a intervenção de cada uma das especialidades está claramente delimitada a partir de uma fronteira entre os cuidados médicos e cirúrgicos, o conflito é atenuado pela complementaridade

de conhecimentos e técnicas específicas. Em termos gerais, podemos confirmar que é a partir do controlo e aplicação de tecnologias específicas que cada uma das especialidades médicas e cada um dos seus elementos em particular, negoceiam constantemente os seus poderes. Assim se definem as tecnocracias médicas, onde se impõem perspetivas e práticas médicas, utilizando as tecnologias e procedimentos a elas associados, por forma a cada elemento, individual ou em conjunto, fortalecer e concertar posições estratégicas na sua relação com os outros».

Serra, Helena (2006), *Da tecnologia à tecnocracia. Estratégias de poder médico no limiar das fronteiras entre especialidades: o caso da transplantação hepática* in Carapinheiro, Graça (org.), «Sociologia da saúde – Estudos e perspetivas», Coimbra: Pé de Página, pág. 103.

De que modo as transformações sociais podem ameaçar a dominância médica?

Tanto em termos internacionais como em Portugal, a análise sociológica tem-se debruçado sobre o impacto das transformações sociais estruturais verificadas a partir da segunda metade do século XX sobre as **profissões** qualificadas com posições de **poder** na sociedade e também sobre as ocupações envolvidas em **processos de profissionalização**. Entre essas transformações, numa primeira fase, salientam-se, pela sua incidência direta e indireta nos grupos profissionais da área da saúde, o processo de terciarização da atividade económica e a recomposição das **classes sociais**; a massificação da escolaridade e o consequente aumento dos níveis médios das habilitações literárias; o aumento da taxa de atividade feminina; a génese da tentativa de estabelecimento das bases de um Estado-Providência (no caso da saúde, expressa-se sobretudo na implementação do Serviço Nacional de Saúde e na rápida expansão do sector dos cuidados de saúde) e a renovação tecnológica (Machado e Costa, 1998; Carapinheiro e Rodrigues, 1998; Tavares, 2007; Gonçalves, 2008).

Uma segunda fase, ocorrida mais recentemente, reporta-se a transformações com um sentido completamente diferente, verifica-se a tendência, já atrás enunciada, para a empresarialização, **managerialismo** e crescente subordinação das **instituições** públicas de saúde à lógica do mercado, o crescimento de novas fontes de autoridade e formas de avaliação externas às profissões, a alteração das carreiras profissionais com efeitos na fragmentação dos grupos profissionais, a desregulação do sistema de emprego, a diversificação das formas de emprego, a precariedade e instabilidade laboral e o descompromisso social do **Estado**.

No debate acerca dos efeitos destas transformações sociais nos grupos profissionais, uma das questões principais tem-se centrado na análise das tendências atuais e futuras. Segundo diversos autores a tendência prevalecente é para a manutenção do **poder** e da posição das **profissões** dominantes na sociedade, segundo outros verifica-se, pelo contrário, uma tendência para o declínio da **autonomia** e da dominância de determinadas profissões, em que se incluem os médicos. No limite, este declínio poderia eventualmente conduzir a processos de **desprofissionalização**, ou seja, à «perda pelas ocupações profissionais das suas qualidades únicas, particularmente do seu monopólio do conhecimento, da crença pública no *ethos* de serviço e das expectativas de autonomia no trabalho e de autoridade sobre o cliente» (Haug, 1973: 197) ou, ainda noutros termos, à proletarização técnica, no sentido em que o assalariamento e a perca de controlo sobre o processo de trabalho estaria a transformar os profissionais qualificados num novo proletariado (Rodrigues, 1997).

Nesta segunda perspetiva, o **poder** profissional estaria ameaçado por diferentes fatores, como a crescente **especialização** e divisão do trabalho; a erosão do **monopólio** sobre o conhecimento devido aos sucessivos processos de codificação associados à necessidade de padronização das aplicações profissionais; a difusão do conhecimento e as alterações na relação entre o **conhecimento leigo** e o **conhecimento pericial**; o ataque à existência de credencialismo por outros profissionais; a crescente crítica e responsabilização por parte dos clientes cujo grau de instrução é cada vez mais elevado e o acesso à informação é cada vez maior; e a maior participação destes nas decisões dos profissionais (Rodrigues, 1997; 2012; Gabe, Bury e Elston, 2004).

Um dos aspetos mais enfatizados relaciona-se com a ameaça à exclusividade e ao **monopólio profissional**, legitimados pelo conhecimento e expertise, quando esse conhecimento é submetido a uma codificação crescente e as suas aplicações dão lugar a práticas cada vez mais estandardizadas, como por exemplo a produção informatizada de diagnósticos. Simultaneamente, na sequência da recomposição da relação entre saberes leigos e saberes periciais, verifica-se uma pressão crescente no sentido de «forçar» os profissionais a tornarem mais percetíveis as suas práticas e mais descodificados e concretos os seus conhecimentos com vista a facilitar o acesso por parte dos leigos, o que contraria a utilização das **estratégia**s tradicionais de **fechamento** das **profissões** no sentido de mobilizar formas de manter o monopólio sobre determinado campo de atividade.

Por outro lado, também tem sido focada a relação entre um eventual declínio da **dominância médica** e a inserção crescente dos profissionais nas **organizações**, a par de uma redução progressiva dos «profissionais liberais». A questão central que se coloca prende-se com a possibilidade dos profissionais qualificados, por serem assalariados e trabalharem em empresas ou organizações burocráticas, criarem uma relação de dependência e subordinação face aos empregadores, o que limita a sua capacidade de agir de maneira autónoma e os impossibilita de escolher os seus próprios projetos ou tarefas, ao serem forçados a trabalhar com ritmos e procedimentos institucionalizados, sem controlo sobre o processo de trabalho, submetidos a prioridades e procedimentos definidos pelas organizações. Esta tendência está cada vez mais presente nas organizações em geral e também nas organizações de saúde, em que se verifica uma tensão entre a **autonomia** individual dos profissionais e o crescente controlo organizacional sobre as suas atividades, expresso, por exemplo, no aumento dos mecanismos de avaliação e inspeção da eficiência profissional (Rodrigues, 1997; 2012; Gabe, Bury e Elston, 2004; Champy, 2009; Evetts, 2010).

No campo da saúde, Willem Tousijn (2000), refere que se tem verificado, desde a década de 60, em diferentes países europeus, um «declínio parcial da **dominância médica**», em função do menor controle do processo de trabalho no seu conjunto, do menor controle sobre o mercado, sobre os utentes/doentes, sobre a formação dos novos profissionais, sobre a política de saúde, sobre as práticas profissionais e sobre os outros grupos profissionais do campo da saúde. O autor ressalva tratar-se de um declínio parcial na medida em que afeta apenas algumas dimensões dessa dominância, não alterando, no essencial, a posição dominante dos médicos na **divisão social do trabalho**. Contudo, também afirma que, devido aos fatores de mudança atrás mencionados, é cada vez mais difícil reproduzir as formas tradicionais de dominância médica.

Na perspetiva oposta, diferentes autores têm defendido que falta comprovação empírica às teses da **desprofissionalização** e do declínio das **profissões**, uma vez que, no essencial, estas mantêm o **poder** profissional expresso pela **autonomia** e pelo domínio sobre um determinado campo de trabalho, até porque as mudanças ocorridas nas **organizações** das sociedades contemporâneas têm obrigado as profissões a adaptar-se, modernizar-se e reatualizar as formas específicas de regulação, cada vez mais complexas e seletivas (Dubar e Tripier, 1998; Gabe, Bury e Elston, 2004). Maria de Lurdes Rodrigues (1997) aponta precisamente o exemplo dos médicos para defender esta ideia, afirmando que, de forma geral, mantiveram o **monopólio** sobre vastos campos do conhecimento, não obstante o aumento da **especialização** e da qualificação académica de diferentes grupos profissionais do campo da saúde a par da disseminação do conhecimento científico nesta área e do seu acesso à população leiga. A tendência de reconversão das modalidades de saber e **poder** profissional da medicina é também assinalada no trabalho de investigação de Tiago Correia (2012), já atrás referenciado, onde se conclui que no contexto de transformação política e jurídica dos hospitais no sentido da empresarialização, a posição da medicina tem-se mantido ou mesmo reforçado. Esta conclusão também está presente nos resultados de outros estudos realizados em Portugal e noutros países europeus (Kuhlmann, 2013; Adams e Sacks, 2018; Raposo, 2019; Exworthy *et al.*, 2020).

Na mesma ordem de ideias, vários autores têm defendido igualmente que com as transformações socais atrás referidas, não está em causa um processo de **desprofissionalização** mas sim a emergência de novas formas de **poder** profissional e de recomposição da estratificação e da hierarquização interna das profissões, tendente a acentuar as assimetrias existentes no seu interior. A este propósito, Tiago Correia (2012) salienta a tendência para uma crescente diferenciação interna na medicina, em função dos diferentes saberes dos indivíduos e das especialidades médicas, das diferentes relações contratuais e da diferente natureza do trabalho desenvolvido, por sua vez, João Freire (2004) também sublinha que, em termos gerais, a segmentação e hierarquização interna dos grupos profissionais tende a acentuar-se com a desvalorização social dos diplomas académicos.

De facto, os grupos profissionais não constituem blocos homogéneos pois congregam uma diversidade e heterogeneidade internas, observáveis a vários níveis (áreas de atividade, condições de trabalho, conceções sobre a profissão, inserção nos contextos de trabalho, etc.), incluindo a hierarquia interna e as elites profissionais. Neste sentido, Dubar e Tripier (1998) afirmam que não existem grupos profissionais unificados mas sim segmentos profissionais mais ou menos identificáveis, mais ou menos organizados e mais ou menos concorrenciais entre si, no interior dos diferentes grupos profissionais. Por exemplo, como referem estes autores, as carreiras e as formas de reconhecimento da profissão médica variam consideravelmente em função dos diferentes tipos de enquadramento e inserção profissional e organizacional (médicos especialistas e generalistas; detentores ou não de cargos de gestão e direção clínica, exercício ou não de consultas privadas, etc.), observando-se disparidades significativas expressas na sua estratificação interna.

Como refere Champy, «entre o médico generalista [médecin de ville] que trata os casos simples que se lhe apresentam e orienta os casos um pouco mais complexos para os especialistas, e o grande professor de medicina, mundialmente conhecido e reconhecido pela sua contribuição para o progresso da sua disciplina, as desigualdades de remuneração, de prestígio e de poder são igualmente consideráveis» (2009: 115). A segmentação interna também está presente na enfermagem e nos grupos profissionais das tecnologias da saúde (por exemplo, em função das diferentes áreas de atividade, do local em que é exercida a atividade profissional, do contacto com a tecnologia de ponta, etc.).

O reconhecimento da diversidade dos grupos profissionais é central na análise das **identidade**s profissionais que, a exemplo das outras identidades sociais (organizacionais, territoriais, políticas, etc.), se definem, conforme já foi referido, pelo facto dos atributos e das «afinidades» (características, **representações**, **práticas**, **papéis**, **normas** padronizadas, estatutos) comuns a um grupo se sobreporem às diferenças observáveis no seu interior. Todavia, também é empiricamente verificável que a **construção social** das identidades profissionais incorpora simultaneamente a unidade e a diversidade gerada a partir da própria diferenciação interna inerente à heterogeneidade dos grupos profissionais (Pinto, 1991; Tavares, 2007).

A diversidade e heterogeneidade interna dos grupos profissionais aumenta à medida que se vai acentuando a tendência da **divisão social do trabalho** consagrar cada vez mais a **especialização**, parcelarização e proliferação de funções. Em consequência disso, constituem-se **identidades** e formas de identificação centradas nas diferentes especialidades existentes no interior dos grupos profissionais (oftalmologistas, enfermeiros instrumentistas, perfusionistas, etc.). A este propósito, refira-se que as identidades profissionais se podem expressar simultaneamente em diferentes dimensões, por exemplo «os técnicos de cardiopneumologia podem reportar-se em termos de identidade e de identificação a três dimensões diferentes, de escalas distintas, que decorrem em simultâneo: Profissionais de saúde, numa primeira dimensão, de grande escala; Técnicos de saúde, numa segunda dimensão, de escala intermédia; Técnicos de cardiopneumologia, numa terceira dimensão, de pequena escala. A identidade dos técnicos de cardiopneumologia incorpora parte da identidade mais vasta das tecnologias da saúde e também incorpora parte da identidade, numa escala ainda mais alargada, dos profissionais de saúde, ora diluindo-se nesses grupos maiores, ora adotando uma identidade própria que se configura a partir de aspetos específicos» (Tavares, 2007: 101/102).

Por outro lado, assiste-se a uma individualização crescente das trajetórias e das **estratégias** profissionais que não resultam exclusivamente dos processos e das dinâmicas coletivas protagonizadas pelos grupos profissionais (Dubar, 1994). Neste contexto, ao considerar a diversidade interna dos grupos profissionais e, sobretudo, as relações entre **estrutura** e ação (ou agência, nos termos de Giddens), quando investiga as consequências do processo de empresarialização hospitalar, Tiago Correia (2012) propõe ultrapassar a dicotomia entre médicos e gestores na análise das relações de autoridade e **autonomia**, centrando-se nas variações internas às **profissões** presas a processos contextualizados de construção individual do profissionalismo, considerando as questões de estrutura, trajeto individual e construção de projetos profissionais. Neste enquadramento, propõe deslocar o nível analítico das profissões para os profissionais, como passo fundamental para conceptualizar a ação individual desenvolvida nos contextos de trabalho, questionando se será mais a esfera pessoal a influenciar a esfera profissional ou a esfera profissional a influenciar a esfera pessoal.

Como se configuram os processos de profissionalização mais recentes do campo da saúde?

As transformações estruturais verificadas a partir da segunda metade do século XX conduziram ao alargamento e complexificação das formas de intervenção no setor da saúde, originando mudanças nas respetivas **organizações** e grupos profissionais que se inserem num campo de **práticas sociais**, profissionais e formativas em plena expansão e diversificação. O próprio crescimento da medicina, a par da rápida expansão do sector dos cuidados de saúde, da renovação tecnológica, das mudanças na organização do trabalho e da crescente **especialização** e divisão do trabalho com consequências na parcelarização das atividades, permite a emergência e desenvolvimento de novos grupos profissionais ligados aos cuidados de saúde que requerem em maior número os serviços de uma força de trabalho cada vez mais especializada, por via da implementação de novas técnicas e pelo aumento dos níveis de qualificação formais (Blane, 1991; Nettleton, 1995; Canário, 1997; Carapinheiro e Rodrigues, 1998; Tavares, 2007). De facto, «em Portugal, como de algum modo, por toda a Europa, a democratização do acesso ao ensino superior, a integração de formações académicas intermédias em graus de licenciatura e as equivalências formativas que o "modelo de Bolonha" introduziu deram lugar à emergência de **estratégia**s de reposicionamento ocupacional em campos profissionais historicamente afastados da ideologia do profissionalismo» (Veloso *et al.*, 2012: 91).

Estas transformações favoreceram o desenvolvimento de **processos de profissionalização** protagonizados por diversos grupos profissionais do setor da saúde não médicos, nomeadamente os enfermeiros e os que compõem o universo das tecnologias da saúde (Lopes, 2001b; Tavares, 2007; 2013). O conceito de processo de profissionalização pode ser definido como o «meio pelo qual uma ocupação procura e adquire um número significativo de atributos do modelo profissional» (Rodrigues, 1997: 21) que, conforme já foi referido, se consubstanciam na formação específica de grau superior, num corpo sistemático de teoria, no **monopólio** sobre um determinado campo de trabalho e no maior grau de **autonomia** para organizar e regular as atividades profissionais.

Os **processos de profissionalização** centram-se na aquisição destes atributos por parte de determinados grupos profissionais, o que implica a sua revalorização e reconhecimento social decorrente, conforme sugere António Nóvoa, da «conquista coletiva de um estatuto que supõe acordos e oposições entre diferentes **atores** sociais» (1987: 52). Deste modo, o conceito de processo de profissionalização é perspetivado numa dimensão dinâmica (mais construída do que adquirida ou natural), considerando particularmente o(s) processo(s) e o(s) contexto(s) em que ocorre(m). Como assinala Dubar (1999), os segmentos profissionais estão em perpétuo **conflito** e em mudança permanente e, como tal, não se podem considerar como «realidades» permanentes, às quais os indivíduos não têm que se adaptar.

A análise dos **processos de profissionalização** foi desenvolvida no quadro da corrente interacionista, onde, em contraponto com a corrente funcionalista, é colocada a ênfase nos processos sociais e não nos atributos ou na essência das **profissões**. Nesta perspetiva, compete aos sociólogos estudar, através de trabalhos de investigação empírica, os processos sociais e a dinâmica que envolve as interações e as relações sociais estabelecidas entre os grupos profissionais, em determinados contextos de trabalho (Dubar e Tripier, 1998; Dubar, 1999; Gonçalves, 2006; Champy, 2009; Rodrigues, 2012).

Dos **processos de profissionalização** têm resultado transformações em diferentes grupos profissionais da área da saúde não médicos, com saliência para a recomposição dos saberes profissionais que se vão deslocando de forma gradual da categoria dos saberes práticos de execução adquiridos através da experiência para a categoria dos saberes analíticos de conceção, em consequência do desenvolvimento de um conhecimento-base assente num suporte teórico alargado que potencia a produção de novos parâmetros de legitimação social, materializados na aquisição de diplomas académicos de nível superior cujo efeito imediato reside no aumento da legitimidade social desses grupos profissionais, expressa em termos formais pela atribuição de competências qualificadas, conferidas no plano legislativo ao estatuto das respetivas carreiras profissionais.

Deste modo, os **processos de profissionalização** referidos ocorrem num quadro de aquisição de capital escolar e de crescente alargamento e complexificação das formas de intervenção destes grupos profissionais. Estes processos variam em função de contextos sociais e de situações históricas específicas, ainda que se verifiquem tendências comuns entre eles, nomeadamente o papel central desempenhado pelo conhecimento entretanto adquirido e o facto do seu posicionamento profissional não ter sido dado previamente mas sim conquistado pelos seus membros, geralmente em negociação com os **poder**es já estabelecidos (Blane, 1991).

A par dos **processos de profissionalização**, os grupos profissionais também mobilizam **projetos de profissionalização**, entendidos como o «complexo de expectativas, aspirações, desejos, representações sobre o futuro» (Pinto, 2000: 10) de grupos ocupacionais que estabelecem **estratégia**s, diferenciadas em função de um determinado contexto sociopolítico e jurídico, com o objetivo de conquistar uma posição e um estatuto diferente, normalmente traduzido numa maior equivalência às suas credenciais académicas. Os projetos de profissionalização alicerçam-se geralmente na reivindicação de maior legitimação dos capitais escolares dos grupos profissionais envolvidos e podem contemplar a conquista de novas funções e competências no quadro do maior desempenho de tarefas que envolvem a mobilização de «saberes analíticos de conceção» e a reivindicação de maior **autonomia** no desempenho da atividade profissional. (Nóvoa, 1987; Gabe, Bury e Elston, 2004; Tavares, 2007).

Por sua vez, a exemplo do que sucede noutros países (Cant e Sharma, 1996; Saks, 2002), em Portugal, diferentes grupos das medicinas complementares e alternativas também têm desenvolvido **estratégia**s e **projetos de profissionalização**. Joana Almeida (2011) estudou as estratégias de profissionalização dos acupunctores e dos homeopatas tradicionais, isto é, «sem o curso de medicina e que se intitulam profissionais de uma corrente clássica da acupunctura e da homeopatia porque mais próxima das suas raízes históricas» (Almeida, 2011: 111), tendo identificado três estratégias centrais: – a procura de regulamentação e, consequentemente, de apoio estatal; a demarcação face ao charlatanismo e ao saber biomédico; e a aquisição de credencialismo.

A investigação realizada em Portugal no domínio dos grupos profissionais formais da área da saúde vai produzindo algum conhecimento sobre os **processos de profissionalização** e de recomposição de grupos profissionais academicamente qualificados. O estudo de Noémia Lopes (2001b) sobre as modalidades da recomposição profissional da enfermagem, realizado num serviço de medicina e numa unidade de cuidados intensivos de dois hospitais da região de Lisboa com aplicação da técnica de observação direta, centra-se na análise dos saberes, ideologias e **identidades** deste grupo profissional, com vista a conhecer a natureza, alcance e limites das suas **estratégias** de valorização e revalorização, bem como os fatores que estão na base da mobilização desigual de diferentes recursos cognitivos e simbólicos. A investigadora salienta a relação entre as estratégias e a natureza específica do trabalho dominante em diferentes contextos:

> «Foi adquirindo evidência ao longo desta pesquisa, o processo de recomposição que vem ocorrendo nos saberes, ideologias e identidades de enfermagem. Em cada uma destas dimensões, identificaram-se categorias reveladoras das específicas mudanças que assinalam essa recomposição, e que, embora ocultas sob as imagens socialmente cristalizadas da profissão, se tornam visíveis no perscrutar sociológico.
>
> Confirmou-se, assim, a hipótese central da pesquisa, quanto à recomposição destas dimensões nucleares no domínio das estratégias de revalorização profissional, e enquanto expressão dessas estratégias.
>
> Na comparação entre contextos de trabalho com desigual especialização e incorporação tecnológica, verificaram-se desiguais possibilidades que nestes se inscrevem para as estratégias de recomposição e revalorização da enfermagem. Verificou-se que, essas desiguais possibilidades se materializam, tanto na específica natureza do trabalho dominante em cada contexto, como no modelo de organização do trabalho e na estrutura de autoridade, como ainda nas diferentes formas de implicação profissional que nesses contextos se geram.
>
> Demonstrou-se que essas condições contextuais dão lugar a diferenciadas estratégias de enfermagem, nas quais se revelam, igualmente, os diferentes recursos geracionais. Sobretudo nos serviços de medicina, onde a diversidade geracional é mais acentuada, verificou-se como essas estratégias apresentam nítidas demarcações entre os enfermeiros mais jovens e mais velhos»

Lopes, Noémia (2001b), *Recomposição profissional da enfermagem – Estudo sociológico em contexto hospitalar*, Coimbra: Quarteto, pp. 189-190.

A observação da relação existente entre as diferenças geracionais presentes no interior da enfermagem e as diferenças de investimento nas **estratégias** de demarcação e de revalorização face aos domínios mais indiferenciados do exercício profissional, mobilizadas predominantemente pelas gerações mais jovens com maiores recursos cognitivos e simbólicos passíveis de mobilizar nos contextos de trabalho, também está expressa no meu trabalho de investigação acerca dos técnicos de cardiopneumologia (Tavares, 2007) em que as gerações de formadas mais recentemente também tendem a defender perspetivas e a desempenhar práticas profissionais mais inovadoras e mais próximas das tendências verificadas no **processo de profissionalização** deste grupo, relativamente às competências mais valorizadas, ao grau de **autonomia**, à especificidade das tarefas executadas regularmente, às expetativas profissionais e às expetativas de formação (Lopes, 2001b; Tavares, 2007).

O trabalho atrás referenciado (Tavares, 2007), realizado já na década anterior (2000), sobre a influência da **instituição** escolar na produção e na transformação da **identidade** profissional dos técnicos de cardiopneumologia, constituiu o primeiro estudo aprofundado que incide especificamente num dos 18 grupos profissionais que compõem o universo heterogéneo das tecnologias da saúde em Portugal, onde se incluem, por exemplo, os fisioterapeutas, dietistas e técnicos de análises clínicas, entre outros. Esse trabalho é estruturado em dois vetores de análise: a influência da escola enquanto instância de **socialização** e enquanto instância impulsionadora do processo e dos **projetos de profissionalização**, principais fatores de transformação da identidade profissional.

Relativamente à segunda vertente, as conclusões deste trabalho de investigação, bem como o seu desenvolvimento posterior, destacam cinco tendências na dinâmica do **processo de profissionalização** dos técnicos de cardiopneumologia, provavelmente comuns às de outros grupos profissionais do campo da saúde: assenta em processos de delegação por parte dos médicos (1), é condicionado pela **dominância médica** (2) que, por sua vez, não é incompatível com o aumento do grau de **autonomia** do grupo profissional (3), expressa-se com uma grande variabilidade nos diferentes contextos de trabalho (4) e as tendências que se têm vindo a verificar nas últimas décadas podem-se vir a alterar significativamente, em função do contexto atual de crescente precariedade e desregulação do mercado de trabalho em Portugal, com efeitos no aumento das assimetrias internas do grupo profissional (5) (Tavares, 2007; 2013).

A **dominância médica** condiciona e restringe os **processos de profissionalização** dos restantes grupos qualificados do setor da saúde, confirmando a tese de que a presença de uma profissão com **poder** e dominação sobre uma determinada área de atividade, delimita as margens e o campo de ação dos restantes grupos profissionais (Blane, 1991; Carapinheiro, 1993; Tavares, 2007; 2012; Sena, 2017; Toffel, 2020). Reportando-se às relações profissionais no contexto de um serviço de imagiologia de um hospital público, tendo como pano de fundo a **autonomia** e autoridade profissionais, as relações, tensões e **conflito**s intra e interprofissionais, as configurações assumidas pela tecnologia no campo da imagiologia, o poder da profissão médica e os seus efeitos sobre a emergência e afirmação de novos grupos profissionais da área da saúde, Graça Carapinheiro e João Areosa (2008) salientam que o *status* e prestígio dos saberes médicos acabam por ofuscar os saberes, as competências e as qualificações dos técnicos de radiologia (outro dos grupos profissionais que compõem o universo das tecnologias da saúde) e dos enfermeiros, transformando os saberes dessas categorias profissionais em saberes relativamente periféricos, apesar de serem relevantes para a organização hospitalar e de se situarem muito para além de meros saberes periféricos. Em contexto hospitalar, observei igualmente (Tavares, 2007) o desfasamento entre o domínio dos saberes e o domínio das tarefas (Pinto, 2001) dos técnicos de cardiopneumologia, sendo os seus saberes superiores ao que está estabelecido, em termos formais e informais, em grande parte dos serviços e setores hospitalares observados, revelando um conhecimento científico e não apenas prático, referente aos vários aspetos dos exames, suficiente para terem um campo de ação mais alargado.

Os **processos de profissionalização** de grupos qualificados da área da saúde, nomeadamente dos enfermeiros e dos técnicos de saúde, são suportados, em primeira instância, pela aquisição de capital escolar, principal alicerce do alargamento do seu campo profissional, obtido geralmente por delegação formal e/ou informal de tarefas e competências por parte dos médicos, operada nos diferentes contextos de trabalho e posteriormente consolidada em termos formais e jurídicos quando as práticas profissionais se institucionalizam, de modo consensual e não conflitual, sem colocar em causa, de forma direta, a **dominância médica**.

De facto, estes processos ocorrem na sequência da **especialização** progressiva das atividades e do aumento do grau de qualificação destes profissionais, a quem o acesso ao exercício profissional exige a posse de um diploma de formação ao nível do ensino superior e a sua evolução tem evidenciado trajetórias no sentido da expansão da lógica do profissionalismo, com efeitos na redefinição das tradicionais modalidades de estrita dependência da autoridade médica e na emergência de novos espaços de negociação que têm, por sua vez, potenciado a transferência de legitimidade e a autonomização de tarefas e atividades no interior do território profissional destes grupos bem como a sua desvinculação progressiva do campo médico (Lopes, 2006; Tavares, 2007; 2013).

A delegação progressiva de atividades médicas é impulsionada pelo desenvolvimento tecnológico e pela crescente **especialização** e divisão do trabalho verificado no setor da saúde. Este processo ocorre paralelamente ao crescimento da medicina que originou por parte dos médicos um abandono parcial de determinadas atividades profissionais (ao nível do diagnóstico), dedicando-se a tarefas mais prestigiadas e mais rentáveis e delegando outras atividades especializadas a uma força de trabalho que gradualmente vai adquirindo mais competências e maior qualificação. Este facto não coloca em causa de forma substantiva a **dominância médica**, uma vez que a própria delegação de tarefas se inscreve no quadro da dominância profissional. Por outro lado, a progressiva qualificação de grupos profissionais da área da saúde não médicos (nomeadamente técnicos de diagnóstico e terapêutica e enfermeiros) potencializa a transferência de legitimidade em algumas áreas de atividade da medicina para esses grupos que, por sua vez, tendem a construir e desenvolver espaços mais autónomos no interior do seu campo profissional, desvinculando-se cada vez mais do campo médico.

Os **processos de profissionalização** não são detetáveis em toda a sua complexidade pelo estudo do reconhecimento formal e institucional atribuído aos grupos profissionais mas a sua análise exige igualmente a observação dos processos que ocorrem de modo variável em diferentes contextos de trabalho onde se cruzam os domínios do formal e do informal e onde frequentemente se «geram as possibilidades de redefinição dos limites e alcance estratégico dos recursos dos diversos grupos profissionais» (Lopes, 2001b: 37). Em alguns casos, a divisão de tarefas não se baseia nas competências específicas nem nos saberes próprios dos grupos profissionais mas a delimitação dos respetivos campos de ação, e da forma como estes são atribuídos, estabelece-se através da maneira como em diferentes contextos são reguladas, em termos formais (ao nível do exercício do **poder** formal por meio da autoridade profissional) e informais, as relações de trabalho bem como a sua divisão pelos **atores** e, em última análise, pelos grupos profissionais. Como afirma Champy (2009), uma das arenas em que se joga o «destino das profissões» reside precisamente nos locais de trabalho onde as interações entre os membros dos diferentes grupos profissionais produzem, reproduzem e fazem evoluir a divisão do trabalho, contribuindo para a determinação dos conteúdos do trabalho dos diferentes atores.

A variabilidade expressa nas situações quotidianas ocorridas em diferentes contextos de trabalho, no quadro de um **processo de profissionalização** multidirecional, observa-se, por exemplo, na atividade profissional dos técnicos de cardiopneumologia em diferentes serviços e setores hospitalares:

«A análise deste processo (de profissionalização) não revela forçosamente a existência de um desenvolvimento contínuo, e muito menos linear, assente em tendências muito claras, ao invés reflete a fase atual de transição deste grupo para a profissionalização que evidencia uma evolução em direções e ritmos distintos, caracterizada pela existência de tendências diversificadas, inconsistentes (como diria Alain Warde, 1997) e pouco definidas, muitas vezes assimétricas e contraditórias entre si. Por um lado, as transformações sociais verificadas em Portugal na área da saúde e das respetivas profissões bem como as modificações registadas no ensino da cardiopneumologia e, consequentemente, na formação dos respetivos profissionais, provocaram alterações significativas na fisionomia do grupo socioprofissional, a diferentes níveis mas principalmente no respeitante ao tipo de competências desenvolvidas e ao tipo de tarefas que estão aptos para executar e a forma como o podem fazer. Estas alterações geram uma tendência dominante que aponta claramente no sentido da profissionalização mas por outro lado existem indicadores que apontam no sentido inverso. (...).

Os técnicos de cardiopneumologia tendem a alargar as suas funções, competências profissionais e autonomia quando desempenham tarefas que envolvem uma maior complexidade (e consequentemente uma maior mobilização de conhecimentos científicos) e uma margem de incerteza e indeterminação acrescida, contudo o seu grau de autonomia não é inerente, de modo automático, ao grau de complexidade das tarefas mas é determinado pela conjugação deste fator com as formas globais de organização e divisão do trabalho, variável em diferentes contextos. As próprias tarefas que são realizadas, e consequentemente a sua complexidade, podem ser muito variáveis, a mesma tarefa pode assumir contornos distintos e pode ser executada de forma muito diversa, com graus de complexidade muito variáveis, em contextos de trabalho diferentes (nos vários hospitais ou serviços e sectores do mesmo hospital quando se tratam de hospitais de maior dimensão) em função da forma como as tarefas são executadas e divididas pelos vários grupos socioprofissionais consoante o modo como está organizado o trabalho. Este facto observa-se particularmente bem em tarefas transversais a diferentes áreas de atividade da cardiopneumologia.»

Tavares, David (2007), *Escola e identidade profissional – o caso dos técnicos de cardiopneumologia*, Lisboa: Colibri / IPL, pág. 217/218 e 235.

Reportando-se aos farmacêuticos, cujo processo de profissionalização se distingue daqueles que têm vindo a ser referidos, nomeadamente a enfermagem e as tecnologias da saúde, Cristina Rocha (2006) também destaca por um lado a importância assumida pelas instâncias de formação e concomitantemente pelo acesso ao saber académico de nível universitário bem como a respetiva legitimação e, por outro lado, salienta a «falta de controlo dos farmacêuticos sobre os objetos, os medicamentos, de que depende a sua identidade, dado que aqueles são produzidos e prescritos por outros, definindo-se, em suma, o exercício farmacêutico como um exercício de mediação entre a indústria farmacêutica e o exercício da medicina» (Rocha, 2006: 38-39).

Qual a influência e ação das associações profissionais nos processos sociais que envolvem as profissões?

O associativismo profissional traduz-se numa das dimensões estruturantes das **profissões** qualificadas e, como refere João Freire, «oferece um campo interessante de problematização teórica e concetual, neste caso, das profissões: pelo papel que estas desempenham na regulação económica do exercício de determinadas atividades profissionais; pelo impacte social que elas têm sobre a procura; pelas influências exercidas sobre as instituições de formação; pelo papel desempenhado na construção de identidades profissionais específicas; e ainda, em certos casos, pela consagração de áreas de jurisdição profissional atribuídas e garantidas pelo Estado» (2004: 2).

As associações profissionais podem ter um papel regulador do exercício, como é o caso das que se constituíram em Ordens, designadas por «associações públicas profissionais», e simultaneamente, quer se trate destas ou de outro tipo de associações profissionais (não constituídas em Ordens), podem consubstanciar-se enquanto grupos de pressão, grupos de interesse ou «lobby», tentando, com maior ou menor sucesso, influenciar as decisões políticas, seja diretamente junto do governo, assembleia da república e dos partidos políticos, seja através dos meios de comunicação social, de **movimentos sociais** ou de outro tipo de **organizações**. A sua ação também pode resultar numa participação efetiva na definição das tarefas essenciais do grupo que representam ao definir princípios orientadores relativos ao exercício da profissão, mediar a gestão de **conflito**s internos (entre os seus membros) e externos (com elementos de outros grupos profissionais que desenvolvem atividade no mesmo campo) e também promover o grupo profissional e a defesa dos seus interesses, neste último caso, no quadro de uma ação complementar à dos sindicatos (Nóvoa, 1987; Freire, 2004; Rodrigues e Carvalho, 2004; Rodrigues, 2012; Veloso *et al.*, 2012).

Através de regras de conduta codificadas traduzidas por um código deontológico que incide sobre o conjunto de valores éticos subjacentes a uma determinada atividade, as associações públicas profissionais, portanto constituídas em Ordens (em Portugal, são criadas pela Assembleia da República, sob iniciativa do governo), têm definido orientações relativas ao estabelecimento das relações entre os profissionais e outros **atores** sociais e, sobretudo, têm exercido funções de controlo interno dos seus membros, quer na certificação para o exercício profissional quer na aplicação do **poder** disciplinar, no âmbito da autoridade legal que lhes é delegada pelo **Estado**. Deste modo, «asseguram o monopólio do mercado, no sentido em que determinam as condições de acesso ao exercício profissional, tradicionalmente através da obrigatoriedade de inscrição na própria ordem para exercer a profissão, atualmente também pela via da acreditação dos cursos de ensino superior que dão acesso ao exercício profissional» (Veloso *et al.*, 2012: 91).

Sendo as associações públicas profissionais definidas por lei como exclusivamente ao serviço do interesse público, coloca-se a questão acerca da forma como se pode compatibilizar a regulação da atividade profissional – feita com base na aplicação de códigos deontológicos supostamente subordinados ao princípio da promoção de valores orientados no sentido de assegurar a defesa do interesse público que no caso da saúde coincide com a defesa dos interesses dos doentes, utentes e cidadãos em geral – e simultaneamente proceder à representação exclusiva de um grupo de profissionais bem como à defesa do(s) seu(s) próprio(s) interesse(s) (privado(s) e corporativo(s). Em caso de **conflito** entre estes dois tipos de interesses (público e dos profissionais), qual deles tende a ser defendido pelas associações profissionais? (Freire, 2004; Rego, 2004; Rodrigues, 2012; Veloso *et al.*, 2012).

O primeiro contributo sociológico acerca do associativismo profissional no sector da saúde em Portugal surge já na década de 2000, com um trabalho de Graça Carapinheiro (2004), resultante de um projeto de investigação mais alargado, coordenado por João Freire, realizado entre 2001 e 2002 e publicado em 2004, sobre as associações profissionais de várias áreas de atividade. Trata-se de um projeto pioneiro a este nível que teve como um dos objetivos «constituir uma base de dados relativa às associações de caráter profissional existentes em Portugal, dado não existir nenhuma informação fidedigna, exaustiva e atualizada, a esse respeito» (Freire, 2004: 1-2).

Neste contexto, Graça Carapinheiro procede a uma breve sociografia das associações profissionais do sector da saúde com vista a caracterizar as suas preocupações, as representações intra-profissionais e as **representações sociais** das profissões, considerando a sua hierarquização interna e as relações com os grupos profissionais que se movem no mesmo campo de atividade. Ressalvando as diferenças entre as lógicas associativas profissionais e sindicais, a autora realça a dependência face ao **Estado** relativamente ao reconhecimento do protagonismo social das associações profissionais, o que, na sua perspetiva, «revela a fragilidade dos movimentos associativos e a dificuldade de realização de uma ação social organizada segundo uma lógica autónoma da lógica do Estado» (2004: 81). Por outro lado, também assinala a vinculação destas associações aos **projetos de profissionalização**, fator que está na origem, segundo os investigadores da equipa coordenada por Luísa Veloso (composta igualmente por Noémia Lopes, João Freire e Luísa Oliveira), do renovado protagonismo atual das associações, em função das alterações do sistema de ensino (Veloso *et al.*, 2012).

As associações profissionais orientam-se de diferentes modos e com diferentes **estratégias** que podem incluir as estratégias de **fechamento**, as de «luta pela inclusão» ou pelo reconhecimento de uma profissão que detém um determinado grau de qualificação e de **especialização** (Veloso *et al.*, 2012). Referindo-se especificamente às diversas associações profissionais do setor da saúde, Graça Carapinheiro identifica como estratégia predominante «a defesa dos **monopólios** profissionais perante a ameaça de potenciais usurpações» (2004: 81), sendo que sua ação revela a posição mais vulnerável dos outros grupos profissionais comparativamente aos médicos, «no que diz respeito à conservação do caráter estratégico dos saberes, à inviolabilidade das fronteiras profissionais e aos fatores que estruturaram a sua posição de dependência na organização da divisão do trabalho» (2004: 82).

Em 2008, a equipa de investigação referida nos parágrafos anteriores realizou um estudo sobre o campo profissional da nutrição, dietética e alimentação, considerando diferentes dimensões de análise, tais como a oferta formativa graduada e pós-graduada, a situação dos profissionais no mercado de trabalho e o movimento associativo. Este trabalho tem características particulares pelo facto de ter sido encomendado por uma associação profissional (Associação Portuguesa de Nutricionistas), na sequência do imperativo legal de realização de um estudo, por parte de uma entidade independente, sobre a necessidade de criação de uma associação pública profissional, aferindo o «interesse público da criação da Ordem» e «o seu impacto sobre a regulação da profissão em causa» (Veloso *et al.*, 2012).

Na sequência dessa experiência, os autores publicaram um artigo em que elaboram uma reflexão sobre um conjunto de questões deontológicas e teórico-metodológicas colocadas aos sociólogos no caso particular dos trabalhos de investigação sobre as profissões e o associativismo profissional, principalmente quando estes são encomendados por associações profissionais e têm reflexo e impacto nos processos relacionados com essa e outras profissões. Neste âmbito, salientam a necessidade de «acionar mecanismos de reflexão e de definição de pressupostos de partida, de modo a salvaguardar o exercício da sua profissão como investigadores, pautada por princípios de deontologia e de rigor científicos» (Veloso *et al.*, 2012: 94), expressos na definição clara dos objetivos da investigação, na explicitação da estratégia metodológica a adotar e dos procedimentos epistemológicos utilizados no sentido da vigilância crítica sobre a qualidade do processo de produção de conhecimentos.

Qual a influência das diferentes instâncias de socialização na produção e reprodução da cultura profissional?

Outro dos temas que tem sido objeto da análise e da investigação sociológica prende-se com a influência dos processos de **socialização** na construção das **identidades**, ideologias e culturas profissionais e organizacionais. Os diversos autores têm salientado que, em diferentes instâncias de socialização, os indivíduos interiorizam parcialmente, de modo perdurável, um código simbólico traduzido em ideias, valores, **papéis**, **normas** e critérios aplicáveis à prática profissional em que assentam as principais referências identitárias e as formas de identificação inerentes à cultura profissional e organizacional. Nestes processos multidimensionais e contínuos, assumem uma relevância particular as **instituições** de ensino superior (quando a prática profissional exige credenciais escolares obtidas através de um curso superior) e as **organizações** onde decorre o exercício profissional, instâncias que transmitem simultaneamente valores sociais complementares e contraditórios entre si, descrevendo, deste modo, linhas de continuidade e de descontinuidade (Baszanger, 1981; Melia, 1987; Carapinheiro, 1993; Dubar, 1997a; Tavares, 2007).

Sobretudo nos casos em que se verifica uma forte correspondência entre a formação e o exercício profissional, como sucede geralmente no setor da saúde, o processo de **socialização** ocorrido nas **instituições** de ensino superior assume um relevo particular, pois durante o período dos estudos inicia-se a assimilação relativa e seletiva dos valores comuns de referência da cultura profissional, apesar desses valores serem posteriormente redefinidos ao longo do processo de socialização profissional (Melia, 1987; Carapinheiro, 1993; Tavares, 2007), «a partir dos recursos cognitivos e simbólicos que [os atores] mobilizam na concretização e na atribuição de sentido às suas práticas e interações quotidianas, nos particulares contextos de trabalho» (Lopes, 2001b: 175).

De facto, nas **instituições** de ensino superior não se transmitem apenas conhecimentos e competências técnicas, aí decorrem processos de **socialização** em que é difundida e reproduzida uma componente importante da cultura e da **identidade** profissional, através da transmissão, feita geralmente de forma mais subtil, de ideias, sentimentos e valores sociais, tidos normalmente como fundamentais para o desempenho futuro de uma atividade profissional ou para a pertença (futura) a um grupo profissional, corporizados por aspetos morais, éticos e deontológicos relacionados com a consciência cívica e profissional ou com a adoção de uma determinada retórica ou postura expressa na forma de apresentação em público, nos gestos utilizados, no relacionamento com os pares, os outros profissionais, os utentes ou o público em geral.

O saber dos grupos profissionais, adquirido numa fase inicial nas **instituições** escolares tem, pois, uma componente técnica e uma componente ideológica, visando tanto a aquisição de conhecimentos e os consequentes métodos de raciocínio como os valores sociais traduzidos na interiorização de determinadas posturas, atitudes e comportamentos. A este propósito, referindo-se aos processos de **socialização** médica, Graça Carapinheiro observa que «aprecia-se a exibição do interno não só pelo saber, experiência e responsabilidade médica demonstrados na aprendizagem do bom senso clínico, mas também pela postura de à-vontade e segurança nas respostas fornecidas às "diatribes" do corpo médico ou na fuga habilidosa às argumentações deliberadamente produzidas para pôr à prova a solidez do raciocínio intelectual» (1993: 174).

Na **instituição** escolar, os conteúdos, ideias, valores, **papéis**, **normas** e critérios de prática profissional que são transmitidos e interiorizados assumem contornos específicos. Com efeito, de uma forma mais ou menos consciente, mais ou menos explícita, as **instituições** responsáveis por processos de educação formal transmitem valores e conhecimentos dirigidos aos indivíduos socializados, futuros profissionais em fase de aprendizagem académica, que tendem a interiorizá-los parcialmente e, de modo geral, perduram no tempo, mantendo-se noutros contextos, particularmente o que decorre no âmbito profissional, pois a formação intervém nas dinâmicas identitárias muito para além do período escolar (Dubar, 1997b).

Assim, como refere Graça Carapinheiro ao reportar-se à medicina e considerando o contributo teórico de Robert Merton, «os estudos constituem o momento-chave da **socialização** profissional, na medida em que, durante o período de aprendizagem, a profissão assegura o controlo dos seus membros, iniciando-os na aquisição de uma nova cultura (...) considerando que os candidatos a médicos devem orientar o seu comportamento para a cultura normativa da profissão médica, definida como um conjunto de ideias, valores e critérios padronizados de prática profissional. São estes valores e estas normas que constituem as exigências do papel do médico (...) constituindo um importante elemento regulador dos comportamentos profissionais futuros» (1993: 166) que estão na base de uma cultura profissional estável e duradoura. Nesta perspetiva, enfatizando o papel da escola na institucionalização da profissão médica, Merton, citado por Dubar e Tripier, afirma que «se a medicina constitui uma das **instituições** principais da nossa sociedade, é porque a faculdade de medicina é a guardiã dos seus valores e constitui a organização chave que transmite a sua cultura» (1998: 88).

Contudo, a influência exercida pela escola no conjunto do processo de **socialização** é relativa e parcial. Com efeito, considerando a sua essência e o seu espaço temporal de intervenção que é delimitado e relativamente curto, a **instituição** escolar tem, de facto, um papel e um alcance limitado neste processo, antes de mais por se situar num patamar inicial, cuja intervenção se verifica apenas numa das fases de aprendizagem e interiorização de valores sociais dos futuros profissionais que prossegue, posteriormente, no contexto profissional. Como tal, não constitui o único espaço de formação, pois existem outras instâncias socializadoras que transmitem valores e conhecimentos, ora complementares ora contraditórios relativamente aos introduzidos na escola, sendo que parte desses valores se reconfiguram por influência dos processos de socialização ocorridos em contextos de trabalho (Baszanger, 1981; Melia, 1987; Dubar, 1997a; Tavares, 2007). Esta ideia tem sido focada em trabalhos que abordam as questões da socialização escolar, como por exemplo na investigação realizada por Graça Carapinheiro (1993), em que se salienta que os valores principais da cultura médica, em que se incluem a responsabilidade e a experiência clínica, são interiorizados no período dos estudos mas mais tarde, são redefinidos no contexto dos processos de socialização profissional e noutros contextos de socialização.

Além disso, a escola, a exemplo de qualquer outra instância de **socialização**, não é uma **instituição** homogénea que transmite valores uniformes, é um espaço onde se expressa uma diversidade de lógicas e se manifestam simultaneamente diferentes projetos e finalidades bem como diferentes conteúdos difundidos acerca das práticas e dos valores sociais e profissionais. Por outro lado, as próprias instituições escolares, tal como as outras instituições, também revelam cada vez maior dificuldade e incapacidade para cumprir um «programa institucional» que supõe a transmissão de princípios orientadores das ações dos estudantes (Dubet, 2002).

Neste contexto, os estudantes, por sua vez, também revelam diferentes formas de adesão às práticas e, sobretudo aos valores transmitidos na escola que se vão muitas vezes transformando à medida que se desenrola o processo de **socialização** escolar. De facto, os estudantes não se reduzem a meros sujeitos passivos nos processos de transmissão de valores por parte das **instituições** de ensino pois não se limitam a «receber» passivamente as disposições transmitidas, antes tendem a mobilizar ativamente os recursos postos à sua disposição pelas instâncias socializadoras, no âmbito de uma experiência social assente em processos bilaterais e não unilaterais (Dubet, 1994; 2002; Dubar; 1997a; Tavares, 2007).

Por sua vez, em contexto de trabalho também decorrem processos de **socialização** específicos onde se realizam formas de aprendizagem cultural que, do mesmo modo, não envolvem apenas a aquisição de conhecimentos técnicos mas abrangem igualmente preceitos éticos e relacionais onde se inserem a aquisição de valores sociais, as atitudes julgadas apropriadas entre os utentes e colegas, a relação com as hierarquias, o desempenho de **papéis sociais**. Entre o processo de socialização escolar e o processo de socialização profissional interpõem-se igualmente diferentes lógicas, contraditórias relativamente à forma como se processa a aprendizagem da profissão, que refletem diferenças de fundo entre as conceções «teóricas» tradicionalmente associadas às **instituições** de ensino e as conceções «pragmáticas» frequentemente associadas às **organizações** do trabalho.

São contextos distintos, o processo de **socialização** escolar ocorre na «instituição que educa os profissionais» e o processo de socialização profissional ocorre na «instituição que trata os doentes» (Carapinheiro, 1993), no primeiro caso predominam as conceções teóricas tradicionalmente associadas às **instituições** de ensino e no segundo as conceções pragmáticas conotadas com as **organizações** do trabalho, estabelecendo-se uma dualidade «entre o "modelo ideal" que caracteriza a "dignidade da profissão", a sua imagem de marca, a sua valorização simbólica, e o "modelo prático" que diz respeito "às tarefas quotidianas e aos trabalhos pesados" e que mantém poucas relações com o primeiro» (Dubar, 1997a: 136).

Com base nos depoimentos obtidos por entrevista, no âmbito do seu trabalho de investigação, Graça Carapinheiro realça «as inadequações persistentes do ensino médico ao funcionamento real da profissão médica nas estruturas concretas de saúde, exigindo dos internos a constante negociação entre os recursos fornecidos pelos estudos e os recursos a adquirir na prática quotidiana para sobreviverem nos universos profissionais» (Carapinheiro, 1993: 180-181). De facto, a redefinição de valores operada em contexto profissional produz frequentemente formas de descontinuidade e de rutura com a aprendizagem escolar, tendo como efeito a diluição relativa da **socialização** escolar nos contextos profissionais.

Nos diferentes trabalhos de investigação realizados em Portugal e noutros países acerca dos processos de **socialização** profissional no setor da saúde, os autores têm salientado a presença de dois modelos distintos que são claramente dominantes na medicina e na enfermagem. O modelo dominante na medicina assenta em conceções tecnicistas que enfatizam a racionalidade científica das práticas médicas, adotadas tendencialmente de forma ainda mais evidente pelos que desempenham a atividade profissional em áreas de **especialização** dependentes de «uma importante infraestrutura tecnológica, da absorção constante de novas possibilidades técnicas na produção de cuidados muito especializados» (Carapinheiro, 1991: 28). Por sua vez, o modelo relacional dominante na enfermagem toma por referência central a relação com os doentes e coloca a ênfase na abordagem global da promoção da saúde e da prevenção da doença, estruturando-se em torno da noção de cuidar, definida por oposição ao «tratar/curar» que «constitui o operador ideológico central, aglutinador das referências de sentido das práticas de enfermagem e da sua diferenciação relativamente às práticas profissionais de outros grupos» (Lopes, 2001b: 58).

A preponderância dos modelos atrás referidos representa as tendências dominantes em cada um dos grupos profissionais e não, como é óbvio, a prática observada na totalidade desses grupos, pois as conceções relacionais também estão presentes na medicina (Carapinheiro, 1991) e, do mesmo modo, há enfermeiros que adotam posturas tecnicistas. Por outro lado, Noémia Lopes também assinala que os dois modelos se inscrevem, aliás, em ideologias que embora dicotomizadas permanecem complementares na construção das finalidades da **instituição** hospitalar, «enquanto a ideologia da humanização sustenta a imagem humanizada do hospital, entendida como domínio de excelência da enfermagem, a ideologia da ciência sustenta a imagem hospitalar da racionalidade científica, entendida como domínio de excelência da medicina» (2001b: 158).

No trabalho de investigação realizado acerca da forma como a educação escolar e os contextos de trabalho influenciam a produção da **identidade** profissional dos técnicos de cardiopneumologia, observa-se que os valores e as posturas subjacentes às práticas profissionais adotadas não se inserem num modelo específico, enquadrando-se numa postura mista entre os dois modelos de referência centrais do campo da saúde, situados entre as conceções clássicas da medicina e da enfermagem, assumindo por vezes uma maior proximidade com o «modelo tecnicista» dominante na medicina e outras vezes uma maior proximidade com o «modelo relacional» dominante na enfermagem (Tavares, 2007).

Em termos gerais, verifica-se que, apesar do estatuto social e da posição ocupada pelos técnicos de cardiopneumologia na **divisão social do trabalho** ser semelhante à da enfermagem e distinguir-se da medicina, observa-se uma maior aproximação às referências identitárias da medicina, devido, em grande parte, à origem e evolução deste grupo profissional a que não é alheio o próprio crescimento da medicina e da delegação progressiva de atividades médicas; à essência científica e técnica das atividades profissionais constituintes do seu campo de ação que assenta no desenvolvimento das tecnologias médicas de diagnóstico; às predisposições e referências valorativas dos **atores** antes de iniciarem a sua formação em cardiopmneumologia e à evolução dos processos e dos **projetos de profissionalização** que se desenvolvem por referência ao modelo médico, enquanto «ideal» a atingir (Tavares, 2007).

SÍNTESE

1. As organizações de saúde, e em particular os hospitais, especificam-se pela presença de um sistema dual de autoridade, onde coexistem a autoridade administrativa e a autoridade profissional.
2. A estrutura formal das organizações de saúde recompõe-se permanentemente em função de processos de negociação quotidianos em que as relações sociais informais adquirem uma centralidade particular.
3. Apesar de os hospitais apresentarem características comuns às instituições totais, em termos globais não podem ser inseridos nessa categoria, pois distinguem-se, a diferentes níveis, deste tipo de instituições.
4. No quadro da origem da sociologia das profissões, a medicina constituiu uma referência incontornável para a identificação do ideal-tipo das profissões e para a crítica posterior do modelo que lhe está subjacente.
5. O traço estrutural dominante da divisão social do trabalho no contexto da saúde é configurado pela dominância médica que assegura a esta profissão o controlo sobre este campo de atividade.
6. O debate acerca dos efeitos das transformações sociais na dominância médica tem confrontado perspetivas opostas entre os que salientam a tendência para a reconversão e manutenção do poder profissional da medicina e os que salientam a tendência para o declínio da dominância médica.
7. Os processos de profissionalização ocorridos mais recentemente no setor da saúde, apesar de condicionados pela dominância médica e de se ancorarem em processos de delegação médica, têm resultado na recomposição dos saberes profissionais e no aumento da legitimação social de diferentes grupos profissionais deste setor.
8. As associações profissionais desempenham um papel estruturante nos processos sociais que envolvem as profissões qualificadas, na regulação do exercício profissional, na mobilização de estratégias políticas e na produção da identidade dos grupos profissionais que representam.

9. Nas instituições de ensino e nas organizações de saúde, os indivíduos interiorizam, de diferentes modos, os principais valores inerentes à cultura profissional e organizacional, através de processos que descrevem linhas de continuidade e de descontinuidade, de complementaridade e de contradição.

BIBLIOGRAFIA

ABBOTT, Andrew (1988), *The system of professions,* Chicago: The University of Chicago Press.

ADAMS, Tracey e SAKS, Mike (2018), *Neo-Weberianism and changing state-profession relations – The case of Canadian helth care,* Sociologia, Problemas e Práticas, 88.

ALMEIDA, Joana (2011), *Medicinas alternativas e complementares e manobras de legitimação: o caso da acupunctura e da homeopatia em Portugal* in Carvalho, Teresa; Santiago, Rui e Caria, Telmo (orgs.), «Grupos profissionais, profissionalismo e sociedade do conhecimento – tendências, problemas e perspetivas», Porto: Afrontamento.

BASZANGER, Isabelle (1981), *Socialisation professionnelle et contrôle social. Le cas des étudiants en médicine futurs généralistes,* Revue Française de Sociologie, XXII-2.

BERNOUX, Philippe (1995 [1ª ed.:1985]), *A sociologia das organizações,* Porto: Rés Editora.

BLANE, David (1991), *Health professions* in Scambler, Graham (org.), «Sociology as applied to medicine», London: Baillière Tindall.

BRANT, Thomas (2010), *State formations and the historical take-off of continental professional types: the case of Sweeden* in Svensson, Lennart e Evetts, Julia (orgs.), «Sociology of professions: Continental and anglo-saxon traditions», Gothenburg: Diadalos.

BUCHER, Rue e STRAUSS, Anselm (1961), *Professions in process,* The American Journal of Sociology, 66.

CANÁRIO, Rui (1997), *Formação e mudança no campo da saúde,* in Canário, Rui (org.), «Formação e situações de trabalho», Porto: Porto Editora.

CANT, Sarah e SHARMA, Ursula (1996), *Professionalization of complementary medicine in the United Kingdom,* Complementary Therapies in Medicine, Vol. 4, Issue 3.

CANT, Sarah e SHARMA, Ursula (2000), *Alternative healthpractises and systems* in Albrecht, Gary; Fitzpatrick, Ray e Scrimshaw, Susan (orgs.), «The handbook of social studies in health and medicine», London: Sage.

CARAPINHEIRO, Graça (1991), *Médicos e representações da medicina: humanismo e tecnicismo nas práticas médicas hospitalares,* Sociologia, Problemas e Práticas, 9.

CARAPINHEIRO, Graça (1993) – *Saberes e poderes no hospital,* Porto: Afrontamento.

CARAPINHEIRO, Graça (2004b), *O sector da saúde – formas de hierarquização interna* in Freire, João (org.), «Associações profissionais em Portugal», Oeiras: Celta.

CARAPINHEIRO, Graça e LOPES, Noémia (1996), *Recursos e condições de trabalho dos enfermeiros portugueses*, Lisboa: Sindicato dos Enfermeiros Portugueses.

CARAPINHEIRO, Graça e RODRIGUES, Maria de Lurdes (1998), *Profissões: protagonismos e estratégias* in Viegas, José Manuel e Costa, António Firmino (orgs.), «Portugal, que modernidade?», Oeiras: Celta.

CARAPINHEIRO, Graça e AREOSA, João (2008), *Quando a imagem é profissão: profissões da imagiologia em contexto hospitalar*, Sociologia, Problemas e Práticas, 57.

CARRICABURU, Danièle e MENORET, Marie (2004), *Sociologie de la santé. Institutions, professions et maladies*, Paris: Armand Colin.

CARVALHO, Teresa (2009), *Nova Gestão Pública e reformas da saúde. O profissionalismo numa encruzilhada*, Lisboa: Edições Sílabo.

CARVALHO, Teresa; SANTIAGO, Rui e CARIA, Telmo (orgs.) (2011), *Grupos profissionais, profissionalismo e sociedade do conhecimento – tendências, problemas e perspetivas*, Porto: Afrontamento.

CHAMPY, Florent (2009), *Sociologie des professions*, Paris: Presses Universitaires de France (PUF).

CHAPOULIE, Jean-Michelle (1973), *Sur l'analyse sociologique des groupes professionnels*, Revue Francaise de Sociologie, XIV.

CHAUVENET, Antoinette (1972), *Professions hospitalières et division du travail*, Sociologie du Travail, 2/72.

CORREIA, Tiago (2012), *Medicina – o agir numa saúde em mudança*, Lisboa: Mundos Sociais.

COUTURE, Denise (1988), *Technologies médicales et statut des corps professionnels dans la division du travail socio-sanitaire*, Sociologie et Sociétés, Vol. XX, nº 2.

CROZIER, Michel e FRIEDBERG, Erhard (1977), *L'acteur et le système*, Paris: Seuil.

DUBAR, Claude (1994), *Les objectifs et problèmes d'une sociologie des groupes professionnels aujourd'hui* in Lucas, Yvette e Dubar, Claude (orgs.), «Genèse et dynamique des groupes professionnels», Lille: Presses Universitaires de Lille.

DUBAR, Claude (1997a), *A socialização – construção de identidades sociais e profissionais*, Porto: Porto Editora.

DUBAR, Claude (1997b), *La socialisation comme processus de construction identitaire – En quoi peut-on parler de «socialisation démocratique»?»*, Versailles: Communication au colloque GERFED.

DUBAR, Claude (1999), *La sociologie des professions face à la médecine (Commentaire)*, Sciences sociales et santé, vol. 17, nº 1.

DUBAR, Claude (2000), *Sociologie du travail et des groupes professionnels en France: un bilan prospectif*, 3rd Interim Conference Research Committee 52 – The Sociology of Professional Groups, Lisboa: International Sociological Association.

DUBAR, Claude e TRIPIER, Pierre (1998), *Sociologie des professions,* Paris: Armand Colin.

EVETTS, Julia (2010), *Reconnecting professional occupations with professional organizations: risks and opportunities* in Svensson, Lennart e Evetts, Julia (orgs.), «Sociology of professions: Continental and anglo-saxon traditions», Gothenburg: Diadalos.

EXWORTHY, Mark *et al.* (2019), *Professional autonomy and surveillance: the case of public reporting in cardiac surgery*, Sociology of Health and Illness, Vol. 41 nº 6.

FRANK, Robert e STOLLBERG, Gunnar (2005), *German medical doctors motives for practising homoeopathy, acupuncture or ayurvedic medicine* in Johannessen, Helle e Lázár, Imre (eds), «Multiple medical realities. Patients and healers in biomedical, alternative and traditional medicine», Oxford/New York: Berghahn Books.

FREIDSON, Eliot (1968), *Professional powers,* Chicago: The University of Chicago Press.

FREIDSON, Eliot (1984 [1ª ed.:1970]), *La profession médicale,* Paris: Payot.

FREIDSON, Eliot (2001), *Professionalism – The third logic,* Cambridge: Polity Press.

FREIRE, João (org.) (2004), *Associações profissionais em Portugal,* Oeiras: Celta.

FRIEDBERG, Erhard (1995), *Organização* in Boudon, Raymond (org.), «Tratado de sociologia», Porto: Asa.

GABE, Jonathan; BURY, Mike e ELSTON, Mary Anne (2004), *Key concepts in medical sociology,* London: Sage.

GOFFMAN, Erving (1968), *Asiles. Études sur la condition sociale des malades mentaux,* Paris: Minuit.

GONÇALVES, Carlos (2006), *Emergência e consolidação dos economistas em Portugal,* Porto: Afrontamento.

GONÇALVES, Carlos (2008), *Análise sociológica das profissões: principais eixos de desenvolvimento,* Sociologia – Revista da Faculdade de Letras da Universidade do Porto, 17/18.

GRAÇA, Luís (2000), *Evolução do sistema hospitalar: Uma perspectiva sociológica,* www. Terravista.pt/meco/5531/textos85.html.

HAUG, Marie (1973), *Deprofissionalization: an alternate hypothesis for the future* in Halmos, Paul (org.), «The sociological review monograph ("Professionalization and social change"), Keele: University of Keele.

JOHNSON, Terry; LARKIN, Gerry e SAKS, Mike (orgs.) (1995), *Health professions and the state in Europe,* London: Routledge.

KUHLMANN, Ellen (2006), *Modernising health care: Reinventing professions, the state and the public,* Bristol: Policy Press.

KUHLMANN, Ellen (2013), *«Riders in the storm»: the professions and healthcare governance*, Saúde & Tecnologia (número suplementar – III Jornadas das Ciências Sociais e Humanas em Saúde).

LARSON, Magali (1977), *The rise of professionalism*, Berkeley: University of California Press.

LONGUENESSE, Elisabeth (1994), *Introduction – État, institutions, pouvoirs et professions libérales* in Lucas, Yvette e Dubar, Claude (orgs.), «Genèse et dynamique des groupes professionnels», Lille: Presses Universitaires de Lille.

LOPES, Noémia (2001b), *Recomposição profissional da enfermagem – Estudo sociológico em contexto hospitalar*, Coimbra: Quarteto.

LOPES, Noémia (2006a), *Tecnologias da saúde e novas dinâmicas de profissionalização* in Carapinheiro, Graça (org.), «Sociologia da saúde – Estudos e perspetivas», Coimbra: Pé de Página.

LOPES, Noémia (2006b), *Equipas de saúde: uma perspetiva sociológica sobre o exercício profissional*, Re(habilirar) – Revista da ESSA, 3.

LUCAS, Yvette (1994), *Qu'est-ce qu'une sociologie des groupes professionels?* in Lucas, Yvette e Dubar, Claude (orgs.), «Genèse et dynamique des groupes professionnels», Lille: Presses Universitaires de Lille.

LUCAS, Yvette e DUBAR, Claude (orgs.) (1994), *Genèse et dynamique des groupes professionnels*, Lille: Presses Universitaires de Lille.

MELIA, Kath (1987), *Learning and working – The occupational socialization of nurses*, London: Tavistock.

MENDES, Felismina; PARREIRA, Rosa e MANTOVANI, Maria de Fátima (2010), *Dinâmicas atuais da enfermagem em Portugal: a representação dos enfermeiros*, Revista Brasileira de Enfermagem, Vol. 63, nº 2.

NÓVOA, António (1987), *Le temps des professeurs: analyse sócio-historique de la profession enseignante au Portugal (XVIII et XX siècle)*, Lisboa: Instituto Nacional de Investigação Científica (INIC).

NÓVOA, António (org.) (1995), *Profissão professor*, Porto: Porto Editora.

PARSONS, Talcott (1939), *The Professions and social structure*, New York: Free Press.

PARSONS, Talcott (1951), *The social system*, New York: Free Press.

PINTO, José Madureira (2000), *Flexibilidade, segurança e identidades sócio-profissionais*, Cadernos de Ciências Sociais, 19-20.

PINTO, Louis (1990), *Expérience vécue et exigence scientifique d'objectivité*, in Champagne, Patrick *et al.* (orgs.) «Initiation a la pratique sociologique», Paris: Dunod.

RAPOSO, Hélder (2019), *Reconfigurações profissionais em contextos de mudança – o papel da medicina geral e familiar*, Sociologia, Problemas e Práticas, 91.

REGO, Raquel (2004), *Enquadramento jurídico e participação social* in Freire, João «Associações profissionais em Portugal», Oeiras: Celta.

ROCHA, Cristina (2006), *Transformações da relação entre profissão, saber e competência em farmácia de oficina*, Fórum Sociológico, 15/16 (II Série).

RODRIGUES, Maria de Lurdes (1997), *Sociologia das profissões*, Oeiras: Celta.

RODRIGUES, Maria de Lurdes (1999), *Os engenheiros em Portugal: profissionalização e protagonismo*, Oeiras: Celta.

RODRIGUES, Maria de Lurdes (2012), *Profissões – Lições e ensaios*, Coimbra: Almedina.

RODRIGUES, Maria de Lurdes e CARVALHO, Helena (2004), *Entre o público e o privado – Associativismo profissional em Portugal*, in Freire, João «Associações profissionais em Portugal», Oeiras: Celta.

SAKS, Mike (1995), *The changing response of the medical profession to alternative medicine in Britain – a case of altruism or self-interest?* in Johnson, Terry; Larkin, Gerry e Saks, Mike (orgs.), «Health professions and the state in Europe», London: Routledge.

SAKS, Mike (2001) *Profissionalization, politics and CAM*, in Kelner, M. *et al.*, «Complementary and alternative medicine: challenge and change», Newark: Harwooh Academic Publishers.

SENA, Barbara (2017), *Professionalization without autonomy: The italien case of building the nursing profession*, Professions & Professionalism, Volume 7, nº 3.

SERRA, Helena (2006), *Da tecnologia à tecnocracia. Estratégias de poder médico no limiar das fronteiras entre especialidades: o caso da transplantação hepática* in Carapinheiro, Graça (org.), «Sociologia da saúde – Estudos e perspetivas», Coimbra: Pé de Página.

SERRA, Helena (2008), *Médicos e poder. Transplantação hepática e tecnocracias*, Coimbra: Almedina.

STRAUSS, Anselm (1992 [1ª ed.:1978]), *La trame de la négociation*, Paris: L'Harmattan.

SVENSSON, Lennart e EVETTS, Julia (orgs.) (2010), *Sociology of professions: Continental and anglo-saxon traditions*, Gothenburg: Diadalos.

TAVARES, David (2007), *Escola e identidade profissional – o caso dos técnicos de cardiopneumologia*, Lisboa: Colibri / Instituto Politécnico de Lisboa.

TAVARES, David (2013), *Tendências dos processos de profissionalização no campo da saúde*, Saúde & Tecnologia (número suplementar – III Jornadas das Ciências Sociais e Humanas em Saúde).

TOFFEL, Kevin (2020), *An ambivalente recognition: the academisation of nursing in Switzerland*, Professions & Professionalism, Volume 10, nº 3.

Tousijn, Willem (2000), *Medical dominance in Italia: a partial decline*, 3rd Interim Conference Research Committee 52 – The Sociology of Professional Groups, Lisboa: International Sociological Association.

Veloso, Luísa; Freire, João; Oliveira, Luísa e Lopes, Noémia (2012), *Questões deontológicas e de metodologia de investigação em sociologia*, Sociologia, Problemas e Práticas, 69.

Wilensky, Harold (1964), *The professionalization of everyone?*, American Journal of Sociology, Volume LXX, nº 2.

4. Políticas de saúde

Sumário dos temas a tratar neste capítulo:

- As políticas de saúde no contexto das políticas sociais
- Políticas sociais e Estado-Providência
- A crise do Estado-Providência e a hegemonia das políticas neoliberais
- O contexto da implementação das bases do Estado-Providência em Portugal
- Políticas de saúde em Portugal nas últimas quatro décadas
- Movimentos sociais no campo da saúde

Conceitos principais deste capítulo:

Estado; Instituições; Managerialismo; Movimentos sociais; Poder; Relações sociais; Sistema político; Sistema social

Outros conceitos:

Atores sociais; Conflito (social); Conhecimento pericial; Discurso (social); Estratégia; Estrutura; Género; Identidade; Medicalização; Organizações; Práticas (sociais)

4.1. Políticas sociais e políticas de saúde

Como se enquadram, em termos gerais, as políticas de saúde relativamente ao sistema social e ao sistema político?

As políticas de saúde enquadram-se no contexto mais vasto das políticas sociais (setoriais) que se constituem como uma das componentes do **sistema político** e, em última instância, do **sistema social**. Deste modo, impõe-se antes de mais enquadrar e clarificar o conceito de sistema político, passível de ser entendido de diversas formas, para Dahl trata-se de «uma trama persistente de relações humanas que implica uma medida significativa de poder, de dominação ou de autoridade» (1963: 6). Esta definição apresenta a vantagem de se demarcar das perspetivas mais institucionalistas, e portanto mais restritas, do domínio do político que tendem a associá-lo exclusivamente à noção de **Estado** e ao exercício do **poder**.

Na aceção institucionalista, a vida política é concebida como uma atividade orientada em torno da organização do **Estado**, constituído por **instituições** e aparelhos próprios concebidos para o controlo do **sistema social**, através do exercício do **poder** e da definição de objetivos coletivos que, não sendo neutros, dependem das ideologias dominantes num dado período e da forma como se legitimam. Um exemplo de definição associada a esta perspetiva é dado por Max Weber, que afirma ser político «um grupo de dominação cujas ordens são executadas sobre um dado território por uma organização administrativa que dispõe da ameaça e recurso à violência física» (1971 [1ª ed.:1922]: 57).

As noções de **Estado** e **poder**, associadas ao território, organização administrativa e coação física, consubstanciam-se como fundamentais para a compreensão do fenómeno político mas não permitem analisá-lo na sua globalidade pelo facto de não considerarem as ações dos diferentes intervenientes, pois se a relação política diz respeito (em grande parte ainda que não totalmente) ao campo do poder, porém não se limita à organização do Estado mas pressupõe igualmente a presença de **relações sociais** expressas, por exemplo, na ação de grupos de pressão e dos **movimentos sociais** (Cot e Mounier, 1976). Assim, as relações políticas envolvem ação social, ou seja, envolvem simultaneamente a **estrutura** e a agência, como refere Giddens, «a esfera do "político" inclui as atividades daqueles que estão no governo mas também as ações de muitos outros grupos e indivíduos. Há muitas maneiras pelas quais pessoas fora do aparelho governamental o tentam influenciar» (1997 [1ª ed.:1982]: 870).

O **sistema político** pode ser entendido como um (sub)sistema do **sistema social** que é formado por um conjunto de elementos interdependentes. Já atrás foi exposta (capítulo 1), com as potencialidades analíticas e também com as limitações que encerra, a perspetiva de Parsons (1951) acerca do funcionamento do sistema social, estabelecendo o autor uma analogia com o funcionamento do corpo humano, para salientar a interdependência entre os vários sistemas quando se relacionam entre si e a sua articulação com o **sistema social** no seu conjunto. Por outro lado, a autonomia relativa de cada sistema está presente na sua especificidade que, no caso do sistema político e das relações políticas, se traduz nas componentes particulares do seu funcionamento, nomeadamente nos seus órgãos próprios, na legislação produzida, nas formas de legitimidade e de legitimação das decisões, etc.

Não obstante cada um dos (sub)sistemas possuir uma autonomia relativa, dependem uns dos outros. Por exemplo, o **sistema político** depende do sistema económico (e vice-versa) e ambos dependem de outros (sub)sistemas, como o sistema educativo ou o sistema de saúde. A este propósito, Jean-Pierre Cot e Jean-Pierre Mounier fazem notar que «a ideia mestra de toda a sociologia reside na noção de unidade da sociedade. Mais precisamente, a sociedade é um todo, ou seja, um conjunto de elementos interdependentes. Todos os aspetos da vida social dependem uns dos outros. O aspeto político, o aspeto económico, a religião ou as relações de trabalho são as diversas facetas duma mesma sociedade. Não constituem em si mesmas mundos fechados, isolados uns em relação aos outros» (1976: 21).

Neste enquadramento, «cada sistema de saúde é o produto do contexto social, económico, demográfico, tecnológico e da filosofia política do país» (Mays, 1991: 199). Por sua vez, o funcionamento do **sistema político** tem por base um **sistema social** onde coexistem lógicas articuladas, embora diferentes entre si. Acresce que o sistema político, tal como os restantes sistemas sociais, insere-se num processo dinâmico, produto de constantes transformações geradas interna e externamente no contexto de um equilíbrio «instável», de um «fluxo contínuo e entrelaçado de comportamentos dos agentes sociais, económicos e políticos»

(Mozzicafreddo, 1997: 30). Deste modo, o equilíbrio de um sistema configura-se sempre como um equilíbrio dinâmico e «todos os sistemas sociais complexos com algum grau de autonomia sistémica registam desequilíbrios de vários tipos» (Mishra, 1995: 14).

As mudanças que ocorrem nos sistemas podem ter alcances distintos, tanto podem constituir adaptações ou mesmo modificações do seu estado sem alterar significativamente as suas características fundamentais como podem implicar a transformação profunda das suas características, no primeiro caso verifica-se uma evolução na continuidade (transformações no sistema) e no segundo a substituição de um sistema por outro (transformações do sistema). Esta diferença também pode enquadrar analiticamente, com os devidos cuidados ao nível do rigor concetual, a distinção entre as noções de reforma e revolução (Cot e Mounier, 1976).

As políticas sociais constituem-se enquanto uma das dimensões do **sistema político** que, por sua vez, se decompõe em políticas setoriais, como é o caso das políticas de saúde ou, entre outras, das políticas educativas, de emprego, de segurança social, de habitação. Para analisar as políticas sociais no seu conjunto ou as políticas setoriais e, entre estas, as políticas de saúde, impõe-se começar por contextualizar os debates subjacentes à sua evolução, em termos internacionais, desde o final da II Guerra Mundial (não obstante a génese das políticas sociais contemporâneas ser anterior – os primeiros sistemas modernos de proteção social foram implementados na Alemanha por Bismarck, na segunda metade do século XIX) e, em termos nacionais, desde a instauração da democracia em 25 de Abril de 1974.

Quais os principais pressupostos do Estado-Providência?

No panorama internacional, na segunda metade do século XX, após a II Guerra Mundial (1939-45), num contexto de crescimento económico rápido e acentuado, acompanhado por um «clima» de euforia desenvolvimentista assente na crença no progresso das sociedades, assiste-se no Reino Unido e posteriormente em vários países do norte e centro oeste da Europa (a Suécia é um caso apontado frequentemente como paradigmático) à implementação de políticas sociais que tiveram efetivamente um grande impacto no aumento do bem-estar das populações. Estas políticas alicerçaram-se nas teses do economista britânico John Keynes e estiveram na génese do que se convencionou designar por Estado-Providência (curiosamente, como nota Pierre Rosanvallon – 1984, esta expressão tem origem nas críticas dos defensores das teses liberais sobre a «intervenção excessiva» do **Estado** no domínio da proteção social) ou, em língua inglesa, por Wellfare State (Estado de Bem-Estar) ou ainda por Estado Social.

Em diferentes países europeus, é possível identificar especificidades próprias, passíveis de distinguir, como fazem diversos autores, entre o Estado-Providência social-democrático dos países nórdicos, o Estado--Providência corporativo de países como a Alemanha, França e Itália, o Estado-Providência liberal do Reino Unido e o Estado-Providência «tardio» de países do sul da Europa como Portugal, Espanha e Grécia. Apesar das diferentes particularidades observáveis na experiência da aplicação das políticas enquadradas nos princípios do Estado-Providência, é um facto que todos estes países (e outros) têm em comum a aplicação das teses de Keynes. (Mishra, 1995; Santos e Ferreira, 2001).

As teses keynesianas, elaboradas no contexto da crise internacional dos anos 1930, advogam a intervenção do **Estado** no sentido de procurar articular o crescimento económico e a necessidade de maior equidade social, com o objetivo de promover maior justiça social, mas também de garantir os equilíbrios do próprio **sistema politico** e do **sistema social** no seu conjunto. As receitas geradas pelo crescimento económico e respetivos excedentes, em geral sob a forma de impostos e taxas cobradas às famílias e às empresas, permitiriam investir e financiar os sistemas em que assentam as políticas sociais, para proteger os grupos sociais mais carenciados e simultaneamente para responder às necessidades de produção de segurança e de redução da incerteza dos cidadãos.

Essas receitas permitiriam redistribuir os recursos públicos, diminuindo as assimetrias e os desequilíbrios criados pelo funcionamento da economia de mercado, gerando uma maior equidade social; assegurar a satisfação das necessidades básicas bem como um padrão mínimo de condições de vida a toda a população e garantir uma melhoria geral do nível de vida dos cidadãos; regular as **relações sociais**, económicas e políticas. As receitas do **Estado** são transferíveis em capital social que assume a dupla forma de investimento social ao aumentar a produtividade (subsídios às empresas, construção de infraestruturas, etc.) e de consumo social ao assumir o pagamento das reformas, pensões, subsídios de desemprego, financiar a educação e a saúde com vista a providenciar o acesso universal da população a esses serviços.

Neste contexto, o Estado-Providência assenta numa lógica redistributiva, ou seja, o crescimento económico estaria na base da maior igualdade de oportunidades (sobretudo com o acesso generalizado da população ao sistema educativo) e da maior segurança em diferentes vertentes, como por exemplo em caso de doença, desemprego ou envelhecimento. Ao articular os imperativos do crescimento económico e as exigências de maior equidade social, o Estado-Providência persegue simultaneamente objetivos económicos (crescimento económico e regulação das relações económicas), políticos (integração social, diminuição de **conflitos**) e sociais (satisfação de necessidades sociais, maior equidade social e regulação das **relações sociais**), procurando compatibilizar crescimento económico e políticas sociais, acumulação e legitimação, capitalismo e democracia, capital e trabalho (o capital renuncia a parte da sua autonomia e dos seus lucros e, por sua, vez, o trabalho renuncia a parte das suas reivindicações), aspetos que, no entanto, podem ser entendidos, sobretudo segundo uma perspetiva marxista, como inconciliáveis e contraditórios, nesta ótica o Estado-Providência constituiria um reflexo das suas próprias contradições (Rosanvallon, 1984, Santos, 1987b, Mishra, 1995; Mozzicafreddo, 1997).

O Estado-Providência consubstanciou-se como o paradigma do modelo social europeu, ao influenciar profundamente o sistema económico e o **sistema político**, em particular as políticas sociais, servindo de suporte ao exercício dos direitos de cidadania em vários países europeus, desde a segunda metade do século XX. No campo da saúde, os seus objetivos, materializados na oferta pública de saúde segundo o modelo britânico do National Health Service (fundado em 1948 sob os princípios de William Beveridge), orientam-se no sentido de garantir a todos os cidadãos o acesso gratuito aos diversos cuidados de saúde, gerais e especializados, independentemente da sua condição social e dos seus rendimentos.

Quais são os fatores que estão na origem da crise do Estado-Providência? Qual é a relação entre a crise do Estado-Providência e a hegemonia das políticas neoliberais? Quais são os princípios das políticas neoliberais?

No início da década de 1970, no contexto de uma conjuntura internacional dominada pela primeira crise do petróleo (1973), resultante da subida dos preços determinada pela Organização dos Países

Exportadores de Petróleo (OPEP), o Estado-Providência começa a revelar limites traduzidos pela diminuição dos ritmos de crescimento económico, aumento das despesas públicas e pressões inflacionistas, a par de constrangimentos políticos expressos no avolumar do processo de burocratização do **Estado** e na incapacidade de responder às exigências e reivindicações crescentes da população no sentido de manter e alargar os direitos sociais.

Relativamente ao financiamento das políticas sociais, começa, pois, a perder-se o equilíbrio entre as receitas provenientes do crescimento económico que passa a ter um ritmo menor e as despesas suscetíveis de manter a qualidade dos serviços públicos, comprometendo a viabilidade financeira passível de garantir a sustentabilidade das políticas sociais e a sua capacidade de resposta e eficácia (no sentido da realização dos objetivos), num contexto de aumento da procura efetiva dos serviços, precisamente quando diminui a sua oferta (Rosanvallon, 1984, Mishra, 1995). Deste modo, os equilíbrios Keynesianos são difíceis de manter devido à tendência para o aumento das despesas a um ritmo mais elevado do que o crescimento económico, colocando em causa a sustentabilidade dos diferentes (sub)sistemas (saúde, segurança social, etc.).

No setor da saúde, esse aumento deve-se sobretudo, como nota Juan Mozzicafreddo (1997), à maior procura dos serviços como resultado da universalização do acesso; à resposta ao estado de carência verificado a este nível por parte dos sectores socialmente menos favorecidos; à esperança média de vida à nascença de uma população que vive mais tempo, necessita de tratamentos cada vez mais especializados, está mais informada e, obviamente, recorre mais às **instituições** de saúde; ao aumento da complexidade científica e técnica dos atos médicos de que resultam recursos humanos mais qualificados e equipamentos cada vez mais caros.

Na perspetiva dos autores de inspiração neokeynesiana, o Estado-Providência não deixa de ser, em parte, vítima do seu próprio sucesso, pois, em termos abstratos, assenta, em última instância, «num programa ilimitado: libertar a sociedade da necessidade e do risco» (Rosanvallon, 1984: 27), objetivo que supõe, todavia, um conjunto de respostas a um sistema de necessidades dinâmicas, variáveis no tempo e no espaço, relativas, ilimitadas, indefiníveis enquanto meta final e crescentes, pois, à medida que se vão resolvendo, vão surgindo outras novas e vai-se alargando e transformando o próprio conceito de necessidade, criando-se um efeito de «bola de neve», ou seja, quanto maior é a oferta ao nível das políticas sociais, maiores se tornam a procura, as aspirações e as reivindicações da população (Rosanvallon, 1984, Santos, 1987b, Mozzicafreddo, 1997).

Os fatores demográficos, relacionados com o progressivo envelhecimento da população resultante do decréscimo significativo das taxas de natalidade e de mortalidade, também influenciam significativamente a crise do Estado-Providência e, em particular, a dificuldade de financiamento das políticas sociais. De facto, a diminuição percentual da população ativa e o aumento da população dependente do apoio do **Estado** sob a forma de subsídios e comparticipações gera simultaneamente a diminuição das receitas e o crescimento das despesas relativas às políticas sociais. A maior percentagem de população nos escalões etários mais elevados implica um maior uso dos recursos disponibilizados pelos serviços públicos, particularmente no que diz respeito ao pagamento de reformas e pensões, à prestação de cuidados pelos serviços de saúde ou aos medicamentos. Contudo, vale a pena referir que, não obstante a relevância das questões de natureza técnica associadas aos fatores demográficos, o equacionamento deste problema não deixa de ser mais político do que técnico pois, como salienta João Arriscado Nunes, «a tensão entre os dois modelos [neokeynesiano e neoliberal] de encarar os vínculos que ligam os cidadãos ao Estado (...) não decorre de escolhas técnicas associadas à garantia de maior eficiência e eficácia do sistema de saúde e da prestação de cuidados; ela funda-se numa oposição política entre conceções distintas» (2011: 140).

A partir da década de 1970, começa a utilizar-se recorrentemente o termo «crise do Estado-Providência» interpretado, como seria de esperar, a partir de diversas leituras. As críticas a este modelo são provenientes de diversos círculos académicos e políticos, com saliência para as teorias neoliberais, defensoras da ideia de que esta conceção de **Estado** (Providência) não funciona por comportar gastos insustentáveis, ter menor eficácia, promover a dependência face aos subsídios públicos e concomitantemente a passividade dos cidadãos, bem como limitar as escolhas e a iniciativa individual pois, na ótica da racionalidade neoliberal, assente no primado do individual face ao coletivo, quanto mais extensa for a intervenção do Estado e maior for a regulação menos garantida está a margem de liberdade dos indivíduos.

O principal foco do debate entre as perspetivas neoliberais e neokeynesianas assenta na discussão em torno do papel do **Estado**, enquanto os segundos defendem ser a intervenção do Estado a garantia do acesso de todos os cidadãos aos bens e serviços sociais (saúde, educação, etc.) e de uma maior equidade social, os defensores das teses neoliberais, fortemente influenciados pela teoria de Adam Smith (elaborada no século XVIII e aprofundada pelos contributos posteriores de autores ligados à Mont Pelérin Society e à Chicago School of Economics com destaque para Milton Friedman) e, no limite, pela ideia de transformação do Estado em «Estado-mínimo», cuja noção incorpora o princípio do utilizador-pagador, ou seja, cabe aos utentes suportar ou comparticipar na utilização dos serviços públicos (no caso da saúde, através do pagamento direto ou através do recurso a seguros e planos privados de saúde), reservando-se o acesso gratuito apenas a quem seja de todo impossível pagar esses serviços (Rosanvallon, 1984; Mirowski e Plehwe, 2009). A questão que se coloca prende-se com a delimitação dos contornos do «indefinível Estado-mínimo» (Rosanvallon, 1984), pois existe um reconhecimento geral acerca da inevitabilidade e necessidade de regulação do Estado na economia e nas políticas sociais nem que seja apenas em situações extremas, não sendo portanto possível conceber um «Estado zero».

Relativamente às políticas de emprego, enquanto o Estado-Providência prevê o pleno emprego como «a variável em função da qual todas as outras variáveis económicas se deveriam estabelecer» (Cabral, 1997: 157), garantido a partir de «uma ampla extensão das funções tradicionais do Estado» (idem) e da regulação dos mecanismos de mercado, as orientações neoliberais contestam este princípio (pleno emprego), argumentando em torno da sua disfuncionalidade, ao criar efeitos adversos na economia, como a inflação e a diminuição da produtividade, nesse sentido preconizam que devem ser as forças do mercado e não a intervenção do **Estado** a definir os níveis de emprego.

Os princípios dominantes das teses neoliberais retiram centralidade às questões da equidade, focando-se na defesa da maior eficiência e eficácia de funcionamento supostamente garantida pelo sector privado e na perspetiva do mercado visto como o lugar mais efetivo da produção e distribuição de bens de tipo económico e social, num contexto de livre concorrência e como o modo mais funcional de regulação das relações entre os indivíduos, as **organizações** e os países, devido à sua tendência para a autorregulação (Rosanvallon, 1984; Mirowski e Plehwe, 2009; Gomes, 2015).

A crise do Estado-Providência está na origem da adoção, em vários países europeus a partir da década de 1980, de políticas neoliberais que, em termos gerais, têm marcado as políticas sociais das últimas décadas, sob o signo da redução da intervenção do **Estado**. Neste período, temos assistido à implementação de políticas de desregulação estatal, à redução da intervenção pública no contexto de um maior descompromisso social do Estado, à racionalização e contenção dos custos e dos recursos das **instituições** que prestam serviços públicos no âmbito das políticas sociais setoriais como a saúde e a educação (entre outras), à subordinação da gestão dos serviços públicos às lógicas do setor privado, à flexibilidade das regulamentações relativas ao funcionamento das **organizações** públicas, à privatização de serviços sociais, segundo o princípio de deixar funcionar livremente o mercado como premissa da autorregulação da esfera económica (Rosanvallon, 1984; Santos, 1987b; Mirowski e Plehwe, 2009; Nunes, 2011; Correia, 2012). Estes aspetos serão retomados um pouco mais à frente, a propósito da exposição das linhas orientadoras das políticas de saúde em Portugal.

4.2. As políticas de saúde em Portugal

Em que contexto foram implementadas as bases do Estado-Providência em Portugal? De que forma as políticas sociais em Portugal foram condicionadas pela sua posição no sistema mundial?

Em Portugal, após um longo período de ditadura (1926-1974) sob uma orientação política, económica e social autoritária, a instauração da democracia em 1974 (25 de Abril) permite começar a criar as condições exigíveis à implementação sistemática de políticas sociais subordinadas aos mesmos princípios que tinham sido desenvolvidos, cerca de 25 anos antes, em vários países europeus. De facto, o contexto democrático e a presença de políticas sociais muito deficitárias estiveram na génese da tentativa de estabelecimento das bases de um Estado-Providência, ainda que «incipiente» (Campos, 1991) e com fragilidades consideráveis.

A especificidade do caso português, bem como de outros países do sul da Europa, está relacionada com o contexto da tentativa de implantação das bases de um Estado-Providência (a partir de 1974/76) que para além de tardio (ocorre um quarto de século depois de este ter emergido em grande parte dos países europeus), coincide precisamente com o período marcado pela conjuntura internacional do início da crise deste modelo (associada geralmente a um marco principal situado no choque petrolífero de 1973), quando se começa a acentuar a perca dos equilíbrios keynesianos, a diminuir a sua capacidade e intervenção, ao mesmo tempo que os seus pressupostos são fortemente contestados.

Deste modo, em Portugal iniciou-se um período de compromisso social do **Estado** quando a generalidade dos países europeus ocidentais começou a descomprometer-se socialmente e quando começava a terminar a «época dourada» do Estado-Providência. A oportunidade de Portugal e outros países do sul da Europa (Grécia e Espanha) apostarem nos seus sistemas de proteção social ocorreu em contraciclo, ou seja, apesar de ser uma consequência mais ou menos inevitável da instauração tardia de regimes democráticos no contexto europeu, sucedeu na pior altura, de facto, como diria Constantino Sakellarides, «não foram as melhores circunstâncias para começar a fazê-lo» (2005: 55).

Silva Leal (1985) defende que as principais razões explicativas da fragilidade das políticas sociais em Portugal prendem-se precisamente com o facto de ter «perdido» os (cerca de) 25 anos (1950-74) decisivos do processo de consolidação das políticas orientadas pela lógica do Estado-Providência noutros países europeus e com a coincidência entre a fase da sua implementação e o contexto internacional de crise económica acentuada e de recessão. Além destes fatores, o autor aponta ainda o «espírito de improviso» que se reflete na ausência de planos de médio prazo, o excesso de medidas eleitoralistas que não visam um plano global e estrutural mas apenas interesses imediatos e a instabilidade política vivida nos primeiros anos de democracia que não permitiu adotar uma lógica de continuidade das políticas sociais.

Apesar da melhoria, em termos relativos, da utilização pela população portuguesa dos recursos de saúde e de outras áreas abrangidas pelas políticas sociais, as despesas sociais e os níveis de bem-estar proporcionados em Portugal afastam-se claramente de outros países do norte e do centro oeste da Europa. De facto, observam-se diferenças muito significativas em diversos indicadores relativos às políticas sociais e às políticas de saúde, nomeadamente ao nível do investimento público, das formas de financiamento e, consequentemente, da cobertura efetiva dos sistemas e da capacidade de fornecimento de determinados serviços, em termos da sua extensão, variedade e qualidade (Santos, 1993; Mozzicafreddo, 1997; Nunes, 2011).

A análise destas diferenças impõe tomar em consideração que «Portugal não é um país central mas sim semi-periférico, um país de desenvolvimento intermédio, integrado numa região multinacional central do sistema mundo, a União Europeia» (Santos e Ferreira, 2001: 185) e que é «característico deste tipo de sociedade a oscilação entre políticas que são típicas de sociedades centrais e políticas típicas de sociedades periféricas» (idem). Boaventura de Sousa Santos (1993) questiona até que ponto é contraditório implementar um Estado-Providência em sociedades semiperiféricas relativamente ao **sistema político** e económico mundial, onde se verifica, em termos relativos e absolutos, um escasso crescimento económico e onde existem grandes desequilíbrios sociais, por outro lado questiona-se acerca da possibilidade dos Estados-Providências das sociedades semiperiféricas estarem condenados a ter por horizonte um Estado de Bem-Estar de segunda classe ou um «semi-Estado-Providência» (Santos, 1987b).

No limite, é perfeitamente legítimo discutir a ideia de que em Portugal exista efetivamente um Estado-Providência no sentido concetual do termo ou apenas um «semi-Estado- Providência», não só devido aos aspetos já focados mas também porque não são suficientemente assegurados os direitos de cidadania básicos e, por outro lado, não foi estabelecido um pacto social característico das «sociedades do contrato», com vista a regular as **relações sociais** e a estabelecer simultaneamente os compromissos e os direitos sociais. É neste quadro que se verifica frequentemente uma discrepância entre os quadros legais e as **práticas** sociais, bem como se observam permanentes violações das leis em vigor, sobretudo das leis laborais (Santos, 1987b; 1993; Santos e Ferreira, 2001).

Em Portugal, as deficiências do Estado-Providência têm sido parcialmente superadas por uma sociedade-providência forte, «uma providência socialmente produzida» (Santos, 1993: 46), assente em relações de parentesco, vizinhança, interconhecimento e entreajuda intensas, «através das quais pequenos grupos sociais trocam bens e serviços numa base não mercantil e com uma lógica de reciprocidade semelhante à da relação de dom estudada por Marcel Mauss» (idem). Nesta análise, é necessário tomar em consideração o caráter parcial da superação atrás referida pois, como assinala João Arriscado Nunes (1995), não está em causa um eventual processo de substituição do Estado-Providência pela sociedade-providência, uma vez que se reportam a domínios distintos, pois enquanto o primeiro se insere nas conceções e formas de realização das políticas sociais, a segunda reporta-se às redes primárias de solidariedade.

A presença de uma sociedade-providência forte é bem ilustrada num estudo realizado por Sílvia Portugal (1995) sobre o papel da dádiva e das relações interpessoais de solidariedade, presentes no contexto das redes informais de apoio à maternidade observadas no distrito de Coimbra. Neste âmbito, a autora reforça a ideia da centralidade da sociedade-providência na provisão de bem-estar, por via de um sistema de dádivas assente principalmente em relações de parentesco, embora não exclua outro tipo de relações (vizinhança, amizade) que permite, por exemplo, 54,7% das mães afirmem «que gastariam o dobro ou mais do dobro, com o enxoval do seu filho se não tivessem recebido prendas ou empréstimos por parte da sua família e amigos» (Portugal, 1995: 169).

Como salienta Maria José Hespanha, «as deficiências da produção estatal de saúde, resultantes do facto de a oferta estatal de cuidados de saúde ser mais reduzida do que nos países centrais e de parte da procura dos cidadãos ficar por satisfazer ou ser satisfeita de modo deficiente (v.g. demora no acesso e baixa qualidade dos serviços, custo elevado da medicina privada, etc.) tornam o campo da saúde particularmente indicado para observar o peso e o modo de funcionamento da "sociedade-providência"» (1993: 316). Em períodos de crise mais acentuada, este «modo de funcionamento» ainda se torna mais evidente, como sucedeu durante o período de intervenção da Troika (consórcio de credores constituído pela Comissão Europeia, FMI e Banco Central Europeu) em Portugal, entre 2011 e 2014 (Hespanha, P., 2017; 2019).

Quais as linhas orientadoras das políticas de saúde em Portugal nas últimas quatro décadas?

Em Portugal, no campo da saúde, as orientações das políticas sociais centradas nos princípios keynesianos do Estado-Providência fazem-se sentir de forma particularmente notável com a criação do Serviço Nacional de Saúde universal, gratuito e financiado pelo **Estado**, conforme expressa a Constituição portuguesa em 1976 (artigo 64º – «O direito à proteção da saúde é realizado pela criação de um Serviço Nacional de Saúde universal, geral e gratuito»). O Serviço Nacional de Saúde é implementado formalmente em 1979 (embora já estivesse previsto desde 1974 nos programas dos diferentes governos provisórios constituídos entre 1974 e 1976), consagra a universalização do acesso à saúde pela generalidade da população e comporta um conjunto amplo de prestações, nomeadamente os cuidados de promoção e vigilância da saúde e de prevenção da doença; os cuidados médicos de clínica geral e de diferentes especialidades; os cuidados de enfermagem; o internamento hospitalar; os meios de diagnóstico; os medicamentos e produtos medicamentosos; as próteses, ortóteses e outros aparelhos complementares terapêuticos.

De facto, o Serviço Nacional de Saúde constitui-se como o principal fator **estrutural** de mudança neste setor nas últimas décadas. A este propósito, Mozzicafreddo (1997) realça três vetores de transformação inter-relacionados: a universalização do acesso; o aumento da esperança média de vida da população; o aumento dos recursos humanos qualificados e de equipamentos técnicos sofisticados. Como resultado das medidas que precedem a sua implementação, centradas no objetivo da universalização do acesso, a totalidade (100%) da população portuguesa passa a estar coberta pelos sistemas de saúde públicos a partir de 1976, quando poucos anos antes (1970) essa cobertura incidia apenas sobre pouco mais de metade (56%) da população (Carapinheiro e Pinto, 1987).

Contudo, os resultados obtidos a partir da implementação do Serviço Nacional de Saúde não se traduzem apenas na generalização do acesso ao conjunto da população mas também contribuem (a par dos progressos verificados em diversas áreas sociais como a melhoria da alimentação, higiene, infraestruturas públicas, escolaridade, etc.) para a melhoria evidente dos padrões de saúde, expressos no aumento da esperança média de vida à nascença e num conjunto alargado de indicadores em que se inclui, por exemplo (paradigmático), a diminuição da mortalidade infantil de 55,5 por mil (1970) para 2,4 por mil (2021) (Fonte: INE, 2022). Estes dados estão fortemente relacionados com o investimento do **Estado** nesta área que se traduz no aumento considerável das despesas em saúde – na fase inicial, em apenas três anos (entre 1973 e 1976) passaram de 1,9% para 2,9% do Produto Nacional Bruto (Santos, 1993).

A criação dos Centros de Saúde no contexto da Reforma de 1971, conhecida por «Reforma Gonçalves Ferreira», consubstanciou-se como uma base fundamental para a criação de condições e infraestruturas indispensáveis à implementação do Serviço Nacional de Saúde, a partir de 1979, pois no final da década de 1970 já asseguravam a cobertura de uma parcela muito significativa do território nacional. Esta Reforma (1971) é fortemente influenciada pelas orientações dominantes emanadas pelas organizações internacionais que viriam a ser consagradas mais tarde na Conferência de Alma-Ata (1978) e tem como objetivo principal implementar Centros de Saúde em todo o país, com vista a estabelecer o primeiro contacto dos cidadãos com o sistema de saúde e garantir a prestação de cuidados de saúde primários que incluem as consultas de medicina geral e familiar (clínica geral), os cuidados de saúde materno-infantil e as ações de promoção da saúde e de prevenção da doença (Sakellarides, 2005; Carapinheiro, 2006; Carvalho, 2009; Teixeira, 2012). Contudo, vale a pena referir que, como afirma Graça Carapinheiro, «o que é surpreendente é que não obstante este claro alinhamento estratégico preparado desde a reforma de 1971 e o facto de toda a produção legislativa e de toda a ação política do Estado se ter centrado na vertente da saúde pública, atribuindo um lugar de destaque aos Centros de Saúde, quer de 1ª geração (1971), quer de segunda geração (1983), tal não impediu que o investimento destas reformas fosse preferencialmente canalizado para o hospital» (2006: 143/144).

A exemplo do que sucede em termos internacionais, a partir da década de 1980, as orientações relativas às políticas sociais alteram-se significativamente sob a influência dos princípios e agendas políticas neoliberais. Desde 1989, o direito à saúde sob a forma de acesso universal ao Serviço Nacional de Saúde deixou de ser consagrado na Constituição da República Portuguesa como «gratuito» para passar a ser «tendencialmente gratuito», desta forma a lei geral do país estabelece desde logo uma barreira potencial ao acesso generalizado aos serviços públicos de saúde e, simultaneamente, «abre a porta» a um conjunto de transformações que se vinham a registar desde o início dessa década e a outras transformações ocorridas posteriormente.

Por um lado verifica-se a diminuição relativa na comparticipação pública das despesas dos cidadãos com os gastos de saúde, introduzem-se taxas moderadoras nas consultas, urgências e internamentos hospitalares agravando progressivamente os preços pagos pelos utentes, diminui o montante da comparticipação nos custos dos medicamentos, procede-se à contenção das despesas nos serviços públicos de saúde com inevitáveis consequências nas condições de prestação de cuidados. Estas alterações afetam particularmente os setores mais vulneráveis da população, como é o caso das **classes sociais** com menores rendimentos e dos idosos.

Por outro lado, inicia-se um processo de diminuição do peso do **Estado** na prestação de cuidados de saúde, assistindo-se a um crescimento acentuado do setor privado. Este processo expressa-se de várias formas. Numa fase inicial, concretizou-se sobretudo através do estabelecimento de parcerias e convénios entre o setor público e o setor privado e das transferências entre estes setores, quer por via do financiamento público (integral ou parcial) do setor privado (por exemplo, através do pagamento dos exames complementares de diagnóstico ou do tratamento dos doentes) quer através da privatização de serviços dos hospitais públicos que numa primeira fase incidiu em serviços de apoio (limpeza, catering, etc.). Mais tarde, passou a incluir diretamente a prestação de cuidados de saúde.

Como salienta Juan Mozzicafreddo, observa-se a tendência do «Estado alterar o seu papel financiador e fornecedor dos serviços de saúde, para, em certa medida, se concentrar na compra e na cobertura de serviços de saúde a fornecedores do setor privado» (1997: 59). Estas alterações também coincidem temporalmente com um período próximo da entrada de Portugal na União Europeia (então Comunidade Económica Europeia), em 1986, num contexto em que as políticas de saúde são progressivamente mais reguladas por instâncias internacionais segundo linhas de convergência que estabelecem limitações à intervenção dos **Estados** nacionais (Hespanha, P., 2001; Carapinheiro e Page, 2001; Carapinheiro, 2006).

Mais recentemente, no início do século XXI, com a aprovação do regime jurídico da gestão hospitalar, em 2002, este processo assume outras formas como «a) a criação de unidades de saúde geralmente ligadas a grupos financeiros, organizadas segundo o modelo da *health maintenance* e do *managed* care, e ligados, em geral, à expansão dos seguros privados de saúde; b) a privatização da gestão de unidades de saúde e, em particular, a de hospitais públicos; c) a transformação de hospitais públicos em entidades públicas empresariais» (Nunes, 2011: 141), sendo que em

Portugal o «ponto mais alto desta retração do Estado terá surgido em 1993 com a criação de um modelo de gestão privada num hospital público – o Hospital Fernando Fonseca – assegurado por uma entidade contratada (um consórcio liderado por uma companhia de seguros)» (Carvalho, 2009: 197).

Estas transformações, no seu conjunto, inscrevem-se numa tendência comum a Portugal e a vários países europeus que criaram, como salientam Gabe, Bury e Elston (2004), o clima propício ao desenvolvimento dos hospitais privados e providenciaram as oportunidades para a completa explosão deste setor no campo da saúde. Tal como vem sendo referido ao longo deste capítulo, na sequência das alterações que têm vindo a ser expostas, em Portugal e noutros países da Europa, tem-se verificado a tendência crescente de aumento do peso do setor privado e de diminuição do papel do **Estado** enquanto financiador e prestador direto de cuidados de saúde à população. Ainda assim, o sistema de saúde, tal como se configura atualmente, pode ser classificado como um sistema misto, na medida em que incorpora elementos do Estado-Providência (Serviço Nacional de Saúde) e elementos do modelo neoliberal, é suportado e financiado simultaneamente pelos serviços públicos através do Orçamento do Estado e pelos serviços privados através do pagamento direto pelos utentes ou do acionamento de seguros de saúde, coexistindo estes dois setores na prestação de cuidados.

A questão que se coloca prende-se com o modo como se conjugam e/ou contradizem o interesse público e a crescente mercadorização e empresarialização dos serviços de saúde, sendo necessário «equacionar que graus de mercadorização pressupõe a atividade privada e se, em que medida, o sector privado defende a garantia generalizada do direito à saúde» (Bernardo, Silva e Correia, 2014: 102). Do mesmo modo, coloca-se a questão acerca da forma como o crescente descompromisso social do **Estado** relativamente à saúde (a exemplo de outros setores como a educação e a segurança social) pode afetar a estrutura central dos direitos de cidadania expressos, simbólica e materialmente, nos direitos sociais em áreas prioritárias no investimento público mobilizado para a democratização do país (Santos, 1987b).

O crescimento do setor privado tem implicado uma fragilização do setor público, na medida em que:

«resulta, invariavelmente, no desmantelamento ou, pelo menos, na acentuada degradação dos sistemas públicos de saúde. No Brasil, esse processo é sugestivamente designado por *sucateamento*: uma redução dos recursos públicos alocados ao sistema público, que comprometem e limitam tanto a capacidade deste de garantir o acesso adequado e atempado aos cuidados e de prestar alguns tipos de cuidados diferenciados envolvendo recursos mais onerosos – como, por exemplo, os que envolvem tecnologias avançadas de diagnóstico ou cirurgias de maior complexidade – com o resultado, como seria de esperar, de uma degradação da qualidade dos serviços prestados. A fuga de utentes com mais recursos para o setor privado, por sua vez, é acompanhada, muitas vezes, do financiamento público, através de convenções, por exemplo, da prestação privada de cuidados, mas sem a garantia de que será cumprido o princípio da integralidade, ou seja, que qualquer cidadão terá garantido o acesso a todos os tipos de cuidados, básicos e diferenciados, seja qual for o tipo e gravidade do problema de saúde em causa. Deste modo, a menor qualidade e eficiência dos serviços públicos torna-se uma profecia autocumprida e uma "evidência" que legitima o discurso privatizador. O sistema público de saúde tenderá, assim, a tornar-se um sistema orientado para a assistência aos mais pobres. E, como dizia lapidarmente Sir William Beveridge, recordado como o principal responsável pela institucionalização do sistema nacional de saúde e do estado social britânicos, um sistema de saúde para pobres será sempre um sistema pobre.»

Nunes, João Arriscado (2011), *Os mercados fazem bem à saúde? O caso do acesso aos cuidados*, Revista Crítica de Ciências Sociais, 95, pág. 142.

Simultaneamente, a gestão hospitalar das **instituições** públicas de saúde, fortemente condicionada pelo controlo dos custos e dos recursos segundo objetivos de racionalização e de sustentabilidade, passa a caracterizar-se por uma subordinação crescente às dinâmicas do mercado e aos princípios teóricos da organização e gestão de empresas presentes na lógica empresarial do setor privado, no quadro do que se convencionou designar, no âmbito da ciência política e da análise sociológica, por **managerialismo**. O managerialismo consubstanciou-se como a base ideológica impulsionadora da «Nova Gestão Pública», expressão que tem denominado o conjunto das mudanças ocorridas nos serviços públicos, enquadradas pelas orientações políticas neoliberais, dominantes desde a década de 1980 e implementadas em diferentes países, causando uma significativa reconfiguração desses serviços. No centro dessas orientações, «a autonomização (aumento da autonomia da gestão organizacional), a empresarialização (transformação dos hospitais em empresas estatais) e a privatização (delegação de atividades para o setor privado) são todas iniciativas que procuram reduzir o controlo direto do Estado sobre os hospitais e expô-los a incentivos de mercado» (Carvalho, 2009: 97).

Neste cenário, são implementados os instrumentos e fortalecidos os mecanismos de gestão utilizados no setor empresarial privado e ao mesmo tempo é incentivada a competição e diferenciação entre **instituições** do setor público e entre estas e as **organizações** do setor privado. Na mesma lógica também se introduzem novas formas de contratualização de recursos humanos assentes nos contratos individuais de trabalho em substituição dos vínculos definidos pelo emprego público e pelas carreiras. É neste quadro que se estabelece a remuneração dos profissionais de acordo com indicadores de desempenho e também é este contexto que produz as condições para a precarização dos vínculos laborais.

A definição de **estratégias** e objetivos de gestão semelhantes às empresas privadas orientadas para a oferta de bens de consumo condiciona cada vez mais a oferta de serviços públicos de saúde aos mecanismos de mercado, introduzindo imperativos comerciais no Serviço Nacional de Saúde. Neste quadro, as organizações deste setor encaram os doentes e utentes na perspetiva de consumidores, tentam identificar as necessidades e aferir a satisfação dos utilizadores, implementam «sistemas de qualidade» e definem indicadores para o controlo dos resultados (Gabe, Bury e Elston, 2004).

Os principais argumentos utilizados para a aplicação destas medidas centram-se no cumprimento dos imperativos da disciplina orçamental, expressos na obtenção de receitas e simultaneamente na contenção das despesas (incluindo o recurso «excessivo e desnecessário» aos serviços de saúde) com vista à sustentabilidade do sistema e do seu financiamento. Nesse sentido, é defendida a introdução dos princípios de gestão do setor privado para aumentar a eficiência e a eficácia dos recursos e dos investimentos bem como a qualidade dos serviços prestados. Neste quadro, as decisões políticas tendem a subordinar-se às avaliações económicas traduzidas, por exemplo, na relação custo-efetividade, custo-utilidade ou custo-benefício. (Gabe, Bury e Elston, 2004; Nunes, 2011; Correia, 2012).

Verifica-se, pois, nos diferentes serviços das **organizações** públicas de saúde, uma predominância dos modelos, princípios de gestão, metodologias e processos utilizados no setor privado, segundo o pressuposto de que estes são mais eficazes. Neste âmbito, Teresa Carvalho (2009) identifica a forma como a terminologia típica da linguagem da gestão de empresas é utilizada nos documentos oficiais relacionados com as **instituições** e organizações públicas de saúde, através de expressões como «reengenharia hospitalar», «reengenharia dos processos de cuidados», «auditorias de qualidade e acreditação/certificação dos serviços hospitalares», «utilização de *benchmarking* entre hospitais e serviços semelhantes» ou «avaliação e satisfação de trabalhadores e utentes». A propósito da preponderância da gestão nas organizações de saúde, Tiago Correia observa que «à gestão, enquanto área científica, é atribuída uma neutralidade – para não dizer superioridade – na condução das atividades em contexto de mercado» (2012: 70) e, por sua vez, João Arriscado Nunes salienta que «a discussão dos meios e da sua gestão tende a transformar-se num fim em si, evitando tratar o problema da missão e dos objetivos do sistema de saúde, e de como avaliar o cumprimento desses objetivos» (2011: 143).

A Reforma dos Cuidados de Saúde Primários, operada a partir de 2005, vem na mesma linha das transformações impulsionadas pelas orientações da «Nova Gestão Pública», centradas na racionalização dos custos e dos recursos e sustentadas na defesa da maior eficácia da prestação de cuidados ou do desenvolvimento de projetos e ações do âmbito da saúde pública. Esta reforma assenta na criação dos Agrupamentos de Centros de Saúde (ACES) e de diferentes unidades funcionais. Como o próprio nome indica, os Agrupamentos de Centros de Saúde agregam diferentes centros de saúde, abrangendo uma população com uma dimensão situada entre as 50.000 e as 200.000 pessoas. Os princípios que estiveram subjacentes à criação dos Agrupamentos de Centros de Saúde, como resultado da fusão de Centros de Saúde, enquadram-se na reorganização das redes de cuidados de saúde, tal como sucedeu no setor hospitalar com a criação dos Centros Hospitalares, resultantes da fusão de diferentes hospitais.

As Unidades de Saúde Familiares (USF), criadas em 2006, são pequenas unidades orgânicas confinadas a uma área geográfica onde residam entre 4000 e 18000 pessoas, distinguem-se «essencialmente pela contratualização de um compromisso assistencial que se vem a traduzir num conjunto de serviços prestados à população atingida (...) possuem autonomia funcional e técnica» (Teixeira, 2012: 107) e incorporam «um sistema de contratualização e um modelo de gestão/avaliação da produção de cuidados e do trabalho dos profissionais associado a modelos de diferenciação salarial ou a incentivos institucionais» (idem: 108). Para além das Unidades de Saúde Familiares (USF), os Agrupamentos de Centros de Saúde (ACES) podem comportar outras unidades funcionais, como as Unidades de Cuidados de Saúde Personalizados, as Unidades de Cuidados na Comunidade, as Unidades de Saúde Pública e as Unidades de Recursos Assistenciais Partilhados que prestam serviços diversos que vão desde os cuidados personalizados aos projetos locais, passando pelos cuidados domiciliários, apoio psicológico, entre outros.

O contexto político, económico e social subjacente à crise financeira desencadeada em 2008 nos Estados Unidos da América com a falência do banco de investimento Lehman Brothers e que teve o seu maior efeito em Portugal a partir de 2011, com a implementação do programa de ajustamento financeiro resultante do memorando de entendimento estabelecido entre o governo português e a «troika» formada pela Comissão Europeia, Fundo Monetário Internacional e Banco Central Europeu como contrapartida ao financiamento da dívida pública portuguesa, acelera drasticamente as orientações que presidiram às políticas de saúde em Portugal nas últimas décadas, bem como os seus efeitos relativos à redução da despesa pública que incluem a redução em 12,4% da despesa pública global com a saúde entre 2010 e 2013 e, entre outras, a redução dos custos com o transporte dos doentes, a revisão e aumento das taxas moderadoras, a criação de novas taxas e redução das deduções fiscais relativas a encargos com a saúde. No que concerne à qualidade dos cuidados de saúde, os principais efeitos negativos subjacentes ao controlo e racionalização dos custos derivam da pressão sobre os médicos no sentido da escolha dos tratamentos mais baratos, da limitação da prescrição de determinados medicamentos e da cada vez maior insuficiência de recursos humanos, gerada pelo congelamento de novas contratações e pela não substituição dos profissionais que entretanto sairam do sistema público de saúde, devido à passagem à reforma ou outras situações (Hespanha, P., 2017; 2019; Correia *et al.*, 2017; Serapioni, 2017; Padilla *et al.*, 2018).

4.3. Movimentos sociais no campo da saúde

Como se configura a ação dos movimentos sociais do campo da saúde? De que modo influenciam as políticas de saúde?

Nas últimas décadas, em vários setores que incluem o da saúde, os **movimentos sociais** multiplicaram-se e diversificaram-se, abrangendo um vasto leque de grupos com diferentes características, dimensões, alcances, **identidade**s, propósitos, áreas de atuação, **estratégia**s e contextos. Considerando esta grande diversidade, é possível, no entanto, começar por delinear uma definição genérica do conceito de movimentos sociais, entendidos enquanto grupos de pessoas que desenvolvem uma ação coletiva organizada fora da esfera institucional, no sentido de proceder a reivindicações específicas, promover um interesse comum ou alcançar determinado(s) objetivo(s) (Touraine, 1984, Giddens, 1997 [1ª ed.:1982]).

Nesta definição ampla, apesar de (só) aparentemente minimalista, inserem-se quer os **movimentos sociais** tradicionais como os sindicatos que centram a sua ação em reivindicações de caráter laboral ou político, quer os novos movimentos sociais, em que se enquadram por exemplo as associações de doentes, mais orientados para enfrentar novos desafios colocados pelas sociedades contemporâneas a partir da segunda metade do século XX, relativamente a problemas tão diversificados como, entre muitos outros, os riscos ambientais, as questões urbanas, os direitos dos consumidores, o acesso à saúde ou a liberdade de orientação sexual. A distinção entre movimentos sociais tradicionais e novos movimentos sociais não é tão simples como possa parecer, de facto se em termos abstratos podem ser estabelecidas diferenças analíticas entre eles, em termos concretos torna-se mais difícil traçar uma linha de fronteira rígida e válida para todos os casos.

Na área da saúde, os **movimentos sociais** são constituídos por grupos diversificados de doentes, utentes e outros cidadãos, muitas vezes ligados através de redes, que colocam desafios coletivos ao **Estado**, às autoridades profissionais e institucionais e às políticas de saúde, com impacto nos processos de decisão, nesse sentido consubstanciam-se, conforme referem Phil Brown e Stephen Zavestoski, enquanto «uma importante força política no que concerne ao acesso à saúde e à qualidade dos cuidados» (2004: 679). Os autores atrás referidos distinguem três tipos de movimentos sociais da esfera da saúde, o primeiro reporta-se aos que atuam em prol da equidade no acesso à saúde e da melhoria da qualidade dos serviços de prestação de cuidados de saúde, podendo incluir, por exemplo, os movimentos formados para a defesa da continuidade de maternidades ou de hospitais em determinadas localidades, o segundo envolve os movimentos formados em torno de doenças específicas e da deficiência, albergando um vasto leque de associações ou grupos de doentes, de utentes e de deficientes que podem incluir, por exemplo, desde associações de doentes com cancro da mama até às associações de infetados com HIV ou de cegos, o terceiro é constituído por movimentos formados a partir das desigualdades em saúde em função de diferenças de **género**, étnicas ou outras, abrangendo, por exemplo, os movimentos feministas da área da saúde ou os movimentos de defesa do maior acesso dos emigrantes e das minorias étnicas aos cuidados de saúde.

Estes movimentos têm expresso um conjunto alargado de preocupações relativas a diferentes aspetos que vão desde as questões éticas presentes nas práticas médicas e na investigação biomédica aos efeitos das contaminações ambientais na saúde. Os **movimentos sociais** na área da saúde têm assumido uma relevância crescente e têm obtido resultados significativos ao influenciar a esfera política, decisional e clínica dos sistemas de saúde, produzir mudanças efetivas nos serviços de prestação de cuidados de saúde, interferir nas prioridades de financiamento à investigação em saúde ou aprofundar a democratização e humanização das **instituições** e do próprio sistema de saúde (Brown e Zavestoski, 2004; Nunes, Filipe e Matias, 2010; Serapioni, 2013). O aumento do número de pessoas envolvidas nos movimentos sociais do campo da saúde prende-se com as novas formas de protagonismo leigo observadas nas sociedades contemporâneas e com o desenvolvimento de conceções de exercício da cidadania que reforçam o direito à saúde e a possibilidade de influenciar individual e coletivamente as políticas de saúde e a melhoria dos cuidados de saúde, através da abertura de novos espaços sociais de participação.

Por outro lado, como salienta João Arriscado Nunes (2009), as conceções ampliadas de saúde como consequência quer do alargamento do conceito de saúde (verificado desde há várias décadas e consagrado – ainda que em abstrato e de forma não operacionalizável – pela Organização Mundial de Saúde – «saúde é um estado de completo bem-estar físico, mental e social, e não apenas a ausência de doenças») quer da **medicalização** das sociedades, constituem um recurso mobilizável para a ação dos **movimentos sociais** quando reivindicam a saúde como um direito, em termos gerais ou mais específicos, seja o direito à saúde das pessoas portadoras de doenças raras ou o direito ao reconhecimento da existência de determinadas doenças cuja existência possa ser negada pelo **conhecimento pericial** e, como tal, não faça parte das classificações de doenças, muitas vezes por serem indeterminadas e/ou desconhecidas ou por se reportarem a «sintomas que não podem ser inequivocamente associados a uma doença nem à existência de uma lesão ou dano biológico» (Nunes, 2009: 160). A este propósito, o autor dá exemplos de doenças que se multiplicaram nos Estados Unidos da América durante as décadas de 1980 e 1990 (e «se globalizaram» na maioria dos casos), nomeadamente o síndroma de fadiga crónica, o síndroma da guerra do Golfo, o stress pós-traumático, a perturbação de hiperatividade e défice de atenção, entre outras.

Por sua vez, Gabe, Bury e Elston (1994) estabelecem uma relação entre a defesa do princípio da saúde como um bem de consumo em que os utentes são vistos como consumidores individuais dos serviços orientados para a satisfação do consumidor e a criação (indireta e de certa forma paradoxal) das condições propícias para se iniciar um debate crítico acerca das limitações do modelo «consumista» no contexto da saúde e acerca da perspetiva de cidadania expressa no direito à participação e envolvimento dos doentes e utentes nas decisões. Relativamente ao primeiro aspeto, tem sido salientado que o consumo de bens de saúde tem características distintas de outros tipos de consumo e de mercadorias (por exemplo, as que se adquirem nos supermercados). Relativamente ao segundo aspeto, embora muitas das vezes se verifique uma assinalável discrepância entre os **discursos** e as **práticas**, as «abordagens deliberativas baseadas na participação cidadã em contextos de decisão vêm sendo consideradas essenciais ao desenvolvimento da democracia» (Serapioni e Matos, 2014: 9) e «as expectativas crescentes dos cidadãos, como consumidores de cuidados de saúde, influenciam o desenho das políticas e desenvolvem, eles próprios, estruturas de defesa dos direitos dos doentes» (Simões, 2009: 4).

Um tipo de **movimentos sociais** da esfera da saúde que, nos últimos anos, tem aumentado a sua visibilidade pública e legitimação política em Portugal são as associações de doentes, reconhecidas enquanto interlocutoras nas formas de regulação formal, não obstante revelarem uma capacidade limitada de influenciar as políticas de saúde, em termos absolutos e relativos, em comparação com as suas congéneres de outros países europeus e do continente americano (Nunes, Filipe e Matias, 2010; Clamote, 2014). As associações de doentes em Portugal têm constituído objeto de investigação sociológica, com destaque particular para o trabalho realizado no Centro de Estudos Sociais da Universidade de Coimbra, no âmbito de projetos europeus («Governance, Health and Medicine: Opening dialogue between social scientists and users, MEDUSE» e «European Patient Organizations in Knowledge Society»).

No primeiro destes estudos que inaugura o mapeamento das associações de doentes em Portugal, são identificadas as suas características centrais, merecendo particular destaque a fraca profissionalização relacionada com o facto de estruturarem a sua organização com base no voluntariado (um terço do total não emprega nenhum assalariado); a centralidade assumida pelas relações familiares (35% dos seus dirigentes são familiares diretos dos doentes); o tipo de resposta principal às limitações do sistema de saúde assentar na mobilização das redes primárias de solidariedade (Nunes, Filipe e Matias, 2010).

O segundo estudo atrás referenciado traça, de certa forma, uma linha de continuidade relativamente ao anterior, com a particularidade de se focar nas associações de doentes e nos «coletivos de saúde» ligados a doenças raras, humanização do parto, Alzheimer e perturbação de hiperatividade e défice de atenção. Os autores salientam as formas de organização e de comunicação deste tipo de associações que, não obstante envolverem realidades distintas e contextos específicos, assentam em redes e plataformas (nacionais e internacionais) alargadas de diversos tipos de doença e de deficiência, constituídas em torno de causas ou objetos de intervenção comuns, sem prejuízo de desenvolverem uma ação simultânea que decorre em «nichos bem demarcados dentro da rede» (HIV/SIDA, doenças crónicas, doenças oncológicas, doenças neuro-degenerativas, doenças raras, deficiência). Por outro lado, destaca-se o modo como intervêm nas políticas e nos sistemas de saúde em termos nacionais e europeus, influenciando e pressionando a opinião pública e os decisores políticos, redefinindo conceitos e critérios de classificação das doenças (no caso das doenças raras), participando na definição das prioridades e do financiamento de projetos de investigação clínica (Filipe *et al.*, 2014).

Por sua vez, a reflexão feita por Telmo Clamote (2014) a partir de um trabalho de investigação que toma por objeto empírico diversas associações de doentes (SOS Hepatites, Associação Nacional contra a Fibromialgia e Síndrome de Fadiga Crónica, Associação Protetora de Diabéticos, para além da Federação das Doenças Raras de Portugal), salienta que por um lado a sua participação, enquadrada pela necessidade dos sistemas de saúde contemporâneos incorporarem os «representantes do protagonismo leigo» nos quadros regulatórios, é condicionada por diferentes fatores que incluem a menor legitimação política e científica comparativamente a «outros atores profissionais e de mercado», por outro lado a sua ação revela-se mais eficaz, no sentido da sua maior participação nas políticas e nos sistemas de saúde, quando desenvolvem, por via direta e informal, «formas de penetração intersticial nas dinâmicas de regulação formal» a partir de **relações sociais** e de negociações com vista à promoção de interesses convergentes com os de outros **atores sociais** do campo da saúde, em particular com os médicos.

Outro tipo de **movimentos sociais** da área da saúde que adquiriram recentemente uma visibilidade significativa em Portugal são os grupos de cidadãos criados em torno de ações de protesto devido ao encerramento de unidades e de serviços de saúde. Ana Raquel Matos (2014) analisou a ação de movimentos cívicos de protesto contra o encerramento de blocos de parto ocorridos entre 2006 e 2007 em diferentes pontos do país (Amarante, Barcelos, Chaves, Elvas, Figueira da Foz, Lamego, Mirandela, Oliveira de Azeméis e Santo Tirso), no contexto da restruturação dos serviços de saúde materno-infantil, tendo salientado como uma das suas maiores fragilidades o facto de se terem restringido aos universos locais, sem preocupações de estabelecimento de alianças, redes e ações coordenadas entre si ou com outros que partilhassem interesses e motivações semelhantes, como por exemplo os relacionados com o encerramento de outro tipo de serviços públicos de saúde.

De uma forma geral, um dos efeitos do contexto de crise verificado em Portugal a partir de 2008 e que originou a implementação do programa de ajustamento financeiro resultante do memorando de entendimento estabelecido entre o governo português e a «troika» em 2011, residiu no aumento das ações de protesto levadas a cabo pela população em geral e pelos profissionais de saúde em torno do encerramento de unidades e serviços de saúde, bem como da insuficiência de recursos humanos e da diminuição da qualidade dos cuidados de saúde (Matos e Serapioni, 2017).

A participação dos cidadãos nas políticas e no sistema de saúde não se esgota, obviamente, no espaço dos **movimentos sociais** mas envolve outras formas e instâncias institucionais previstas na legislação portuguesa, nomeadamente o Conselho Nacional de Saúde, os órgãos consultivos dos Conselhos Regionais de Saúde, as Comissões Concelhias de Saúde, os Conselhos Gerais dos Hospitais, os Conselhos Consultivos dos Cuidados de Saúde Primários e os Conselhos de Comunidade associados aos Agrupamentos de Centros de Saúde. Contudo, verifica-se em Portugal, uma fragilidade evidente, quer em termos de associativismo, quer de ativismo que se reflete num baixo grau de participação dos utentes e dos cidadãos em geral. Como assinalam Ana Raquel Matos e Mauro Serapioni, «tem prevalecido um discurso legislativo que, na generalidade dos casos, não corresponde a práticas de participação efetivas, mas, por outro lado, têm emergido, com especial protagonismo na área da saúde, formas de participação não institucionalizada, nas quais se destacam ações de protesto, em grande parte, impulsionadas pela atual crise econômica» (2017: 1).

SÍNTESE

1. As políticas de saúde enquadram-se no contexto mais vasto das políticas sociais que se constituem como uma das componentes do sistema político e, em última instância, do sistema social; e resultam de um processo dinâmico que envolve as relações entre o Estado e os diferentes atores sociais.
2. As teses keynesianas implementadas no contexto do Estado-Providência procuram compatibilizar, numa lógica redistributiva, as receitas provenientes do excedente produzido pelo crescimento económico e o investimento em políticas sociais com vista a assegurar ao conjunto da população a satisfação das necessidades básicas, em que se incluem o acesso universal à saúde e à educação, e simultaneamente a proteção face aos riscos sociais consubstanciados por exemplo na doença e no desemprego, atenuando deste modo os desequilíbrios criados pelo funcionamento da economia de mercado.
3. A crise do Estado-Providência, marcada pela dificuldade de manter o equilíbrio entre as despesas crescentes com as políticas sociais e o menor crescimento económico, está na origem da adoção de políticas neoliberais que retiram centralidade às questões da equidade e compromisso social, focando-se na racionalização e contenção dos custos e dos recursos das instituições públicas, eficiência e eficácia no seu funcionamento, subordinação às lógicas da gestão do setor privado e privatização de serviços.
4. A implementação das bases do Estado-Providência em Portugal é marcada por ocorrer em contraciclo relativamente ao contexto das políticas sociais europeias e, por outro lado, pela sua posição semiperiférica face ao sistema político e económico mundial que gera contradições relativamente aos direitos de cidadania e aos níveis de bem-estar deficientes, muitas vezes superados por uma sociedade-providência forte.
5. As linhas orientadoras das políticas de saúde em Portugal nas últimas quatro décadas foram marcadas, numa primeira fase, pela criação do Serviço Nacional de Saúde que consagra a universalização do acesso à saúde pela generalidade da população e, numa segunda fase, pela diminuição do peso do Estado e por um crescimento

acentuado do setor privado e das lógicas do seu funcionamento, setores que atualmente coexistem no quadro de um sistema misto suportado simultaneamente pelo Estado e pelas organizações privadas.

6. Os movimentos sociais que intervêm no setor da saúde têm assumido uma relevância crescente, ao pressionar e influenciar a esfera política, decisional e clínica dos sistemas de saúde, produzir mudanças efetivas nos serviços de prestação de cuidados de saúde, interferir nas prioridades de financiamento à investigação em saúde, redefinir conceitos e critérios de classificação das doenças ou aprofundar a democratização e humanização das instituições e do próprio sistema de saúde

BIBLIOGRAFIA

Bernardo, Luís; Silva, Manuela e Correia, Tiago (2014), *A saúde pública como investimento social* in Carmo, Renato e Barata, André (orgs.) «Estado Social: De todos para todos», Lisboa: Tinta da China.

Brown, Phil e Zavestoski, Stephen (2004), *Social movements in health: an introduction*, Sociology of Health & Ilness, Vol. 26, nº 6.

Cabral, Manuel Villaverde (1997), *Cidadania política e equidade social em Portugal*, Oeiras: Celta.

Campos, Correia (1991), *Estado-Providência. Perspetivas e financiamento. O caso da saúde*, Sociologia, Problemas e Práticas, 9.

Carapinheiro, Graça (2006), *A saúde enquanto matéria política* in Carapinheiro, Graça (org.), «Sociologia da saúde – Estudos e perspetivas», Coimbra: Pé de Página.

Carapinheiro, Graça (2010), *Equidade, cidadania e saúde – Apontamentos para uma reflexão sociológica*, Alicerces, Ano III, nº 3.

Carapinheiro, Graça e Pinto, Margarida (1987), *Políticas de saúde num país em mudança: Portugal nos anos 70 e 80*, Sociologia, Problemas e Práticas, 3.

Carapinheiro, Graça e Page, Paula (2001), *As determinantes globais do sistema de saúde português*, in Hespanha, Pedro e Carapinheiro, Graça (orgs.), «Risco social e incerteza: Pode o Estado Social recuar mais?», Porto: Afrontamento.

Carvalho, Teresa (2009), *Nova Gestão Pública e reformas da saúde. O profissionalismo numa encruzilhada*, Lisboa: Edições Sílabo.

Clamote, Telmo (2014), *Participando pelo avesso: Associações de doentes na composição de um padrão de regulação intersticial em saúde* in Serapioni, Mauro e Matos, Ana Raquel (orgs.), «Saúde, participação e cidadania – Experiências do sul da Europa», Coimbra: Almedina.

Correia, Tiago (2009), *A reconceptualização dos modos de produção de saúde no contexto da reforma hospitalar portuguesa*, Revista Crítica de Ciências Sociais, 85.

Correia, Tiago (2011), *New Public Management in the Portuguese health sector: a comprehensive reading*, Sociologia On Line, 2.

Correia, Tiago (2012), *Medicina – o agir numa saúde em mudança*, Lisboa: Mundos Sociais.

Correia, Tiago *et al.* (2017) *The effects of austerity measures on quality of healthcare services: a national survey of physicians in the public and private sectors in Portugal*, Human Resources for Health, 15:82.

Cortês, Soraya e Carapinheiro, Graça (2013), *Reformas de sistemas de saúde em contextos de reformas do Estado: os casos de Brasil e Portugal* in Alves, Fátima (org.), «Saúde, medicina e sociedade – Uma visão sociológica», Lisboa: Lidel.

Cot, Jean Pierre e Mounier, Jean Pierre (1976), *Para uma sociologia política*, Lisboa: Bertrand.

Dahl, Robert (1963), *Modern political analysis*, Englewood Cliffs (New Jersey): Prentice-Hall.

Filipe, Ângela *et al.* (2014), *Coletivos sociais na saúde: o ativismo em torno das doenças raras e do parto em Portugal* in Serapioni, Mauro e Matos, Ana Raquel (orgs.), «Saúde, participação e cidadania – Experiências do sul da Europa», Coimbra: Almedina.

Gabe, Jonathan; Bury, Mike e Elston, Mary Anne (2004), *Key concepts in medical sociology*, London: Sage.

Hespanha, Maria José (1993), *Para além do Estado: a saúde e a velhice na sociedade-providência* in Santos, Boaventura de Sousa (org.), «Portugal – um retrato singular», Porto: Afrontamento.

Hespanha, Pedro (2001), *Mal-estar e risco social num mundo globalizado: novos problemas e novos desafios para a teoria social* in Santos, Boaventura de Sousa (org.), «Globalização: fatalidade ou utopia?», Porto: Afrontamento.

Hespanha, Pedro (2017), *As reformas dos sistemas de saúde na Europa do Sul: crises e alternativas* in Rodrigues, Paulo Henrique e Santos, Isabela Soares (orgs.), «Políticas e riscos sociais no Brasil e na Europa: Convergências e Divergências», Rio de Janeiro/São Paulo: Centro Brasileiro de Estudos de Saúde//HUCITEC Editora.

Hespanha, Pedro (2019), *The impact of austerity on the Portuguese National Health Service, citizens' well-being, and health inequalities*, Cadernos do CES, 31.

Hespanha, Pedro e Carapinheiro, Graça (orgs.) (2001), *Risco social e incerteza: Pode o Estado Social recuar mais?*, Porto: Afrontamento.

Leal, António Silva (1985), *As políticas sociais no Portugal de hoje*, Análise Social, 87/89.

Matos, Ana Raquel (2014), *«Pela vossa saúde, protestem!» – As manifestações de protesto como espaços de participação cidadã em Portugal* in Serapioni, Mauro e Matos, Ana Raquel (orgs.), «Saúde, participação e cidadania – Experiências do sul da Europa», Coimbra: Almedina.

Matos, Ana Raquel e Serapioni, Mauro (2017), *O desafio da participação cidadã nos sistemas de saúde do Sul da Europa: uma revisão da literatura*, Cadernos de Saúde Pública, 33.

Mays, Nicholas (1991), *Origins and development of the National Health Service*, in Scambler, Graham (org.), «Sociology as applied to medicine», London: Baillière Tindall.

Mirowski, Philip e Plehwe, Dieter (orgs.) (2009), *The road from Mont Pélerin: the making of neoliberal thought collective*, Cambridge/Massachussets/London: Harvard University Press.

Mishra, Ramesh (1995), *O Estado-Providência na sociedade capitalista*, Oeiras: Celta.

Mozzicafreddo, Juan (1997), *Estado-Providência e cidadania em Portugal*, Oeiras: Celta.

Mozzicafreddo, Juan (1998), *Estado, modernidade e cidadania*, in Viegas, José Manuel e Costa, António Firmino (orgs.), «Portugal, que modernidade?», Oeiras: Celta.

Nunes, João Arriscado (1995), «Com mal ou com bem, aos teus te atém»: as solidariedades primárias e os limites da sociedade-providência, Revista Crítica de Ciências Sociais, 42.

Nunes, João Arriscado (2009), *Saúde, direito à saúde e justiça sanitária*, Revista Crítica de Ciências Sociais, 87.

Nunes, João Arriscado (2011), *Os mercados fazem bem à saúde? O caso do acesso aos cuidados*, Revista Crítica de Ciências Sociais, 95.

Nunes, João Arriscado; Filipe, Ângela e Matias, Marisa (2010), *Os novos atores coletivos no campo da saúde: O papel das famílias nas associações de doentes*, Alicerces, ano III, nº 3.

Portugal, Sílvia (1995), *As mãos que embalam o berço – um estudo sobre as redes informais de apoio à maternidade*, Revista Crítica de Ciências Sociais, 42.

Rosanvallon, Pierre (1984), *A crise do Estado-Providência*, Lisboa: Inquérito.

Sakellarides, Constantino (2005), *De Alma a Harry – crónica da democratização da saúde*, Coimbra: Almedina.

Santos, Boaventura de Sousa (1987b), *O Estado, a sociedade e as políticas sociais – o caso das políticas de saúde*, Revista Critica de Ciências Sociais, 23.

Santos, Boaventura de Sousa (1993), *O Estado, as relações salariais e o bem-estar social na semi-periferia: o caso português* in Santos, Boaventura de Sousa (org.), «Portugal – um retrato singular», Porto: Afrontamento.

Santos, Boaventura de Sousa e Ferreira, Sílvia (2001), *A reforma do Estado-Providência entre globalizações conflituantes*, in Hespanha, Pedro e Carapinheiro, Graça (orgs.), «Risco social e incerteza: Pode o Estado Social recuar mais?», Porto: Afrontamento.

Serapioni, Mauro (2013), *Sistemas de saúde e participação cidadã: algumas reflexões críticas na perspetiva da sociologia da saúde*, Saúde & Tecnologia, 10.

Serapioni, Mauro (2017), *Crise econômica e desigualdades nos sistemas de saúde dos países do Sul da Europa*, Cadernos de Saúde Pública, 33(9).

SERAPIONI, Mauro e MATOS, Ana Raquel (orgs.) (2014), *Saúde, participação e cidadania – Experiências do sul da Europa*, Coimbra: Almedina.

SERAPIONI, Mauro e MATOS, Ana Raquel (2014), *As variações na participação em saúde no sul da Europa: abordagem introdutória* in Serapioni, Mauro e Matos, Ana Raquel (orgs.), «Saúde, participação e cidadania – Experiências do sul da Europa», Coimbra: Almedina.

SIMÕES, Jorge (2009), *Tendências internacionais nas políticas públicas de saúde*, Janus OnLine, Lisboa: Público.

STOLEROFF, Alan e CORREIA, Tiago (2008), *A empresarialização do sector hospitalar público português: a desregulação do mercado de trabalho médico e os desafios sindicais para a sua re-regulação, CIES* e-Working Paper, 47/2008.

TEIXEIRA, Lurdes (2012), *A reforma do Centro de Saúde – Percursos e discursos*, Lisboa: Mundos Sociais.

TOURAINE, Alain (1984), *Les mouvements sociaux: objet particulier ou problème central de l'analyse sociologique?*, Révue Francaise de Sociologie, XXV-1.

WEBER, Max (1971 [1ª ed.:1922]), *Economie et société*, Paris: Plon.

CONCEITOS CENTRAIS EM SOCIOLOGIA DA SAÚDE

Aculturação – Processo de transformação cultural que decorre da receção, assimilação e adoção total ou parcial, por parte de indivíduos ou grupos, de valores sociais e referências culturais distintas ou antagónicas relativamente à sua cultura de origem.

Atores sociais – Indivíduos ou grupos que exercem uma ação na sociedade. Esta ação decorre simultaneamente das suas opções e de determinados condicionalismos e constrangimentos sociais.

Autonomia profissional – Capacidade que os indivíduos e os grupos profissionais dispõem para definir os termos e as condições segundo os quais o trabalho deve ser realizado, o que supõe o controlo sobre o processo de trabalho nas organizações, a regulação das atividades e a ausência de mecanismos de supervisão e avaliação exteriores ao grupo profissional.

Classe(s) social(is) – Categoria(s) social(is) composta(s) por conjunto(s) alargado(s) de indivíduos que «em virtude de serem portadores de montantes e tipos de recursos semelhantes, tendem a ter condições de existência semelhantes e a desenvolver afinidades nas suas práticas e representações sociais, ou seja, naquilo que fazem e naquilo que pensam» (Almeida, 1994: 136).

Conflito (social) – Expressão de antagonismos entre indivíduos ou grupos de uma sociedade, em função de valores, posições e/ou interesses contraditórios. Os conflitos sociais podem assumir amplitudes e intensidades distintas, podem ser manifestos quando são declarados e assumidos enquanto tal ou latentes quando estão presentes, embora não se manifestem de forma particularmente visível.

Conhecimento leigo – Ideias e perspetivas das pessoas que, não tendo formação académica específica nem desenvolvendo atividade profissional especializada num determinado domínio (por exemplo na área da saúde), mobilizam saberes, perceções e noções para interpretar as suas experiências quotidianas, bem como as das suas famílias e da comunidade alargada em que vivem, atribuindo-lhes um significado (Gabe, Bury e Elston, 2004).

Conhecimento pericial – Pressupostos de um saber profissional especializado, assente no conhecimento científico.

Consenso (social) – Acordo entre indivíduos e/ou grupos de uma sociedade, estabelecido em função de valores e interesses sociais comuns ou de compromissos entre valores e interesses divergentes.

Construção social – Entendimento da realidade social como sendo continuamente produzida, reproduzida e transformada pela ação humana no quadro de dinâmicas, processos, contextos, relações e formas de organização específicas, não constituindo, deste modo, uma essência ou uma entidade natural.

Desprofissionalização – «Perda pelas ocupações profissionais das suas qualidades únicas, particularmente do seu monopólio do conhecimento, da crença pública no *ethos* de serviço e das expectativas de autonomia no trabalho e de autoridade sobre o cliente» (Haug, 1973: 197).

Discurso social – Se na linguagem comum significa o ato de determinado indivíduo se dirigir a um público, na linguagem sociológica e das ciências sociais reporta-se à forma como os indivíduos ou as entidades coletivas expressam, de forma verbal ou escrita, representações sociais, modos de pensamento e ideologias sobre a realidade, os fenómenos e as relações sociais.

Divisão social do trabalho – Forma de organização do trabalho nas sociedades, sustentada por princípios baseados na interdependência entre indivíduos e entre as profissões, no que reporta à repartição de tarefas, competências e funções num dado campo de atividade, cujas modalidades se inscrevem no quadro de uma hierarquia social.

Dominância médica – Autoridade que a profissão médica pode exercer sobre outros, por exemplo sobre outras ocupações envolvidas na divisão social do trabalho nos cuidados de saúde, sobre os doentes e sobre a sociedade em geral (Gabe, Bury e Elston, 2004).

Embodiment (encorporação) – Entendimento do corpo numa perspetiva global, integrando simultaneamente a dimensão física e a experiência social dos corpos traduzida na experiência humana quotidiana da vivência do corpo (Turner, 1992; Lupton, 2000).

Especialização – Domínio por parte de indivíduos ou de grupos profissionais de um conjunto restrito e delimitado de intervenções e/ou de conhecimentos complexos que se reportam a uma área específica. Este conceito comporta uma ambivalência de sentidos, pois por um lado está associado a uma atividade parcelar e, por outro lado, a uma atividade qualificada (Freire, 1997).

Estado – Aparelho político, constituído por uma organização administrativa e por instituições concebidas para o controlo do sistema social, através do exercício do poder sob um determinado território, assente numa autoridade baseada em leis e dispondo da ameaça e/ou recurso ao uso da força (Weber, 1971 [1ª ed.:1922]; Giddens, 1997 [1ª ed.:1982]).

Estigma – Características, condições, atributos, traços ou comportamentos distintivos que são definidos e conotados socialmente como negativos por se afastarem da «norma» e/ou do estereótipo (físico, comportamental ou identitário), gerando formas de desvalorização social e simbólica de determinados indivíduos e grupos sociais (Goffman, 1988 [1ª ed.:1963]).

Estratégia – Conceito abrangente na análise sociológica que se aplica a uma «escolha racional» – «respostas conscientes a constrangimentos, um comportamento que envolve uma escolha dos melhores meios disponíveis para atingir um determinado fim», a «linhas de ação concebidas e implementadas de forma consciente e intencional» (Gomes, 1993). Contudo, as estratégias dos atores sociais, dos grupos e das instituições são multidirecionais, tendem a obedecer a uma racionalidade parcial e podem ser consciente ou inconscientemente orientadas, mobilizáveis e utilizáveis a curto ou longo prazo.

Estratificação social – Categorização hierárquica dos indivíduos, famílias ou grupos numa escala social, uns em camadas ou escalões superiores e outros em camadas ou escalões inferiores, em função dos seus recursos desiguais (rendimentos, grau de escolaridade, poder social, prestígio, acesso a bens materiais, etc.).

Estrutura(s) social(is) – Conjunto de elementos em torno dos quais os sistemas e as relações sociais se organizam e funcionam, de forma complexa e de modo constante e durável.

Etnicidade – Conjunto de características e de traços identitários distintivos que traduzem simultaneamente formas de diferenciação cultural e, consequentemente, sistemas de valores, modos de comunicação, práticas sociais e estilos de vida que distinguem os membros de determinados grupos étnicos.

Etnocentrismo – O etnocentrismo consiste em encarar, de forma descontextualizada, sociedades, culturas e grupos diferentes daqueles em que determinado indivíduo está inserido, tomando como padrão a lógica da sua sociedade e cultura.

Farmacologização – «Transformação de condições humanas em questões farmacológicas passíveis de tratamento ou melhoria» (Williams *et al.*, 2008: 851), no quadro de um processo que estabelece «o primado dos medicamentos nas opções terapêuticas e na gestão do corpo e da saúde» (Lopes, N., 2004: 63).

Fechamento social (das profissões) – «Conjunto de processos pelos quais os grupos ou coletivos sociais tendem a regular a seu favor as condições do mercado perante a competição atual ou potencial de pretendentes e leigos, restringindo o acesso a recursos e oportunidades a um pequeno número de eleitos» (Rodrigues, 2012: 82).

Fenómeno social total – Fenómeno que abrange a totalidade da realidade social em toda a sua complexidade e tem múltiplas implicações em vários níveis e em diferentes dimensões sociais ao mesmo tempo (Mauss, 2001 [1ª ed.:1950]).

Género – Categoria analítica que não se refere às características físicas e biológicas que distinguem o sexo masculino e feminino mas sim aos traços sociais e culturais configuradores da masculinidade e da feminilidade, interiorizados e construídos socialmente a partir das representações dominantes acerca das características, funções e práticas mais apropriadas aos homens e às mulheres.

Globalização – «Interações transnacionais dos sistemas de produção, das transferências financeiras, da disseminação, a uma escala mundial, de informação e imagens através dos meios de comunicação social ou das deslocações em massa de pessoas, quer como turistas, quer como trabalhadores migrantes ou refugiados» (Santos: 2001: 31).

Habitus – «Sistema de disposições duradouras que integrando todas as experiências passadas funcionam a cada momento como uma matriz de perceções, de apreciações e de ações» (Bourdieu, 1972: 178).

Ideal-tipo – Método de análise centrado no confronto entre a perspetiva teórica concebida de forma racional e sistemática em termos ideais e a realidade empírica, com vista a analisar os traços mais significativos das situações observadas, relativamente a um determinado objeto de estudo (Weber, 1965 [1ª ed.:1904-1917]).

Identidade social – Conceito que designa um conjunto de características e/ou formas de identificação comuns a um grupo social que se sobrepõem às diferenças observáveis no interior desse mesmo grupo. As identidades sociais são inacabadas, existem em permanente estado de construção e formam-se em contextos sociais multifacetados que se vão reproduzindo, recompondo e transformando com a própria dinâmica dos processos sociais.

Instituição(ões) – Formas relativamente sólidas e duradouras de organização social que têm uma estrutura própria, exercem determinadas funções e impõem um conjunto de valores, normas e padrões de comportamento legitimados socialmente.

Instituições totais – «Lugar de residência e de trabalho onde um número elevado de indivíduos, colocados na mesma situação, separados do mundo exterior por um período relativamente longo, vivem em comum uma situação de reclusão, cujas modalidades são explícita e minuciosamente reguladas» (Goffman, 1968: 41).

Managerialismo – Modelo organizacional assente na adoção pelos serviços públicos dos princípios presentes na lógica da gestão empresarial privada.

Medicalização – «Processo pelo qual problemas não médicos passaram a ser definidos e tratados como problemas médicos, geralmente em termos de doenças e distúrbios» (Conrad, 1992:209), como resultado da «crescente intervenção médica na gestão da existência humana, incluindo a intervenção sobre condições corporais e comportamentais tradicionalmente aceites como exteriores ao quadro estrito da patologia e que passam a ser geridas como doenças» (Lopes *et al.*, 2012: 6).

Mobilidade social – Ocupação pelos indivíduos de posições na estrutura de classes, diferentes das que ocupavam as suas famílias de origem ou da que eles próprios ocupavam no início da sua trajetória profissional.

Monopólio profissional – «Domínio exclusivo de uma profissão, ou seja, direito de exclusividade alcançado por grupos profissionais no acesso e no exercício de atividades específicas, o que lhes permite impedir todos os que não estejam oficialmente credenciados de oferecer serviços nesse domínio específico» (Rodrigues, 2012: 82).

Movimentos sociais – Grupos de pessoas, redes ou organizações que desenvolvem uma ação coletiva, organizada fora da esfera institucional, no sentido de proceder a reivindicações específicas, promover um interesse comum ou alcançar determinado(s) objetivo(s).

Normas sociais – Conjunto de modos e regras de conduta que especificam padrões estabelecidos de comportamentos legitimados socialmente e interiorizados no decurso dos processos de socialização, podendo o seu incumprimento ser objeto de aplicação de diferentes tipos de sanções.

Ordem negociada – Modo predominante de funcionamento das organizações complexas que não se limita exclusivamente à reprodução da ordem estabelecida previamente pelas estruturas formais e pelos papéis sociais definidos à partida mas resulta igualmente do conjunto de interações sociais e de processos de negociação permanentes, onde esta ordem é continuamente definida, redefinida e reconstituída.

Organizações – «Conjuntos humanos formalizados e hierarquizados com vista a assegurar a cooperação e a coordenação dos seus membros no cumprimento de determinados fins» (Friedberg, 1995: 343)

Papel(éis) social(is) – Conjunto de ações e posturas socialmente esperadas por parte dos indivíduos em determinados contextos, em função da sua situação, posição e/ou estatuto social.

Pluralismo terapêutico – «Consumo conjugado ou alternado de recursos medicamentosos de natureza diversa» e por vezes de «sinal contrário», que não se restringem aos medicamentos químicos mas abrangem igualmente os medicamentos naturais e os alimentos terapêuticos, categorias onde se incluem, por exemplo, a gama variada de medicamentos naturais tradicionais e os nutracêuticos ou alimentos funcionais (Lopes, 2010).

Poder – Possibilidade de indivíduos ou grupos fazerem prevalecer a sua vontade, interesses e/ou pontos de vista, não obstante a eventual resistência ou oposição de terceiros (Weber, 1997 [1ª ed.:1922]).

Práticas sociais – Conjunto de ações ou atividades protagonizadas pelos indivíduos e pelos grupos sociais.

Processo de profissionalização – «Meio pelo qual uma ocupação procura e adquire um número significativo de atributos do modelo profissional» (Rodrigues, 1997: 21).

Profissões – Conjuntos definidos de pessoas que praticam uma técnica fundada sobre uma formação especializada, exercem autoridade e jurisdição exclusiva simultaneamente sobre uma área de atividade e de formação ou conhecimento, tendo uma visibilidade social e uma legitimidade política suficientes, sobre um período significativo.

Projetos de profissionalização – «Complexo de expectativas, aspirações, desejos, representações sobre o futuro» (Pinto, 2000: 10) de grupos ocupacionais que estabelecem estratégias, diferenciadas em função de um determinado contexto sociopolítico e jurídico, com o objetivo de conquistar uma posição e um estatuto diferente.

Reflexividade – «A reflexividade da vida social moderna consiste no facto de as práticas sociais serem constantemente examinadas e reformadas à luz da informação adquirida sobre essas mesmas práticas, alterando assim constitutivamente o seu caráter» (Giddens, 2002: 27).

Relações sociais – Relações que se estabelecem entre indivíduos, grupos e instituições, em diferentes dimensões (familiar, escolar, profissional, sociabilidade interpares, etc.), estabelecidas informalmente através da interação direta ou reguladas formalmente por normas, papéis e instituições sociais.

Representações sociais – Imagens do real construídas em função de sistemas de valores e categorias de conhecimento produzidas num determinado contexto social (Moscovici, 1969).

Reprodução social – Conceito que pode assumir diferentes significados, consoante o contexto da sua aplicação, quando aplicado às classes sociais reporta-se à ocupação pelos indivíduos de posições na estrutura de classes semelhantes às que ocupavam as suas famílias de origem.

Sistema concreto de ação – Sistema humano estruturado que coordena as ações dos seus participantes através de mecanismos de regulação relativamente estáveis que não funcionam por submissão a um órgão regulador nem por constrangimento, mesmo que inconsciente, nem sequer por mecanismos automáticos de ajustamento mútuo, mas sim por relações em que os cálculos racionais estratégicos dos atores se integram em função de um modelo estruturado, não sendo os indivíduos que são regulados e estruturados mas sim as relações que lhes estão subjacentes (Crozier e Friedberg, 1977).

Sistema(s) social(is) – Modo de organização e funcionamento das sociedades, nas suas diferentes dimensões (económica, política, educacional, etc.), assente numa estrutura e em subsistemas relativamente autónomos mas interdependentes, sobrepostos e interligados num «complexo articulado de instituições e grupos sociais que, na sua diversidade e cooperação, formam um conjunto social simultaneamente integrado e conflitual» (Mozzicafreddo, 1997: 30), concebido como um todo, com vista à obtenção de determinados objetivos.

Sistema político – Conjunto de funções e de interações sociais, incorporando uma estrutura e uma cultura política, que se organizam para fins muito diversos, mantendo autoridade e um certo grau de coação (Cot e Mounier, 1976).

Socialização – Processo de transmissão de cultura em que os indivíduos aprendem e interiorizam determinados valores, normas, papéis, práticas e comportamentos sociais.

BIBLIOGRAFIA

AAVV (2002), *Dicionário de sociologia*, Porto: Porto Editora.

Abbott, Andrew (1988), *The system of professions*, Chicago: The University of Chicago Press.

Adams, Tracey e Saks, Mike (2018), *Neo-Weberianism and changing state-profession relations – The case of Canadian helth care*, Sociologia, Problemas e Práticas, 88.

Aiach, Pierre e Delanoe, Daniel (orgs.) (1998), *L'ère de la médicalisation. Ecce homo sanitas*, Paris: Anthropos.

Albrecht, Gary; Fitzpatrick, Ray e Scrimshaw, Susan (orgs.) (2000), *The handbook of social studies in health and medicine*, London: Sage.

Albrecht, Gary e Verbrugge, Lois (2000), *The global emergence of disability* in Albrecht, Gary; Fitzpatrick, Ray e Scrimshaw, Susan (orgs.) «The handbook of social studies in health and medicine», London: Sage.

Almeida, Joana (2011), *Medicinas alternativas e complementares e manobras de legitimação: o caso da acupunctura e da homeopatia em Portugal* in Carvalho, Teresa; Santiago, Rui e Caria, Telmo, «Grupos profissionais, profissionalismo e sociedade do conhecimento – tendências, problemas e perspetivas», Porto: Afrontamento.

Almeida, João Ferreira (1994), *Introdução à sociologia*, Lisboa: Universidade Aberta.

Alves, Fátima (2011), *A doença mental nem sempre é doença – Racionalidades leigas sobre saúde e doença*, Porto: Afrontamento.

Alves, Fátima (2013) (org.), *Saúde, medicina e sociedade – Uma visão sociológica*, Lisboa: Lidel.

Annandale, Ellen (1998), *The sociology of health & medicine. A critical introduction*, Cambridge: Polity Press.

ANNANDALE, Ellen (2003), *Gender differences in health* in Taylor, Steve e Field, David (2003) (orgs.), «Sociology of health and health care», London: Blackwell.

ANTUNES, Ricardo (2011), *Desigualdades na vida e na morte – Saúde, classes sociais e estilos de vida*, Lisboa: ISCTE/IUL – Instituto Universitário de Lisboa (tese de doutoramento).

ANTUNES, Ricardo e CORREIA, Tiago (2009), *Sociologia da saúde em Portugal: Contextos, temas e protagonistas*, Sociologia, Problemas e Práticas, 61.

ASPINALL, Peter (2021), *'Black african' identification and the Covid-19 pandemic in Britain: A site for sociological, ethical and policy debate*, Sociology of Health and Ilness, Vol. 43, Issue 8.

AUGUSTO, Amélia (2006), *Infertilidade e reprodução medicamente assistida: definição de contextos e produção de significados* in Carapinheiro, Graça (org.), «Sociologia da saúde – Estudos e perspetivas», Coimbra: Pé de Página.

BACKSTROM, Bárbara (2009), *Saúde e imigrantes: as representações e as práticas sobre a saúde e a doença na comunidade Cabo-Verdiana em Lisboa*, Lisboa: Alto-Comissariado para a Imigração e Diálogo Intercultural.

BAMBRA, Clare *et al.* (2020), *The COVID-19 pandemic and health inequalities*, Journal of Epidemiology Community Health, 74.

BARDIN, Laurence (1979), *Análise de conteúdo*, Lisboa: Edições 70.

BARRY, Anne Marie e YUILL, Chris (2002), *Understanding health – A sociological introduction*, London: Sage.

BARTLEY, Mel; BLANE, David e DAVEY-SMITH, George (orgs.) (1998), *The sociology of health inequalities*, Oxford: Blackwell.

BASTOS, Cristiana (2002), *Ciência, poder, ação: as respostas à SIDA*, Lisboa: Imprensa de Ciências Sociais.

BASZANGER, Isabelle (1981), *Socialisation professionnelle et contrôle social. Le cas des étudiants en médicine futurs généralistes*, Revue Française de Sociologie, XXII-2.

BECK, Ulrich (1992 [1ª ed.: 1986]), *Risk society: Towards a new modernity*, London: Sage.

BERGER, Peter e LUCKMANN, Thomas (1985 [1ª ed.:1966]), *A construção social da realidade*, Petrópolis: Vozes.

BERNARDO, Luís; SILVA, Manuela e CORREIA, Tiago (2014), *A saúde pública como investimento social* in Carmo, Renato e Barata, André (orgs.) «Estado Social: De todos para todos», Lisboa: Tinta da China.

BERNOUX, Philippe (1995 [1ª ed.:1985]), *A sociologia das organizações*, Porto: Rés Editora.

BLAKEMORE, Ken (2003), *Ethnicity, race and variations in health*, in Taylor, Steve e Field, David (2003) (orgs.), «Sociology of health and health care», London: Blackwell.

BLANE, David (1991), *Health professions* in Scambler, Graham (org.), «Sociology as applied to medicine», London: Baillière Tindall.

BLAXTER, Mildred (1990), *Health and lifestyles*, London: Routledge.

BOURDIEU, Pierre (1972), *Esquisse d'une théorie de la pratique – précédé de trois études d'ethnologie kabyle*, Genève: Librairie Droz.

BOURDIEU, Pierre (1979), *La distinction. Critique sociale du jugement*, Paris: Minuit.

BRANT, Thomas (2010), *State formations and the historical take-off of continental professional types: the case of Sweeden* in Svensson, Lennart e Evetts, Julia (orgs.), «Sociology of professions: Continental and anglo-saxon traditions», Gothenburg: Diadalos.

BROWN, Phil e ZAVESTOSKI, Stephen (2004), *Social movements in health: an introduction*, Sociology of Health & Ilness, Vol. 26, nº 6.

BRUCE, Steve e YEARLEY, Steven (2009), *The SAGE dictionary of sociology*, London: Sage.

BUCHER, Rue e STRAUSS, Anselm (1961), *Professions in process*, The American Journal of Sociology, 66.

BURY, Mike (1982), *Chronic illness as biographical disruption*, Sociology of Health and Illness, 4(2).

CABRAL, Manuel Villaverde (1997), *Cidadania política e equidade social em Portugal*, Oeiras: Celta.

CABRAL, Manuel Villaverde; SILVA, Pedro Alcântara e MENDES, Hugo (2002), *Saúde e doença em Portugal*, Lisboa: Imprensa de Ciências Sociais.

CABRAL, Manuel Villaverde e SILVA, Pedro Alcântara (2009), *O estado da saúde em Portugal*, Lisboa: Imprensa de Ciências Sociais.

CAMPOS, Correia (1991), *Estado-Providência. Perspetivas e financiamento. O caso da saúde*, Sociologia, Problemas e Práticas, 9.

CANÁRIO, Rui (1997), *Formação e mudança no campo da saúde*, in Canário, Rui (org.), «Formação e situações de trabalho», Porto: Porto Editora.

CANT, Sarah e SHARMA, Ursula (1996) *Professionalization of complementary medicine in the United Kingdom*, Complementary Therapies in Medicine, Vol. 4, Issue 3.

CANT, Sarah e SHARMA, Ursula (2000), *Alternative healthpractises and systems* in Albrecht, Gary; Fitzpatrick, Ray e Scrimshaw, Susan (orgs.), «The handbook of social studies in health and medicine», London: Sage.

CARAPINHEIRO, Graça (1986), *A saúde no contexto da sociologia*, Sociologia, Problemas e Práticas, 1.

Carapinheiro, Graça (1991), *Médicos e representações da medicina: humanismo e tecnicismo nas práticas médicas hospitalares*, Sociologia, Problemas e Práticas, 9.

Carapinheiro, Graça (1993), *Saberes e poderes no hospital*, Porto: Afrontamento.

Carapinheiro, Graça (2004a), *Sociologia da saúde e da medicina: um campo em construção*, Contextos de Sociologia, 3.

Carapinheiro, Graça (2004b), *O sector da saúde – formas de hierarquização interna* in Freire, João (org.) «Associações profissionais em Portugal», Oeiras: Celta.

Carapinheiro, Graça (2006), *A saúde enquanto matéria política* in Carapinheiro, Graça (org.), «Sociologia da saúde – Estudos e perspetivas», Coimbra: Pé de Página.

Carapinheiro, Graça (org.) (2006). *Sociologia da saúde – Estudos e perspectivas*, Coimbra: Pé de Página.

Carapinheiro, Graça (2010), *Equidade, cidadania e saúde – Apontamentos para uma reflexão sociológica*, Alicerces, Ano III, nº 3.

Carapinheiro, Graça e Pinto, Margarida (1987), *Políticas de saúde num país em mudança: Portugal nos anos 70 e 80*, Sociologia, Problemas e Práticas, 3.

Carapinheiro, Graça e Lopes, Noémia (1996), *Recursos e condições de trabalho dos enfermeiros portugueses*, Lisboa: Sindicato dos Enfermeiros Portugueses.

Carapinheiro, Graça e Rodrigues, Maria de Lurdes (1998), *Profissões: protagonismos e estratégias* in Viegas, José Manuel e Costa, António Firmino (orgs.), «Portugal, que modernidade?», Oeiras: Celta.

Carapinheiro, Graça e Page, Paula (2001), *As determinantes globais do sistema de saúde português*, in Hespanha, Pedro e Carapinheiro, Graça (orgs.), «Risco social e incerteza: Pode o Estado Social recuar mais?», Porto: Afrontamento.

Carapinheiro, Graça e Areosa, João (2008), *Quando a imagem é profissão: profissões da imagiologia em contexto hospitalar*, Sociologia, Problemas e Práticas, 57.

Carapinheiro, Graça e Correia, Tiago (orgs.) (2015), *Novos temas de saúde, novas questões sociais*, Lisboa: Mundos Sociais.

Carmo, Renato; Tavares, Inês e Cândido, Ana Rita (orgs.) (2020), *Um olhar sociológico sobre a crise COVID-19 em livro*, Lisboa: Observatório das Desigualdades do CIES-ISCTE.

Carricaburu, Danièle e Menoret, Marie (2004), *Sociologie de la santé. Institutions, professions et maladies*, Paris: Armand Colin.

Carvalho, Teresa (2009), *Nova Gestão Pública e reformas da saúde. O profissionalismo numa encruzilhada*, Lisboa: Edições Sílabo.

Carvalho, Teresa; Santiago, Rui e Caria, Telmo (orgs.) (2011), *Grupos profissionais, profissionalismo e sociedade do conhecimento – tendências, problemas e perspetivas*, Porto: Afrontamento.

Champy, Florent (2009), *Sociologie des professions*, Paris: Presses Universitaire de France (PUF).

Chapoulie, Jean-Michelle (1973), *Sur l'analyse sociologique des groupes professionnels*, Revue Francaise de Sociologie, XIV.

Chappler, Alison e Sue, Ziebland (2002), *Prostate câncer: embodied experience and perceptions of masculinity*, Sociology of Health and Illness, vol. 24, nº 6.

Chauvenet, Antoinette (1972), *Professions hospitalières et division du travail*, Sociologie du Travail, 2/72.

Chen, Jarvis e Krieger, Nancy (2021), *Revealing the Unequal Burden of COVID-19 by Income, Race/Ethnicity, and Household Crowding: US County Versus Zip Code Analyses*, Journal of Public Health Management and Practice, Vol. 27, Issue Supplement. 1.

Chiavenato, Idalberto (1983), *Recursos Humanos*, São Paulo: Atlas.

Clamote, Telmo (2010), *Consumos terapêuticos e fontes de informação* in Lopes, Noémia (org.), «Medicamentos e pluralismo terapêutico. Práticas e lógicas sociais em mudança», Porto: Afrontamento.

Clamote, Telmo (2014), *Participando pelo avesso: Associações de doentes na composição de um padrão de regulação intersticial em saúde* in Serapioni, Mauro e Matos, Ana Raquel (orgs.), «Saúde, participação e cidadania – Experiências do sul da Europa», Coimbra: Almedina.

Clamote, Telmo (2015), *Reverberações da medicalização: paisagens e trajetórias informacionais em consumos de performance*, Sociologia – Revista da Faculdade de Letras da Universidade do Porto, Vol. XXIX.

Clamote, Telmo (2021), *A saúde no cinema: Imagens em movimento na estruturação de um campo de práticas*, Lisboa: ISCTE/IUL – Instituto Universitário de Lisboa (tese de doutoramento).

Clarke, Juanne e Robinson, Julie (1999), *Testicular cancer: medicine and machismo in the media (1980-94)*, Health, Vol. 3, nº 3.

Conrad, Peter (1992), *Medicalization and social control*, Annual Review of Sociology, 18.

Correia, Tiago (2009), *A reconceptualização dos modos de produção de saúde no contexto da reforma hospitalar portuguesa*, Revista Crítica de Ciências Sociais, 85.

Correia, Tiago (2011), *New Public Management in the Portuguese health sector: a comprehensive reading*, Sociologia On Line, 2.

Correia, Tiago (2012), *Medicina – o agir numa saúde em mudança*, Lisboa: Mundos Sociais.

CORREIA, Tiago *et al.* (2017) *The effects of austerity measures on quality of healthcare services: a national survey of physicians in the public and private sectors in Portugal*, Human Resources for Health, 15:82.

CORREIA, Tiago; CARAPINHEIRO, Graça e RAPOSO, Hélder (2018), *Desigualdades sociais na saúde – um olhar comparativo e compreensivo* in Carmo, Renato *et al.* (orgs.) «Desigualdades sociais – Portugal e a Europa», Lisboa: Mundos Sociais.

CORTÊS, Soraya e CARAPINHEIRO, Graça (2013), *Reformas de sistemas de saúde em contextos de reformas do Estado: os casos de Brasil e Portugal* in Alves, Fátima (org.), «Saúde, medicina e sociedade – Uma visão sociológica», Lisboa: Lidel.

COSTA, António Firmino (1985), *Espaços urbanos e espaços rurais: um xadrez em dois tabuleiros*, Análise Social, 87/89.

COSTA, António Firmino (1992), *O que é a sociologia*, Lisboa: Difusão Cultural.

COSTA, António Firmino (1999), *Sociedade de bairro*, Oeiras: Celta.

COSTA, António Firmino (2012), *Desigualdades sociais contemporâneas*, Lisboa: Mundos Sociais.

COT, Jean Pierre e MOUNIER, Jean Pierre (1976), *Para uma sociologia política*, Lisboa: Bertrand.

COUTURE, Denise (1988), *Technologies médicales et statut des corps professionnels dans la division du travail socio-sanitaire*, Sociologie et Sociétés, Vol. XX, nº 2.

COVENEY, Catherine *et al.* (2020), *Beyond the orthodox/CAM dichotomy: Exploring therapeutic decision making, reasoning and practice in the therapeutic landscapes of elite sports medicine*, Social Science & Medicine, Volume 251.

CROZIER, Michel e FRIEDBERG, Erhard (1977), *L'acteur et le système*, Paris: Seuil.

CURTIS, Sarah e JONES, Ian Rees (1998), *Is there a place for geography in the analisys of health inequality?* in Bartley, Mel; Blane, David e Davey-Smith, George (orgs.) (1998), «The sociology of health inequalities», Oxford: Blackwell.

DAHL, Robert (1963), *Modern political analysis*, Englewood Cliffs (New Jersey): Prentice-Hall.

DRULHE, Marcel (2002), *Les inégalités sociales de santé: quelles intelligibilités?* in Leandro, Maria Engrácia; Araújo, Maria e Costa, Manuel (orgs.) (2002), «Saúde – as teias da discriminação social, Actas do Colóquio Internacional Saúde e discriminação social», Braga: Instituto de Ciências Sociais da Universidade do Minho.

DUBAR, Claude (1994), *Les objectifs et problèmes d'une sociologie des groupes professionnels aujourd'hui* in Lucas, Yvette e Dubar, Claude (orgs.), «Genèse et dynamique des groupes professionnels», Lille: Presses Universitaires de Lille.

Dubar, Claude (1997a), *A socialização – construção de identidades sociais e profissionais*, Porto: Porto Editora.

Dubar, Claude (1997b), *La socialisation comme processus de construction identitaire – En quoi peut-on parler de «socialisation démocratique»?»*, Versailles: Communication au colloque GERFED.

Dubar, Claude (1999), *La sociologie des professions face à la médecine (Commentaire)*, Sciences sociales et santé, vol. 17, nº 1.

Dubar, Claude (2000), *Sociologie du travail et des groupes professionnels en France: un bilan prospectif*, 3rd Interim Conference Research Committee 52 – The Sociology of Professional Groups, Lisboa: International Sociological Association.

Dubar, Claude e Tripier, Pierre (1998), *Sociologie des professions*, Paris: Armand Colin.

Dubet, François (1994), *Sociologia da experiência*, Lisboa: Instituto Piaget.

Dubet, François (2002), *Le déclin de l'institution*, Paris: Seuil.

Durkheim, Émile (1974 [1ª ed.:1924]), *Sociologie et philosophie*, Paris: PUF.

Durkheim (1977 [1ª ed.:1893]), *A divisão do trabalho social*, Lisboa: Presença.

Durkheim (1977 [1ª ed.:1897]), *O suicídio*, Lisboa: Presença.

Elias, Norbert (1989 [1ª ed.:1939]), *O Processo civilizacional*, vol. 1, *Transformações do comportamento das camadas superiores seculares do Ocidente*, Lisboa: Dom Quixote.

Espanha, Rita (2013), *Informação e saúde*, Lisboa: Fundação Francisco Manuel dos Santos.

Espanha, Rita (2015), *Autonomia e saúde mediada* in Carapinheiro, Graça e Correia, Tiago (orgs.), «Novos temas de saúde, novas questões sociais», Lisboa: Mundos Sociais.

Estanque, Elísio (2012), *A classe média: Ascensão e declínio*, Lisboa: Fundação Francisco Manuel dos Santos.

Evetts, Julia (2010), *Reconnecting professional occupations with professional organizations: risks and opportunities* in Svensson, Lennart e Evetts, Julia (orgs.), «Sociology of professions: Continental and anglo-saxon traditions», Gothenburg: Diadalos.

Exworthy, Mark *et al.* (2019), *Professional autonomy and surveillance: the case of public reporting in cardiac surgery*, Sociology of Health and Illness, Vol. 41 nº 6.

Falcão, Ana Mafalda (2012), *Panorama da sociologia da saúde em Portugal. Avanços teóricos, problemáticas e domínios cruzados*, CIES e-Working Paper, 140.

Featherstone, Mike (1991), *The body in consumer culture*, in Featherstone, Mike *et al.* (org.), «The body – social process and cultural theory», London: Sage.

FIELD, David e KELLY, Michael (2003), *Chronic illness and physical disability* in Taylor, Steve e Field, David (orgs.), «Sociology of health and health care», London: Blackwell.

FILIPE, Ângela *et al.* (2014), *Coletivos sociais na saúde: o ativismo em torno das doenças raras e do parto em Portugal* in Serapioni, Mauro e Matos, Ana Raquel (orgs.), «Saúde, participação e cidadania – Experiências do sul da Europa», Coimbra: Almedina.

FOUCAULT, Michel (1976), *História da sexualidade I – A vontade de saber,* Lisboa: Relógio D'Água.

FOUCAULT, Michel (1977 [1ª ed.:1963]), *O nascimento da clínica,* São Paulo: Editora Forense Universitária.

FRANK, Robert e STOLLBERG, Gunnar (2005), *German medical doctors motives for practising homoeopathy, acupuncture or ayurvedic medicine* in Johannessen, Helle e Lázár, Imre (eds), «Multiple medical realities. Patients and healers in biomedical, alternative and traditional medicine», Oxford/New York: Berghahn Books.

FREIDSON, Eliot (1968), *Professional powers,* Chicago: The University of Chicago Press.

FREIDSON, Eliot (1984 [1ª ed.:1970]), *La profession médicale,* Paris: Payot.

FREIDSON, Eliot (2001), *Professionalism – The third logic,* Cambridge: Polity Press.

FREIRE, João (1997), *Variações sobre o tema trabalho,* Porto: Afrontamento.

FREIRE, João (org.) (2004), *Associações profissionais em Portugal,* Oeiras: Celta.

FRIEDBERG, Erhard (1995), *Organização* in Boudon, Raymond (org.), «Tratado de sociologia», Porto: Asa.

GABE, Jonathan (org.) (1995), *Medicine, health and risk,* London: Blackwell.

GABE, Jonathan; Bury, Mike e Elston, Mary Anne (2004), *Key concepts in medical sociology,* London: Sage.

GIDDENS, Anthony (1997 [1ª ed.:1982]), *Sociologia,* Lisboa: Fundação Calouste Gulbenkian.

GIDDENS, Anthony (2002), *As consequências da modernidade,* Oeiras: Celta.

GOFFMAN, Erving (1968), *Asiles. Études sur la condition sociale des malades mentaux,* Paris: Minuit.

GOFFMAN, Erving (1988 [1ª ed.:1963]), *Estigma: notas sobre a manipulação da identidade deteriorada,* Rio de Janeiro: Editora Guanabara.

GOMES, Carlos Alberto (1993), *«Estratégias» na sala de aula: questões teóricas e metodológicas,* in «Estruturas sociais e desenvolvimento – Actas do II Congresso Português de Sociologia», Volume II, Lisboa: Fragmentos/APS.

GOMES, Orlando (2015), *Dicionário prático de economia*, Lisboa: Sílabo.

GONÇALVES, Carlos (2006), *Emergência e consolidação dos economistas em Portugal*, Porto: Afrontamento.

GONÇALVES, Carlos (2008), *Análise sociológica das profissões: principais eixos de desenvolvimento*, Sociologia – Revista da Faculdade de Letras da Universidade do Porto, 17/18.

GRAÇA, Luís (2000), *Evolução do sistema hospitalar: Uma perspectiva sociológica*, www. Terravista.pt/meco/5531/textos85.html.

GRAHAM, Hillary (1995), *Cigaret smoking: a light on gender and class ineguality*, Britain Journal of Social Policy, vol. 24, part. 4.

GRAHAM, Hillary (2000), *Understanding health inequalities*, Buckingham: Open University Press.

GROSSI, Miriam Pillar e TONIOL, Rodrigo (orgs.) (2020), *Ciências Sociais e o Coronavírus*, São Paulo/Florianopolis: ANPOCS – Associação Nacional de Pós-Graduação e Pesquisa em Ciências Sociais / Tribo da Ilha.

GUERRA, Isabel (2000), *Fundamentos e processos de uma Sociologia da Acção – O planeamento em Ciências Sociais*, Cascais: Principia.

HART, Nicky (1985), *The sociology of health and medicine*, Cornwall: Causeway Books.

HAUG, Marie (1973), *Deprofissionalization: an alternate hypothesis for the future* in Halmos, Paul (org.), «The sociological review monograph ("Professionalization and social change")», Keele: University of Keele.

HERZLICH, Claudine (1969), *Santé et maladie – analyse d'une représentation sociale*, Paris: Mouton.

HERZLICH, Claudine e PIERRET, Janine (1984), *Maladies d'hier, maladies d'aujourd'hui*, Paris: Payot.

HESPANHA, Maria José (1993), *Para além do Estado: a saúde e a velhice na sociedade-providência* in Santos, Boaventura de Sousa (org.), «Portugal – um retrato singular», Porto: Afrontamento.

HESPANHA, Pedro (2001), *Mal-estar e risco social num mundo globalizado: novos problemas e novos desafios para a teoria social* in Santos, Boaventura de Sousa (org.), «Globalização: fatalidade ou utopia?», Porto: Afrontamento.

HESPANHA, Pedro (2017), *As reformas dos sistemas de saúde na Europa do Sul: crises e alternativas* in Rodrigues, Paulo Henrique e Santos, Isabela Soares (orgs.), «Políticas e riscos sociais no Brasil e na Europa: Convergências e Divergências», Rio de Janeiro/São Paulo: Centro Brasileiro de Estudos de Saúde/ /HUCITEC Editora.

HESPANHA, Pedro (2019), *The impact of austerity on the Portuguese National Health Service, citizens' well-being, and health inequalities*, Cadernos do CES, 31.

HESPANHA, Pedro e CARAPINHEIRO, Graça (orgs.) (2001), *Risco social e incerteza: Pode o Estado Social recuar mais?*, Porto: Afrontamento.

HILÁRIO, Ana Patrícia (2016), *The stigma experienced by terminally ill patients: Evidence from a portuguese etnografic study*, Journal of Social Work in End-of-Life & Palliative Care, 12:4.

HILÁRIO, Ana Patrícia (2019), *(Re) Making gender in the clinical context: a look at how ideologies shape the medical construction of gender dysphoria in Portugal*, Social Theory and Health, Volume 17, Issue 4.

JENKS, Chris (org.) (1998), *Core sociological dichotomies*, London: Sage

JOHNSON, Terry; LARKIN, Gerry e SAKS, Mike (orgs.) (1995), *Health professions and the state in Europe*, London: Routledge.

JOSHI, Heather *et al.* (2001), *Putting health inequalities on the map: does where you live matter, and why?* in Graham, Hillary (org.) «Understanding health inequalities», Buckingham: Open University Press.

KUHLMANN, Ellen (2006), *Modernising health care: Reinventing professions, the state and the public*, Bristol: Policy Press.

KUHLMANN, Ellen (2013), *«Riders in the storm»: the professions and healthcare governance*, Saúde & Tecnologia (número suplementar – III Jornadas das Ciências Sociais e Humanas em Saúde).

KUHLMANN, Ellen e ANNANDALE, Ellen (orgs.) (2010), *Gender and healthcare*, Hampshire: Palgrave Macmillan.

LANGFORD, Anne e JOHNSON, Brian (2010), *Trends in social inequalities in male mortality, 2001-08. Intercensal estimates for England and Wales*, Health Statistics Quarterly, 47.

LARSON, Magali (1977), *The rise of professionalism*, Berkeley: University of California Press.

LEAL, António Silva (1985), *As políticas sociais no Portugal de hoje*, Análise Social, 87/89.

LEANDRO, Maria Engrácia; ARAÚJO, Maria e COSTA, Manuel (orgs.) (2002), *Saúde – as teias da discriminação social, Actas do Colóquio Internacional Saúde e discriminação social*, Braga: Instituto de Ciências Sociais da Universidade do Minho.

LOCKER, David (1991), *Living with chronic illness* in Scambler, Graham (org.), «Sociology as applied to medicine», London: Baillière Tindall.

LONGUENESSE, Elisabeth (1994), *Introduction – État, institutions, pouvoirs et professions libérales* in Lucas, Yvette e Dubar, Claude (orgs.), «Genèse et dynamique des groupes professionnels», Lille: Presses Universitaires de Lille.

LOPES, Noémia (2001a), *Automedicação: algumas reflexões sociológicas»*, Sociologia, Problemas e Práticas, 37.

LOPES, Noémia (2001b), R*ecomposição profissional da enfermagem – Estudo sociológico em contexto hospitalar*, Coimbra: Quarteto.

LOPES, Noémia (2004), *Automedicação: as encruzilhadas sociológicas*, Contextos de Sociologia, 3.

LOPES, Noémia (2006a), *Tecnologias da saúde e novas dinâmicas de profissionalização* in Carapinheiro, Graça (org.), «Sociologia da saúde – Estudos e perspetivas», Coimbra: Pé de Página.

LOPES, Noémia (2006b), *Equipas de saúde: uma perspetiva sociológica sobre o exercício profissional*, Re(habilirar) – Revista da ESSA, 3.

LOPES, Noémia (2007), *Automedicação, saberes e racionalidades leigas em mudança*, Revista Critica de Ciências Sociais, 78.

LOPES, Noémia (2010a) (org.), *Medicamentos e pluralismo terapêutico. Práticas e lógicas sociais em mudança*, Porto: Afrontamento.

LOPES, Noémia (2010b), *Consumos terapêuticos e pluralismo terapêutico*, in Lopes, Noémia (org.), «Medicamentos e pluralismo terapêutico. Práticas e lógicas sociais em mudança», Porto: Afrontamento.

LOPES, Noémia *et al.* (2012), *O natural e o farmacológico: padrões de consumo terapêutico na população portuguesa*, Saúde & Tecnologia, 8.

LOPES, Noémia *et al.* (2015), *Medications, youth therapeutic cultures and performance consumptions: A sociological approach*, Health, Vol. 19 (4).

LOPES, Noémia e RODRIGUES, Carla (2015), *Medicamentos, consumos de performance e culturas terapêuticas em mudança*, Sociologia, Problemas e Práticas, 78.

LOPES, Noémia *et al.* (2016), *Geração sénior de Almada no século XXI – um retrato social*, Porto: Deriva/Monde Diplomatique.

LOPES, Noémia; PEGADO, Elsa e ZÓZIMO, Joana (2017), *Aging and memory medication: social rationales and consumption practices*, Sociology of Health & Illness, 39 (7).

LUCAS, Yvette (1994), *Qu'est-ce qu'une sociologie des groupes professionels?* in Lucas, Yvette e Dubar, Claude (orgs.), «Genèse et dynamique des groupes professionnels», Lille: Presses Universitaires de Lille.

LUCAS, Yvette e DUBAR, Claude (orgs.) (1994), *Genèse et dynamique des groupes professionnels*, Lille: Presses Universitaires de Lille.

LUPTON, Deborah (2000), *The social construction of medicine and the body* in Albrecht, Gary; Fitzpatrick, Ray e Scrimshaw, Susan (orgs.), «The handbook of social studies in health and medicine», London: Sage.

LUPTON, Deborah (2006), *Sociology and risk* in Mythen, Gabe e Walklate, Sandra (orgs.), «Beyond the risk society» – critical reflections on the risk and human security», Berkshire: Open University Press.

MACHADO, Fernando Luís e COSTA, António Firmino (1998), *Processos de uma modernidade inacabada* in Viegas, José Manuel e Costa, António Firmino (orgs.), «Portugal, que modernidade?», Oeiras: Celta.

MACHADO, Fernando Luís (2020), *Sociologia em Portugal – da pré-história à institucionalização avançada*, Porto: Afrontamento.

MARMOT, Michael e WILKINSON, Robert (2000), *Social determinations of health*, Oxford: Oxford University Press.

MARTINS, Bruno Sena (2005), *A angústia da transgressão corporal: a deficiência assim pensada*, Oficina do CES, 237.

MARTINS, Bruno Sena (2006), *E se eu fosse cego?*, Porto: Afrontamento.

MATOS, Ana Raquel (2014), *«Pela vossa saúde, protestem!» – As manifestações de protesto como espaços de participação cidadã em Portugal* in Serapioni, Mauro e Matos, Ana Raquel (orgs.), «Saúde, participação e cidadania – Experiências do sul da Europa», Coimbra: Almedina.

MATOS, Ana Raquel e SERAPIONI, Mauro (2017), *O desafio da participação cidadã nos sistemas de saúde do Sul da Europa: uma revisão da literatura*, Cadernos de Saúde Pública, 33.

MAUSS, Marcel (2001 [1ª ed.:1950]), *Ensaio sobre a dádiva*, Lisboa: Edições 70.

MAYS, Nicholas (1991), *Origins and development of the National Health Service*, in Scambler, Graham (org.), «Sociology as applied to medicine», London: Baillière Tindall.

MELIA, Kath (1987), *Learning and working – The occupational socialization of nurses*, London: Tavistock.

MENDES, Felismina (2006), *Risco genético: da ilusão de certeza à disseminação da (ir) racionalidade* in Carapinheiro, Graça (org.), «Sociologia da saúde – Estudos e perspectivas», Coimbra: Pé de Página.

MENDES, Felismina (2007), *Futuros antecipados. Para uma sociologia do risco genético*, Porto: Afrontamento.

MENDES, Felismina; PARREIRA, Rosa e MANTOVANI, Maria de Fátima (2010), *Dinâmicas atuais da enfermagem em Portugal: a representação dos enfermeiros*, Revista Brasileira de Enfermagem, Vol. 63, nº 2.

MENDES, José Manuel (2001), *O desafio das identidades* in Santos, Boaventura de Sousa (org.), «Globalização: fatalidade ou utopia?», Porto: Afrontamento.

MERTON, Robert (1970 [1ª ed.:1957]), *Sociologia – teoria e estrutura*, São Paulo: Editora Mestre Jou.

Mirowski, Philip e Plehwe, Dieter (2009) (orgs.), *The road from Mont Pélerin: the making of neoliberal thought collective*, Cambridge/Massachussets/London: Harvard University Press.

Mishra, Ramesh (1995), *O Estado-Providência na sociedade capitalista*, Oeiras: Celta.

Molenet, Xavier (org.) (2011), *Sociologia – História, ideias, correntes*, Lisboa, Texto & Grafia.

Morgan, Myfanwy (1996), *Perceptions and use of antihipertensive drugs* in Williams, Simon e Calnan, Michael (orgs.), «Modern medicine – Perpectives and experiences», London: U.C.L.

Moscovici, Serge (1969), *Préface* in Herzlich, Claudine «Santé et maladie – analyse d'une représentation sociale», Paris: Mouton.

Mozzicafreddo, Juan (1997), *Estado-Providência e cidadania em Portugal*, Oeiras: Celta.

Mozzicafreddo, Juan (1998), *Estado, modernidade e cidadania*, in Viegas, José Manuel e Costa, António Firmino (orgs.), «Portugal, que modernidade?», Oeiras: Celta.

Nettleton, Sarah (1995), *The sociology of health and illness*, Oxford: Polity Press.

Nóvoa, António (1987), *Le temps des professeurs: analyse sócio-historique de la profession enseignante au Portugal (XVIII et XX siècle)*, Lisboa: Instituto Nacional de Investigação Científica (INIC).

Nóvoa, António (org.) (1995), *Profissão professor*, Porto: Porto Editora.

Nunes, Adérito Sedas (1971), *Questões preliminares sobre as ciências sociais*, Lisboa: Presença.

Nunes, Adérito Sedas (1988), *Histórias, uma história e a História – Sobre as origens das modernas ciências sociais em Portugal*, Análise Social, 100.

Nunes, João Arriscado (1995), «*Com mal ou com bem, aos teus te atém*»*: as solidariedades primárias e os limites da sociedade-providência*, Revista Crítica de Ciências Sociais, 42.

Nunes, João Arriscado (2006), *A pesquisa em saúde nas ciências sociais e humanas: tendências contemporâneas*, Oficina do CES, 253.

Nunes, João Arriscado (2009), *Saúde, direito à saúde e justiça sanitária*, Revista Crítica de Ciências Sociais, 87.

Nunes, João Arriscado (2011), *Os mercados fazem bem à saúde? O caso do acesso aos cuidados*, Revista Crítica de Ciências Sociais, 95.

Nunes, João, Arriscado; Filipe, Ângela e Matias, Marisa (2010), *Os novos atores coletivos no campo da saúde: O papel das famílias nas associações de doentes*, Alicerces, ano III, nº 3.

Ortiz, Alejandra (2016), *A saúde das mulheres imigrantes: uma questão de cidadania e inclusão*, Lisboa: ISCTE/IUL – Instituto Universitário de Lisboa (tese de doutoramento).

Padilla, Beatriz *et al.* (2018), *Saúde dos imigrantes – desigualdades e crises no SNS* in Carmo, Renato *et al.* (orgs.) «Desigualdades sociais – Portugal e a Europa», Lisboa: Mundos Sociais.

Pais, José Machado (2002), *Sociologia da vida quotidiana*, Lisboa: Imprensa de Ciências Sociais.

Parsons, Talcott (1939), *The Professions and social structure*, New York: Free Press.

Parsons, Talcott (1951), *The social system*, New York: Free Press.

Pegado, Elsa (2017), *O recurso às medicinas complementares e alternativas: padrões sociais e trajetórias terapêuticas*, Lisboa: ISCTE/IUL – Instituto Universitário de Lisboa (tese de doutoramento).

Pegado, Elsa (2020), *Medicinas complementares e alternativas – Uma reflexão sobre definições, designações e demarcações sociais*, Sociologia, Problemas e Práticas, 93.

Pegado, Elsa (2022), *A saúde é um direito: conquistas inacabadas e desafios para o futuro*, in Carmo, Renato; Tavares, Inês e Cândido, Ana Rita (orgs.), «Que futuro para a igualdade? Pensar a sociedade e o pós-pandemia», Lisboa: Observatório das Desigualdades do CIES-ISCTE.

Pegado, Elsa; Zózimo, Joana e Lopes, Noémia (2016), *Histórias de (uma) vida: desafios e dilemas éticos na investigação com idosos*, Sociologia On Line, 12.

Pegado, Elsa; Lopes, Noémia e Zózimo, Joana (2018), *Pharmaceuticalisation and the social management of sleep in old age*, Ageing & Society, Vol.38, 8.

Pereira, João *et al.* (1987), *Desigualdade e saúde em Portugal*, Lisboa: IED.

Pinto, José Madureira (1991), *Considerações sobre a produção social de identidade*, Revista Critica de Ciências Sociais, 32.

Pinto, José Madureira (2000), *Flexibilidade, segurança e identidades sócio-profissionais*, Cadernos de Ciências Sociais, 19-20.

Pinto, José Madureira (2001), *Ciências e progresso: convicções de um sociólogo*, Cadernos de Ciências Sociais, 21-22.

Pinto, José Madureira (2004), *Formação. Tendências recentes e perspectivas de desenvolvimento da Sociologia em Portugal*, Sociologia, Problemas e Práticas, 46.

Pinto, Louis (1990), *Expérience vécue et exigence scientifique d'objectivité*, in Champagne, Patrick *et al.* (orgs.) «Initiation a la pratique sociologique», Paris: Dunod.

Portugal, Sílvia (1995), *As mãos que embalam o berço – um estudo sobre as redes informais de apoio à maternidade*, Revista Crítica de Ciências Sociais, 42.

RAPOSO, Hélder (2004), *A luta contra o cancro em Portugal. Análise do processo de institucionalização do Instituto Português de Oncologia*, Fórum Sociológico, 11-12 (2ª série).

RAPOSO, Hélder (2010), *Consumos terapêuticos, perceção e gestão do risco*, in Lopes, Noémia (org.), «Medicamentos e pluralismo terapêutico. Práticas e lógicas sociais em mudança», Porto: Afrontamento.

RAPOSO, Hélder (2019), *Reconfigurações profissionais em contextos de mudança – o papel da medicina geral e familiar*, Sociologia, Problemas e Práticas, 91.

REGO, Raquel (2004), *Enquadramento jurídico e participação social* in Freire, João «Associações profissionais em Portugal», Oeiras: Celta.

ROCHA, Cristina (2006), *Transformações da relação entre profissão, saber e competência em farmácia de oficina*, Fórum Sociológico, 15-16 (II Série).

RODRIGUES, Carla (2010), *Consumos terapêuticos: notas e reflexões metodológicas* in Lopes, Noémia (org.), «Medicamentos e pluralismo terapêutico. Práticas e lógicas sociais em mudança», Porto: Afrontamento.

RODRIGUES, Carla; LOPES, Noémia e HARDEN, Anita (2019), *Beyond health: medicines, food supplements, energetics and the commodification of self performance in Maputo*, Sociology of Health and Illness, vol.41, Issue 6.

RODRIGUES, Elisabete (2011), *Masculinidades e factores sociais de risco para a saúde: um retrato nacional*, Saúde & Tecnologia, 6.

RODRIGUES, Maria de Lurdes (1997), *Sociologia das profissões*, Oeiras: Celta.

RODRIGUES, Maria de Lurdes (1999), *Os engenheiros em Portugal: profissionalização e protagonismo*, Oeiras: Celta.

RODRIGUES, Maria de Lurdes (2012), *Profissões – Lições e ensaios*, Coimbra: Almedina.

RODRIGUES, Maria de Lurdes e CARVALHO, Helena (2004), *Entre o público e o privado – Associativismo profissional em Portugal*, in Freire, João «Associações profissionais em Portugal», Oeiras: Celta.

ROSANVALLON, Pierre (1984), *A crise do Estado-Providência*, Lisboa: Inquérito.

SAKELLARIDES, Constantino (2005), *De Alma a Harry – crónica da democratização da saúde*, Coimbra: Almedina.

SAKS, Mike (1995), *The changing response of the medical profession to alternative medicine in Britain – a case of altruism or self-interest?* in Johnson, Terry; Larkin, Gerry e Saks, Mike (orgs.), «Health professions and the state in Europe», London: Routledge.

SAKS, Mike (2001), *Profissionalization, politics and CAM*, in Kelner, M. *et al.*, «Complementary and alternative medicine: challenge and change», Newark: Harwooh Academic Publishers.

SAKS, Mike e ALLSOP, Judith (orgs.) (2007), *Researching health – Qualitative, quantitative and mixed methods*, London: Sage.

SANTOS, Boaventura de Sousa (1981), *A pequena agricultura e as ciências sociais*, Revista Critica de Ciências Sociais, 7-8.

SANTOS, Boaventura de Sousa (1987a), *Um discurso sobre as ciências*, Porto: Afrontamento.

SANTOS, Boaventura de Sousa (1987b), *O Estado, a sociedade e as políticas sociais – o caso das políticas de saúde*, Revista Critica de Ciências Sociais, 23.

SANTOS, Boaventura de Sousa (1993), *O Estado, as relações salariais e o bem-estar social na semi-periferia: o caso português* in Santos, Boaventura de Sousa (org.), «Portugal – um retrato singular», Porto: Afrontamento.

SANTOS, Boaventura de Sousa, (2001), *Os processos de globalização*, in Santos, Boaventura de Sousa (org.), «Globalização: fatalidade ou utopia?», Porto: Afrontamento.

SANTOS, Boaventura de Sousa (2020), *O futuro começa agora – da pandemia à utopia*, Coimbra: Almedina.

SANTOS, Boaventura de Sousa e FERREIRA, Sílvia (2001), *A reforma do Estado-Providência entre globalizações conflituantes*, in Hespanha, Pedro e Carapinheiro, Graça (orgs.), «Risco social e incerteza: Pode o Estado Social recuar mais?», Porto: Afrontamento.

SARDINHA, Ana (2015), *De crianças irrequitas a crianças hiperativas – o caso da perturbação de hiperatividade e défice de atenção* in Carapinheiro, Graça e Correia, Tiago (orgs.), «Novos temas de saúde, novas questões sociais», Lisboa: Mundos Sociais.

SCAMBLER, Graham (org.), (1991), *Sociology as applied to medicine*, London: Baillière Tindall.

SCAMBLER, Graham (1991), *Deviance, sick role and stigma* in Scambler, Graham (org.), «Sociology as applied to medicine», London: Baillière Tindall.

SCAMBLER, Graham (2012), *Health inequalities*, Sociology of Health and Illness, Vol. 34, nº 1.

SEALE, Clive (1994), *Health and healing in age of science*, in Seale, Clive *et al.* (orgs.), «Medical knowledge: Doubt and certainty», Buckingam/Philadelphia: Open University Press.

SENA, Barbara (2017), *Professionalization without autonomy: The italien case of building the nursing profession*, Professions & Professionalism, Volume 7, nº 3.

SERAPIONI, Mauro (2013), *Sistemas de saúde e participação cidadã: algumas reflexões críticas na perspetiva da sociologia da saúde*, Saúde & Tecnologia, 10.

SERAPIONI, Mauro (2017), *Crise econômica e desigualdades nos sistemas de saúde dos países do Sul da Europa*, Cadernos de Saúde Pública, 33(9).

SERAPIONI, Mauro e MATOS, Ana Raquel (orgs.) (2014), *Saúde, participação e cidadania – Experiências do sul da Europa*, Coimbra: Almedina.

SERAPIONI, Mauro e MATOS, Ana Raquel (2014), *As variações na participação em saúde no sul da Europa: abordagem introdutória* in Serapioni, Mauro e Matos, Ana Raquel (orgs.), «Saúde, participação e cidadania – Experiências do sul da Europa», Coimbra: Almedina.

SERRA, Helena (2006), *Da tecnologia à tecnocracia. Estratégias de poder médico no limiar das fronteiras entre especialidades: o caso da transplantação hepática* in Carapinheiro, Graça (org.), «Sociologia da saúde – Estudos e perspetivas», Coimbra: Pé de Página.

SERRA, Helena (2008), *Médicos e poder. Transplantação hepática e tecnocracias*, Coimbra: Almedina.

SILVA, Augusto Santos e PINTO, José Madureira (orgs.) (1986), *Metodologia das ciências sociais*, Porto: Afrontamento.

SILVA, Carlos Alberto (2002), *A problemática dos domiciliados crónicos e sua acessibilidade à prestação de cuidados de saúde* in Leandro, Maria Engrácia; Araújo, Maria e Costa, Manuel (orgs.) (2002), «Saúde – as teias da discriminação social, Actas do Colóquio Internacional Saúde e discriminação social», Braga: Instituto de Ciências Sociais da Universidade do Minho.

SILVA, Luísa Ferreira (2004), *Sócio-Antropologia da saúde. Sociedade, cultura e saúde/doença*, Lisboa: Universidade Aberta.

SILVA, Luísa Ferreira (2006), *A saúde e o saudável nas racionalidades leigas: o caso da alimentação»* in Carapinheiro, Graça (org.), «Sociologia da Saúde – Estudos e perspectivas», Coimbra: Pé de Página.

SILVA, Luísa Ferreira (2008), *Saber prático de saúde – as lógicas do saudável no quotidiano*, Porto: Afrontamento.

SILVA, Luísa Ferreira (2013), *As agendas temáticas da sociologia da saúde em Portugal*, in Alves, Fátima (orgs.), «Saúde, medicina e sociedade – Uma visão sociológica», Lisboa: Lidel.

SILVA, Luísa Ferreira e ALVES, Fátima (2003), *A saúde das mulheres em Portugal*, Porto: Afrontamento.

SILVA, Luísa Ferreira *et al.* (2000), *A comunidade cigana e o etnocentrismo da instituição médica de saúde comunitária*, Atas do IV Congresso Português de Sociologia, Lisboa: Associação Portuguesa de Sociologia.

SILVA, Luísa Ferreira *et al.* (2013), *Desigualdades sociais e saúde*, in Alves, Fátima (org.), «Saúde, medicina e sociedade – Uma visão sociológica», Lisboa: Lidel.

SILVA, Paula (2018), *Cancro(s): A doença e os doentes*, Porto: Afrontamento.

SILVA, Pedro Adão *et al.* (2020), *Trabalho e desigualdades no Grande Confinamento*. Lisboa, CoLABOR.

SILVA, Pedro Alcântara (2011), *A saúde nos media – Representações do sistema de saúde e das políticas públicas na imprensa escrita portuguesa*, Lisboa: Mundos Sociais.

SIMÕES, Jorge (2009), *Tendências internacionais nas políticas públicas de saúde*, Janus OnLine, Lisboa: Público.

SOARES, Daniela, (2008), *Ser portador de doença de Machado-Joseph: Análise de um estigma*, Atas do VI Congresso Português de Sociologia, Lisboa: APS.

SOARES, Daniela e SERPA, Sandro (2004), *A doença de Machado-Joseph – manipulação de uma identidade ameaçada num processo de erosão biográfica*, Fórum Sociológico, 11-12 (2ª Série).

SONTAG, Susan (1998), *A doença como metáfora e A Sida e as suas metáforas*, Lisboa: Quetzal Editores.

STEUDLER, François (org.) (1972), *Sociologie médical*, Paris: Armand Colin.

STHEL, Fernanda e SILVA, Luciane (2021), *A crise da pandemia da COVID-19 desnuda o racismo estrutural no Brasil*, Sociologia Online, nº 26.

STOLEROFF, Alan e CORREIA, Tiago (2008), *A empresarialização do sector hospitalar público português: a desregulação do mercado de trabalho médico e os desafios sindicais para a sua re-regulação*, CIES e-Working Paper, 47/2008.

STRAUSS, Anselm (1992 [1ª ed.:1978]), *La trame de la négociation*, Paris: L'Harmattan.

STRAUSS, Robert (1957), *The nature and status of Medical Sociology*, American Sociological Review, 22.

SVENSSON, Lennart e EVETTS, Julia (orgs.) (2010), *Sociology of professions: Continental and anglo-saxon traditions*, Gothenburg: Diadalos.

TAVARES, David (2007), *Escola e identidade profissional – o caso dos técnicos de cardiopneumologia*, Lisboa: Colibri / Instituto Politécnico de Lisboa.

TAVARES, David (2013), *Tendências dos processos de profissionalização no campo da saúde*, Saúde & Tecnologia (número suplementar – III Jornadas das Ciências Sociais e Humanas em Saúde).

TAVARES, David (2019), *Uma perspetiva sociológica sobre as tendências do turismo de saúde*, in Joaquim, Graça *et al.* (orgs.), «Tourfly. Inovação e futuro: Contributos para o desenho da oferta turística na Área Metropolitana de Lisboa», Estoril: ESHTE – Escola Superior de Hotelaria e Turismo do Estoril.

TAVARES, David; LOPES, Noémia e CARAPINHEIRO, Graça (2012), *O Congresso Português de Sociologia e as tendências de evolução da Sociologia da Saúde em Portugal*, Actas do VII Congresso Português de Sociologia, Lisboa: Associação Portuguesa de Sociologia.

TAVARES, David *et al.* (2013), *Saúde e estilos de vida no concelho de Loures – 2009*, Odivelas: Media XXI.

TAYLOR, Kevin; NETTLETON, Sarah e HARDING, Geoffrey (2003), *Sociology for Pharmacists*, London: MacMillan.

TAYLOR, Steve (2003), *Approaches to health, illness and health care*, in Taylor, Steve e Field, David (orgs.), «Sociology of health and health care», London: Blackwell.

TAYLOR, Steve e FIELD, David (2003) (orgs.), *Sociology of health and health care*, London: Blackwell.

TEIXEIRA, Lurdes (2012), *A reforma do Centro de Saúde – Percursos e discursos*, Lisboa: Mundos Sociais.

TOFFEL, Kevin (2020), *An ambivalente recognition: the academisation of nursing in Switzerland, Professions & Professionalism*, Volume 10, nº 3.

TOURAINE, Alain (1984), *Les mouvements sociaux: objet particulier ou problème central de l'analyse sociologique?*, Révue Francaise de Sociologie, XXV-1.

TOUSIJN, Willem (2000), *Medical dominance in Italia: a partial decline*, 3rd Interim Conference Research Committee 52 – The Sociology of Professional Groups, Lisboa: International Sociological Association.

TURNER, Bryan (1992), *Regulating bodies, essays in medical sociology*, London: Routeledge.

VALA, Jorge (1986), *A análise de conteúdo* in Silva, Augusto Santos e Pinto, José Madureira (orgs.), «Metodologia das ciências sociais», Porto: Afrontamento.

VALA, Jorge (1993), *As representações sociais no quadro dos paradigmas e metáforas da psicologia social*, Análise Social, 123-124.

VELOSO, Luísa; FREIRE, João; OLIVEIRA, Luísa e LOPES, Noémia (2012), *Questões deontológicas e de metodologia de investigação em sociologia*, Sociologia, Problemas e Práticas, 69.

WALSH, David (1998), *Structure/Agency* in Jenks, Chris (org.), «Core sociological dichotomies», London: Sage.

WEBER, Max (1965 [1ª ed.:1904-1917]), *Essais sur la théorie de la science*, Paris: Plon.

WEBER, Max (1971 [1ª ed.:1922]), *Economie et société*, Paris: Plon.

WEBER, Max (1997 [1ª ed.:1922]), *Conceitos sociológicos fundamentais*, Lisboa: Edições 70.

WHITE, Kevin (2002), *An introduction to the Sociology of Health and Illness*, London: Sage.

WILENSKY, Harold (1964), *The professionalization of everyone?*, American Journal of Sociology, Volume LXX, nº 2.

WILLIAMS, Simon *et al.* (2008), *Waking up to sleepiness: Modafinil, the media and the pharmaceuticalisation of everyday/nigh.*

ZOLA, Irving (1972), *Medicine as an institution of social control,* The Sociological Review, Vol.20: Issue 4.

ZÓZIMO, Joana (2011), *A prescrição de antidepressivos e calmantes: um estudo de caso sobre ideologias terapêuticas na prática clínica de Médicos de Família e Psiquiatras,* Lisboa: ISCTE/IUL – Instituto Universitário de Lisboa (dissertação de mestrado).

ÍNDICE